Thieme

Ergotherapie und Psychiatrie

Perspektiven aktueller Forschung

Herausgeber
Thomas Reuster
Otto Bach

unter Mitarbeit von B. Eikelmann, W. Felber, A. Harth, G. Käming, A. Meyer, F. Nestmann, Th. Reker, M. Schützwohl, G.-H. Ziemann

59 Abbildungen
11 Tabellen

Georg Thieme Verlag
Stuttgart · New York

Umschlaggestaltung: Thieme Verlagsgruppe
Umschlaggrafik: Martina Berge, Erbach-Ernsbach

Die Deutsche Bibliothek –
CIP-Einheitsaufnahme

Ein Titeldatensatz dieser Publikation kann bei Der Deutschen Bibliothek angefordert werden.

Wichtiger Hinweis: Wie jede Wissenschaft ist die Medizin ständigen Entwicklungen unterworfen. Forschung und klinische Erfahrung erweitern unsere Erkenntnisse, insbesondere was Behandlung und medikamentöse Therapie anbelangt. Soweit in diesem Werk eine Dosierung oder eine Applikation erwähnt wird, darf der Leser zwar darauf vertrauen, dass Autoren, Herausgeber und Verlag große Sorgfalt darauf verwandt haben, dass diese Angabe **dem Wissensstand bei Fertigstellung des Werkes** entspricht.

Für Angaben über Dosierungsanweisungen und Applikationsformen kann vom Verlag jedoch keine Gewähr übernommen werden. **Jeder Benutzer ist angehalten,** durch sorgfältige Prüfung der Beipackzettel der verwendeten Präparate und gegebenenfalls nach Konsultation eines Spezialisten festzustellen, ob die dort gegebene Empfehlung für Dosierungen oder die Beachtung von Kontraindikationen gegenüber der Angabe in diesem Buch abweicht. Eine solche Prüfung ist besonders wichtig bei selten verwendeten Präparaten oder solchen, die neu auf den Markt gebracht worden sind. **Jede Dosierung oder Applikation erfolgt auf eigene Gefahr des Benutzers.** Autoren und Verlag appellieren an jeden Benutzer, ihm etwa auffallende Ungenauigkeiten dem Verlag mitzuteilen.

Rüdigerstraße 14
D-70469 Stuttgart
Unsere Homepage: http://www.thieme.de

Printed in Germany

Satz: Burkhardt & Hagedorn GbR, Stuttgart

Druck: Wilhelm Röck, Graphische Betriebe, Weinsberg

ISBN 3-13-129311-X 1 2 3 4 5 6

Vorwort

Soziotherapeutische Maßnahmen – vor allem in Form von Ergotherapie – sind in der Psychiatrie zwar allgemein eingesetzte Therapien, aber die psychiatrische Forschung hat sich in den letzten Jahrzehnten kaum für sie interessiert. Auch dem evaluativen Zugriff qualitätssichernder Intentionen sind sie bislang weitgehend entgangen. Dies gilt besonders für die am psychiatrischen Krankenhaus praktizierte Ergotherapie (im Sinne von Beschäftigungstherapie), deren Kosten z.B. am Dresdner Universitätsklinikum doppelt so hoch liegen wie jene für Psychopharmaka.

Und obwohl Soziotherapie von Psychiatern auf der Grundlage der Psychiatrie-Personalverordnung (PsychPV) als therapeutisches Instrument extensiv verordnet wird, fehlt offensichtlich gerade unter ihnen dezidiertes Wissen hinsichtlich ihrer klinischen Leistungsfähigkeit im Verhältnis zu ihren Kosten.

Auch die DGPPN (Deutsche Gesellschaft für Psychiatrie, Psychotherapie und Nervenheilkunde) hat dieses Defizit erkannt und steht vor der Herausgabe von Leitlinien zur Soziotherapie.

Seitens der Ergotherapie und der Ergotherapeuten macht sich in Deutschland (wie überhaupt in Mitteleuropa) das fast vollständige Fehlen von wissenschaftlicher- und Forschungsaktivität (und -Kompetenz) bemerkbar. Dies wird von Teilen der ergotherapeutischen Profession zunehmend wahrgenommen und beklagt; neue Bücher und Zeitschriften sowie die Einrichtung von Fachhochschul-Studiengängen sind aktueller Ausdruck steigenden Interesses.

Vor diesem Hintergrund veranstalteten die Herausgeber am 04.11.2000 an der Klinik für Psychiatrie und Psychotherapie der Technischen Universität Dresden ein Symposium mit dem Titel: *Psychiatrische Soziotherapie/Ergotherapie – Die wissenschaftliche Perspektive.*

Es wurde nicht nur von Psychiatern, sondern auch von zahlreichen Ergotherapeuten und Ergotherapeutinnen besucht.

Das Interesse der Teilnehmer und die Aktualität und Dringlichkeit des Themas bewegten Herausgeber und Autoren dazu, die dort gehaltenen Vorträge in einem Buch zu versammeln. Es soll der Information dienen und vor allem der Diskussion Impulse geben.

Die vorliegenden Beiträge sind ausschließlich Zeugnisse wissenschaftlicher Arbeit und Beschäftigung mit allgemeinen oder speziellen soziotherapeutischen Themen.

Den thematischen Rahmen formatieren *Otto Bach und Bernd Eikelmann* in ihren Arbeiten zu Aufgaben und Inhalten von Soziotherapie sowie ihrem wissenschaftlichen Status, zu den Möglichkeiten und zum Stand wissenschaftlicher Forschung, namentlich zu Fragen der Ergebnisqualität, aber schließlich auch zu den Schwierigkeiten und Grenzen empirischer Forschung im Bereich der Soziotherapie. Soziotherapie kann nicht mit einem Satz definiert werden; der Begriff muss nach verschiedenen Seiten immer wieder entfaltet und diskutiert werden. Aus der Sicht des Erziehungs- und Sozialwissenschaftlers spannt *Frank Nestmann* einen Bogen der Bestimmung und Möglichkeiten psychiatrischer Soziotherapie (er verwendet übrigens den Begriff Sozialtherapie synonym) und er zeigt ihre Bedeutung für die Entwicklung eines biopsychosozialen Krankheitsmodells und dessen therapeutische Konsequenz.

Die übrigen Arbeiten sind Niederschlag konkreter empirischer Studien: *Thomas Reker* stellt im Zusammenhang seiner großangelegten Untersuchung zur extramuralen Arbeitstherapie den internationalen Forschungs- und Erkenntnisstand zusammen. Er kann zeigen, dass und welchen Einfluss bestimmte arbeitstherapeutische Maßnahmen auf die Langzeitprognose schizophrener Patienten haben.

Thomas Reuster stellt die aktuellen Ergebnisse der Dresdner Studie zur klinischen Effektivität stationärer Ergotherapie (Beschäftigungstherapie) dar. Sie hat zwar wie die meisten soziotherapeutischen Studien mit grundsätzlichen methodischen Schwierigkeiten zu kämpfen, kommt aber dennoch zu interessanten und diskussionswürdigen Ergebnissen. Lässt sich dieser Artikel als Beitrag zur Qualitätssicherung auf Ergebnisebene (Ergebnisqualität) verstehen, so widmet sich *Matthias Schützwohls* Untersuchung Problemen der Prozessqualität, die er empirisch aufzeigen kann und die für die klinische Ergotherapie von großer Bedeutung sind. *Götz-Hendrik Ziemann* von der Dresdner Arbeitsgruppe belegt und differenziert auf statistisch solidem Fundament den geläufigen klinischen Eindruck, dass psychiatrische Patienten

Ergotherapie sehr hoch schätzen und auch die verschiedenen mit Patienten tätigen Berufsgruppen Ergotherapie wertschätzen.

Grit Käming fasst in ihrem Beitrag ihre Untersuchungen zur Wirksamkeit von Reittherapie in der Kinder- und Jugendpsychiatrie zusammen. Sie versteht und handhabt diese Therapieform explizit in einem soziotherapeutischen Sinn, der auf Handlung, Erfahrung und Übung von Patienten im Umgang mit Pferd und Reittherapeut fokussiert.

Die Brücke zur Profession der (wissenschaftlich tätigen) Ergotherapeuten schlagen *Angela Harth* und *Anke Meyer* mit ihrem Beitrag, der vor allem psychiatrischen Lesern das in Deutschland verzögert, aber nun doch fast epidemisch rezipierte Konzept der Performanz erläutert und gleichzeitig mit dem international erfolgreichen Instrument zur Messung von Performanz, dem COPM, vertraut macht. Die Psychiatrie muss an der Diskussion dieses Konzeptes teilnehmen, um mit Ergotherapeuten dialogfähig zu bleiben.

Last but not least führen *Werner Felber* und *Thomas Reuster* den engen Zusammenhang zwischen Ergotherapie und Psychopharmakotherapie vor Augen.

Nur im Umgang mit psychopharmakologisch behandelten und gebesserten Patienten kann Ergotherapie sich heute entfalten. Und am Prüfstein ergotherapeutischen Handelns lässt sich Pharmakotherapie optimieren. Auch dieses ist ein Dialogthema von enormer klinischer Relevanz.

Wir hoffen, dass von den Beiträgen Impulse für die Diskussion um Nutzen, Grenzen und Werte der psychiatrischen Soziotherapie ausgehen, und zwar für deren Anbieter wie auch für diejenigen, die Soziotherapie verschreiben. Diese Diskussion hat bereits begonnen – und sie ist nötig.

Zum Schluss bleibt zu danken. Die Herausgeber wissen, dass sie etwas „herausgeben“, was zu guten Teilen andere geschaffen haben. Sie verbindet mit den Autoren zwar die Ansicht, die Sache und das entstandene Buch lohnten die Mühe. Dennoch sind wir den Autoren und ihren Helfern für die Ausarbeitung der Beiträge sehr dankbar.

Dem Thieme-Verlag und speziell Frau Rosi Haarer-Becker danken wir herzlich für die hervorragende Zusammenarbeit und die ansprechende Ausstattung des Bandes.

Dresden, im November 2001

Thomas Reuster
Otto Bach

Adressen

Prof. Dr. med. Otto Bach (Hrsg.)
Medizinischer Vorstand des Universitätsklinikums
Carl Gustav Carus
der Technischen Universität Dresden
Klinik für Psychiatrie und Psychotherapie der
Technischen Universität Dresden
Fetscherstr. 74
01307 Dresden
e-Mail: Otto.Bach@mailbox.tu-dresden.de

Dr. med. Thomas Reuster (Hrsg.)
Klinik für Psychiatrie und Psychotherapie
der Technischen Universität Dresden
Fetscherstr. 74
01307 Dresden
e-Mail: Thomas.Reuster@mailbox.tu-dresden.de

Prof. Dr. med. Bernd Eikelmann
Ärztlicher Direktor, Klinik für Psychiatrie und
Psychotherapie
Städtisches Klinikum Karlsruhe
Kaiserallee 10
76133 Karlsruhe
e-Mail: B.Eikelmann@web.de

Prof. Dr. med. Werner Felber
Komm. Direktor
Klinik für Psychiatrie und Psychotherapie
der Technischen Universität Dresden
Fetscherstr. 74
01307 Dresden
e-Mail: Werner.Felber@mailbox.tu-dresden.de

Angela Harth, M. Sc., Dip.COT
Mittlcrcr Waldwcg 25
67281 Kirchheim/Weinstraße
e-Mail: angela.harth@urz.uni-heidelberg.de

Dipl.-Psych. Dr. rer. medic. Grit Käming
Klinik für Kinder- und Jugendpsychiatrie und
-psychotherapie der TU Dresden
Außenstelle Humaineklinik
Malerstr. 31
01326 Dresden
e-Mail: Grit.Käming@mailbox.tu-dresden.de

Anke Meyer, B. Sc.
Sonnenweg 16
82194 Gröbenzell
e-Mail: meyerg@web.de

Prof. Dr. phil. Frank Nestmann
Institut für Erziehungswissenschaften
der Technischen Universität Dresden
Weberplatz 5
01069 Dresden
e-Mail: Frank.Nestmann@mailbox.tu-dresden.de

Priv.-Doz. Dr. med. Thomas Reker
Ärztlicher Direktor
Westfälische Klinik für Psychiatrie und Psychotherapie
Friedrich-Wilhelm-Weber-Str. 30
48147 Münster
e-Mail: T.Reker@wkp-muenster.de

Dipl.-Psych. Dr. sc. hum. Matthias Schützwohl
Klinik für Psychiatrie und Psychotherapie
der Technischen Universität Dresden
Fetscherstr. 74
01307 Dresden
e-Mail:
Matthias.Schuetzwohl@mailbox.tu-dresden.de

Dr. med. Götz-Hendrik Ziemann
Klinikum Niederlausitz
Krankenhausstrasse 2
01998 Klettwitz

Inhaltsverzeichnis

1 Psychiatrische Soziotherapie – eine Einführung

Otto Bach

Alle psychopathologischen Syndrome bedürfen eines komplextherapeutischen Ansatzes. Sie müssen je nach Krankheitsbild in verschiedenem Ausmaß, aber prinzipiell mit somatischen, psychotherapeutischen und soziotherapeutischen Maßnahmen behandelt werden. Dieses Vorgehen greift die Tatsache auf, dass der Mensch, insbesondere wenn er unter psychischen Störungen leidet, in allen seinen Daseinsebenen beeinträchtigt ist:

- als biologisches Wesen,
- als psychologisch sich selbst bewusst Seiender und
- als sozial mit anderen Agierender.

Diesen Ebenen des Menschseins versuchen die unterschiedlichen psychiatrischen Therapieansätze gerecht zu werden.

Auf dem Felde der somatischen Therapien, die die fassbaren bzw. vermuteten organischen Korrelate der Erkrankungen zu beeinflussen suchen, setzen die wirklich erfolgreichen pharmakotherapeutischen Bemühungen erst Mitte des 20. Jahrhunderts ein.

Die psychotherapeutischen Intentionen, die die psychologischen Entstehungsmechanismen abnormer Entwicklungen aufspüren und durch Änderungen von Selbstbild-Idealbild-Differenzen und Korrektur von Fehlhaltungen Verbesserungen erreichen wollen, sind ebenfalls erst in jüngerer Zeit ins Selbstverständnis der Psychiater – zumindest was die psychotischen Syndrome angeht – aufgenommen worden.

Die Psychotherapeutisierung der Psychiatrie ist historisch gesehen als praktiziertes Prinzip ein Trend, der sich nach dem 2. Weltkrieg durchzusetzen begann und seinen bisherigen Höhepunkt 1993 durch neue Facharztstandards – Facharzt für Psychiatrie und Psychotherapie – erreichte.

Der dritte therapeutische Ansatz geht in eine pädagogische Richtung: Es geht um soziotherapeutische Maßnahmen, die den Patienten darin unterstützen sollen, einen Platz in der Realität der Welt zu finden, indem er seine sozialen Kompetenzen verbessert und sich verlernte oder noch nicht erlernte Fähigkeiten im therapeutischen Setting aneignet. Formen dieser soziotherapeutischen Einflussnahme auf psychiatrische Patienten werden eher als unbedeutend angesehen, wenngleich die Kosten für derartige Therapiestrategien in vielen Kliniken die der Pharmakotherapie übersteigen. Die Soziotherapie ist oft auch unpräzise definiert, und es werden alle möglichen sozialpsychiatrischen Vorgehensweisen – gewissermaßen Versorgungsstrukturen (Tageskliniken, Begegnungsstätten usw.) dazugerechnet.

Historisch gesehen hatten Behandlungsmaßnahmen, die man heute als soziotherapeutische bezeichnen würde, einen großen Stellenwert. Man bezeichnete sie Mitte des 19. Jahrhunderts als psychische Kurmethoden.

Eine der ersten Einrichtungen, die ein für damalige Verhältnisse bemerkenswertes Therapieregime einführte, war die 1811 bei Dresden gegründete sächsische Anstalt Sonnenstein. Durch einen lesenswerten Bericht, der vom Konferenzminister von Nostitz-Jänckendorf (1829) vorgelegt wurde, besitzen wir ein Dokument über diese Einrichtung, ihre Gestaltung und ihre Ziele. Es belegt soziotherapeutische Intentionen: Bewegung, gemeinsame Beschäftigung, militärische Exerzitien; Sport und Brettspiele sollten die Patienten zu Ruhe und geordnetem Tun führen. „Durch Arbeit wird die körperliche Gesundheit und in der Anstalt Ordnung und Regel herbeigeführt" schreibt der zitierte Autor. Ein „Regulativ" der Anstalt beschreibt die genauen Vorgehensweisen bei den eher erzieherisch gemeinten Angeboten. Auch anderenorts setzten sich derartige Behandlungsmaßnahmen durch.

Carl Gustav Carus (1966) beschreibt in seinen Lebenserinnerungen, wie er 1817 die Psychiatrische Klinik der Charité (unter Horn) besuchte. Er fand ein System der „strengen Gewöhnung der Kranken an eine regelmäßige stundenweise wechselnde Tätigkeit, um abschweifende Gedanken wieder in die rechte Bahn zu lenken. Im Geographieunterricht in einem Saale hatten alle Landkarten vor sich liegen."

Langermann hat 1803 preußische Kurmethoden beschrieben. Die Kranken sollten durch physische und psychische Methoden „unter die Herrschaft der Vernunft gebracht werden" (zit. Rath 1988).

Wir alle betrachten Griesinger als den Psychiater, der die psychisch Kranken gleichsam in die naturwissenschaftliche Medizin geführt hat. Dabei wird übersehen, dass er zugleich psychosoziale Elemente im Verursachungsgeschehen benannte und therapeutische Beschäftigung und Unterricht als brauchbare Behandlungsmethoden ansah. Musische Fächer waren für ihn sinnvolle Ergänzungen der Behandlung (Griesinger 1862).

In liebevollen Beschreibungen des Anstaltswesens hat der sächsische Psychiater Ilberg in einer Darstellung des Aufbaus und der Gestaltung der sächsischen Anstalt Großschweidnitz das pädagogisch-beeinflussende Klima eines durch konsequente Führung, warmherziges Milieu und Förderung aktiver Beteiligung bestimmten Stils dargestellt (Ilberg 1904). Der Altvater der Arbeitstherapie, Hermann Simon, hat die Beschäftigungsbehandlung und erzieherische Beeinflussung als untrennbar angesehen.

Nach dem ersten Weltkrieg kam es zu einem Niedergang der Soziotherapie in den meisten psychiatrischen Kliniken, der schließlich im 3. Reich zu unsäglichen Verhältnissen führte.

In den letzten 50 Jahren gewannen diese Behandlungsmaßnahmen nun wieder an Gewicht. Die wissenschaftliche Durchdringung der Problematik blieb aber eher bescheiden. Soziotherapie wird mehr oder weniger vom gesunden Menschenverstand her praktiziert, wobei die Idee, dass von der Beschäftigung heilende Wirkungen ausgehen könnten, auf verschiedene anthropologische Vorstellungen zurückführbar ist.

Z.B. darauf,
- dass der Mensch sich durch Arbeit entwickle,
- dass die Beschäftigung ihm ermögliche, etwas über seine Natur zu erfahren,
- dass sich über Beschäftigung Gruppenintegration erreichen lasse und sich die soziale Kompetenz verstärke
- und dass sich durch Beschäftigung mit Objekten Zukunft entwerfen lasse.

Schwierig ist die Abgrenzung der Soziotherapie von der Psychotherapie.

Unter methodischem Aspekt kann man sagen, dass Psychotherapie – d. h. Heilung psychischer Störungen mit psychologischen Mitteln – sich dem innerpsychischen Konflikt zuwendet, wobei durch dessen Verarbeitung sekundär eine Veränderung zwischenmenschlicher Beziehungen erreicht wird. Unter tiefenpsychologischen Gesichtspunkten kommt es beim Patienten auf verschiedene Aspekte an:
- auf die kognitive Differenzierung von Bedürfnissen und Behinderungen der Bedürfnisbefriedigung,
- auf die Einsicht und die Einstellung zu sozialen Kontakten sowie
- auf die Integration der Entwürfe des Lebens und ihrer Realisierungsmöglichkeiten in das Selbstkonzept.

Voraussetzung für diesen Prozess ist eine Gruppen- oder Einzelsituation, die durch Angstfreiheit, emotionale Wärme und Akzeptanz durch die Partner die Selbsterkenntnis fördert.

Psychotherapie ist damit zunächst ein Lernen unter notwendiger partieller Ausschaltung gesellschaftlicher Normierung. Die emotionalen Probleme werden bearbeitet ohne den Druck sozialer Normen und Regeln.

Demgegenüber ist der soziotherapeutische Ansatz direkter auf die Interaktion des Individuums gerichtet. Über gemeinsames Handeln werden Lösungen für interaktionelle Probleme erprobt und damit wird sekundär Einfluss auf das Selbstbild des Patienten und auf seine intrapersonellen Konflikte genommen. Soziotherapie steht von daher der Rehabilitation näher. Es geht um die Einsicht in den Sinn von Regeln des Zusammenlebens und den Umgang mit diesen Regeln. Die zentrale Funktion der Soziotherapie ist sachbezogenes Handeln, Erlangung oder Wiedererlangung von interaktioneller Kompetenz sowie sozialem Problemlösungsverhalten. Im anglo-amerikanischen Sprachraum bezeichnet man solche Aspekte mit dem Begriff „empowerment“ (Salzer 1997). Es wird eine soziale Anpassung trotz u. U. weiterbestehender Behinderungen angestrebt. Im Hinblick auf das Erlernen der Fähigkeit, mit den Regeln des Alltagslebens fertig zu werden, d. h. sozial kompetenter zu sein, ist die Einbeziehung der Umwelt in die soziotherapeutischen Prozesse im Sinne einer bifokalen Therapie notwendig. Damit wird also auch eine Veränderung der sozialen Umwelt angestrebt. Dies geschieht durch Milieutherapie, Öffentlichkeitsarbeit, Familientherapie sowie rein rehabilitative Maßnahmen. Da der Patient in der Soziotherapie mit anderen umgehen soll und seine Handlungsfähigkeit in einem sozialen Raum erfährt, ergeben sich beim Vergleich zu einer psychoanalytischen Psychotherapie andere Therapeutenverhaltensweisen (Bach 2000).

Soziotherapie ist emanzipatorisches Lernen, das u. U. spätere Psychotherapie erst ermöglicht.

Der Einsatz beider therapeutischen Strategien kann auch im Hinblick auf die Abwehrmechanismen im Krankheitsprozess diskutiert werden. Es gibt Störungen, deren psychodynamischer Hintergrund eine hohe Diskrepanz zwischen Selbst- und Fremdbild aufweist, bei denen die Abwehr von Informationen über die Gestörtheit des eigenen Verhaltens die Umwelt in ihrem Bemühen, ausgleichend wirksam zu werden, ermüden lässt und die Patienten zunehmend sozial isoliert sind und damit einen weiteren Realitätsverlust erleben. Hier muss durch soziotherapeutische Einflussnahme ein Weg zur sozialen Kompensation und zum Aufbau neuer Einstellungen gesucht werden. Sind die Angehörigen in die Verzerrung mit einbezogen, können familientherapeutische Arrangements erforderlich werden. Die hier geschilderte Situation, bei der intrapsychisch gewissermaßen Real- und Idealkonzept übereinstimmen, lässt einen sofortigen Psychotherapieeinsatz nicht zu. So kann Soziotherapie motivierend für eine spätere langfristige Psychotherapie sein. Von der Symptomatik her finden wir derartige Gegebenheiten z. B. bei manchen Patienten mit einer Suchterkrankung oder Schizophrenie.

Andererseits können Störungen der Handlungsfähigkeit trotz realistischer Einschätzung der eigenen Situation ihre Ursache in Diskrepanzen zwischen dem Real- und Idealkonzept haben (also bei einem übereinstimmendem Fremd- und Selbstbild). Hier wäre, da ein guter Therapiekontakt zu erwarten ist, ein schwerpunktmäßig psychotherapeutischer Ansatz möglich.

Wenn man sich nun die Frage stellt, was Soziotherapie mit ihren vielfältigen und von Ort zu Ort unterschiedlich ausgestalteten Medien bewirken kann, könnte man nachfolgende Zielstellungen formulieren:

- Angebote strukturierter Aktivitäten zur Erhöhung der Einordnungsfähigkeit
- Training der Fähigkeit zur Kontinuität in zielgerichtetem Handeln
- Entwicklung von Durchhalte- und Konzentrationsfähigkeit bezogen auf eine Aufgabe
- Vermittlung von Ordnungsimpulsen orientiert auf ein gemeinsames Ziel (etwa durch Ergotherapie oder Rhythmustherapie)
- Förderung der Fähigkeit zur Erbringung von Leistungen für andere und für den Alltag („activities of daily living")
- Förderung von Selbst- und Fremdwahrnehmung, besonders im metakommunikativen Bereich
- Vermittlung von Kulturtechniken
- Erweiterung des ästhetischen Erlebnisbereichs (passive Musiktherapie, Bibliotherapie)
- Training der kommunikativen Belastbarkeit
- Information über krankheitsbezogene Sachverhalte (etwa in der Suchtbehandlung)

Dabei können unterschiedliche Therapieformen – oder wenn der Begriff Therapie für manches Vorgehen zu hochgestochen erscheint – unterschiedliche Trainingsmedien sehr individuumsbezogen in eine rationale Therapieplanung einbezogen werden.

Mit Hilfe von Bewegungstherapie kann Körpergefühl vermittelt, Objektwahrnehmung geübt, Nähe und Distanz erfühlt werden. Sport trägt dazu bei Ausdauer zu erhöhen und – wie Metaanalysen erwiesen haben –, Angst zu reduzieren und hat Einfluss auf Bewältigungsstrategien. Die positive Auswirkungen von Sport auf die Entwicklung sozialer Netzwerke sind bekannt. Über die spezifischen Effekte der Arbeitstherapie auf die Rehabilitation liegen große Studien vor (z. B. Reker 1996).

Eine wichtige Rolle spielt im therapeutischen Setting vieler psychiatrischer Kliniken die Musiktherapie, die sich selbst wieder mehr psychotherapeutisch oder soziotherapeutisch definieren kann.

Ordnet man das Medium Musik oder die gängigen Instrumentarien etwa des Orff,schen Schlagwerks der Soziotherapie zu, können von ihr viele der oben angeführten Ziele angeregt und ihr handlungsorientierter Ansatz sinnvoll genutzt werden.

Der Kontext eines therapeutischen Settings bestimmt den Stellenwert einzelner Therapieformen mehr als die theoretischen Implikationen, die alle möglichen Angebote unterschiedlicher Medien zu therapeutischen Schulen hochstilisieren wollen. Dies gilt z. T. auch für Musiktherapie.

Die Ergotherapie (auch Beschäftigungs- und Arbeitstherapie, tiefenpsychologisch fundiert: Gestaltungstherapie) wird in den Kliniken am häufigsten angeboten, wobei die oben erwähnten Ziele über den Umgang mit unterschiedlichen Materialien erreicht werden sollen. Die Orientierung auf ein bestimmtes Produkt soll Erfolgsgefühle anregen und der manchen Syndromen eigenen Zukunftslosigkeit begegnen. Im Idealfall vermag die Ergotherapie berufstrainierenden rehabilitativen Charakter annehmen.

Psychoedukative Programme haben oft einen komplexeren sozialtrainierenden Charakter, bei dem es vor allem auf den Umgang mit eigenen Defiziten und das Training bestimmter Fertigkeiten ankommt. Solche Programme sind insbesondere für Patienten mit schizophrenen Erkrankungen entwickelt worden.

Man könnte Soziotherapie als eine Behandlungsstrategie bezeichnen, die sich unterschiedlicher Medien bedient, um – zumeist in einer Gruppe – handlungsorientiert kommunikative, metakommunikative, soziale, aber auch körperliche Kompetenzen zu fördern. Das Selbstkonzept soll unterstützt und die Weltsicht realer werden. Das Erkennen von sozialen Regeln, die das Zusammenleben fördern, wird angestrebt.

Derartige therapeutische Intentionen sind hinsichtlich ihres Einsatzes bei bestimmten Krankheitsbildern zunächst einmal weitgehend unspezifisch. Sie richten sich nach psychodynamischen bzw. soziodynamischen Aspekten des individuellen Krankheitsgeschehens.

Die Soziotherapie ist ein Teilbereich in einem komplextherapeutischen Ansatz. Der therapeutischen Gesamtstrategie in einem völlig individualisierten Prozess gehören ebenfalls somatotherapeutische (z. B. psychopharmakologische) und psychotherapeutische Behandlungsmaßnahmen an.

Literatur

Bach O. Soziotherapie. In: Bach O, Geyer M, Scholz M. (Hrsg.) Lehrbuch der Psych-Fächer. Heidelberg: Joh.-Ambr.-Barth; 2000

Carus CG. Lebenserinnerungen und Denkwürdigkeiten. Bd. I u. II. Weimar: Kiepenheuer; 1966

Griesinger W. Pathologie und Therapie psychischer Krankheiten. Braunschweig: Wreden; 1876

Ilberg G. Irrenanstalten mit besonderer Berücksichtigung der Tätigkeit des Arztes in denselben. In: Fürst, Winscheid. (Hrsg.) Handbuch der sozialen Medizin. Jena: Fischer; 1904

von Nostitz -Jänckendorf GAE. Beschreibung der königlich-sächsischen Heil- und Pflegeanstalt Sonnenstein. Dresden: Walthersche Buchhandlung; 1829

Rath DM. Pädagogik in der Psychiatrie. Frankfurt/M.: Fischer; 1988

Reker T. Arbeitsrehabilitation in der Psychiatrie. Prospektive Untersuchung zu Indikationen, Verläufen und zur Effizienz arbeitsrehabilitativer Maßnahmen. Habilitationsschrift Münster; 1996

Salzer MS. Consumer empowerment in mental health organisations: concept, benefits and impediments. Administration and Policy in Mental Health. 1997; 24: 425

2 Ist Soziotherapie eine wissenschaftliche Methode?

Bernd Eikelmann

2.1 Einleitung

Soziotherapie ist ein international ungebräuchlicher Begriff geworden. Eine Online-Recherche in der amerikanischen National Library of Medecine ergibt, dass der Terminus praktisch nur noch von deutschen oder kontinentaleuropäischen Autoren genutzt wird, während er im angloamerikanischen Raum nicht mehr verwendet wird. Soziotherapie wird deswegen im folgenden als Synonym für einen bestimmten therapeutischen Ansatz und für eine Gruppe von Therapiemethoden verstanden. Sie ist als ein Sammelbegriff für eine bestimmte Gruppe von Therapieverfahren zu betrachten, die übrigens auch in anderen Disziplinen der Medizin zur Anwendung kommen und die sich in der Tendenz an die „gesunden Fertigkeiten" oder die „gesunde" Umgebung des kranken Individuums wenden mit dem Versuch, durch deren Beeinflussung die Krankheit zu bessern oder gar zu heilen. Diese sind praktisch nie allein im Einsatz, sondern fast immer ein „add on" zu biologischen oder anderen Therapieverfahren.

> Eine Reihe aus heutiger Sicht klassischer Studien, die die besondere Bedeutung soziotherapeutischer Verfahren für die Psychiatrie nachgewiesen haben, bedienten sich des Begriffs schon im Titel (Hogarty et al 1974 usw.). Diese Studien vermochten zu belegen, dass die Effektivität einer neuroleptischen Rezidivprophylaxe bei schizophrenen Psychosen durch soziotherapeutische Aktivitäten (in diesem Fall z. B.Rollenspiel) deutlich gesteigert werden kann.

Soziotherapie kann als ein Oberbegriff neben Psychotherapie und biologisch-somatischen Verfahren gesehen werden. Insbesondere die Grenze zu bestimmten psychologischen und sozialpädagogischen Therapieansätzen ist dabei fließend. Müller (1972) verstand unter Soziotherapie „im wesentlichen die Beeinflussung einer psychischen Krankheit durch situative Faktoren, die zusammengefasst das soziale Gefüge der Um- und Mitwelt bestimmen. Dies betrifft vor allem das Gemeinschaftsleben in einer natürlichen oder künstlichen Gruppe mit ihren dynamischen Auswirkungen, die Arbeit des Individuums, die Stimulierung der Persönlichkeit durch Erschließung neuer Interessen und Tätigkeiten, die Gestaltung der Freizeit usw.". Auch diese Formulierung lässt erkennen, wie weit sich der Überschneidungsbereich zur konventionellen und vor allen Dingen zu modernen verhaltenstherapeutischen Psychotherapie erstreckt.

Eine der Grundannahmen des soziotherapeutischen Ansatz lautet: menschliches Verhalten, aber auch psychische Erkrankungen sind maßgeblich in Entstehung und Verlauf von Faktoren des umgebenden sozialökologischen Feldes (Familie, Peer-Gruppe, betriebliches Umfeld etc.) bestimmt.

Soziotherapeutische Maßnahmen können sich also direkt auf das soziale Umfeld oder die Verbesserung der Interaktionen des Individuums mit ihn konzentrieren. Ziel dabei ist es,

a) die soziale Situation so zu strukturieren, dass sie der Entfaltung und Stabilisierung des Betreffenden förderlich ist, oder
b) das soziale Umfeld den Bedürfnissen des Betreffenden ggf. anzupassen.

Es kann im Einzelfall sogar erforderlich und notwendig sein, nur die soziale bzw. ökologische Situation des Patienten zu modifizieren, u. a. weil er selbst für entsprechende Therapien nicht zur Verfügung steht, ungeeignet ist oder davon verschont bleiben muss.

Soziotherapie ist aus der Tradition heraus eher in Gruppen organisiert, sicher handlungsorientiert und auf die Ressourcen des Patienten ausgerichtet. Ein weiterer Orientierungspunkt ist der Alltag des Patienten. Viele Verfahren sind ihrem Charakter nach repetitiv, übend, z. T. sehr unprätentiös und zielen auf die Wiederherstellung oder Schaffung bestimmter Alltagsfertigkeiten und praktischer Fähigkeiten ab. In psychiatrischen Institutionen ist Soziotherapie häufig das verbindende Element in komplexen Behandlungsplänen, also die dritte Ebene neben Psycho- und Pharmakotherapie.

2.2 Konsequenzen des soziotherapeutischen Ansatzes

Zu unterscheiden ist in der psychiatrischen Praxis immer zwischen Organisation bzw. Umsetzung einer Behandlungsform auf der einen Seite und Inhalten bzw. Methoden auf der anderen Seite. So sind viele soziotherapeutische Verfahren, insbesondere z. B. auch die gegenwärtig implementierte Soziotherapie der gesetzlichen Krankenversicherung (§ 37 SGB V), schlicht Organisation von Behandlung. Welche Formen der Therapie sind für den ambulanten Patienten erforderlich; in welcher Reihenfolge durchläuft er sie? Wo werden Sie durchgeführt? Wer kontrolliert die Partizipation?

Auch die psychiatrische Rehabilitation ist zunächst stärker Organisationsrahmen als therapeutischer Inhalt (Anthony 1980 und Anthony Lieberman 1986); es werden bei einem Patienten Behinderungen festgestellt, so dass anschließend in bestimmter Zielrichtung therapeutische Maßnahmen zu deren Besserung eingeleitet werden. Das Gleiche ließe zwanglos für Milieutherapie und das sogenannte Case-Management behaupten. Wie wird ein Behandlungsmilieu einer Klinik organisiert? Welche Diagnostik und Therapie veranlasst ein Case-Manager für den ihm anvertrauten Patienten?

Klassische psychiatrische Soziotherapie mit Betonung auf Therapie ist dagegen die z. B. die Ergo- oder die Arbeitstherapie, die Musiktherapie, die Kunsttherapie und die sog. Bibliotherapie; außerdem zählen die Familieninterventionen (inkl. der Angehörigenberatung und -behandlung), die Wohn- und Freizeitbetreuung (residential treatment) dazu. Es wird deutlich, dass speziell Wohnrehabilitation oder auch Arbeitsrehabilitation komplexe Programme darstellen, die sich vieler einzelner psycho-, pharmako- und soziotherapeutischer Elemente bedienen, wie sie sich in einem Rehabilitationsplan niederschlagen.

Anders formuliert: Menschen mit belangvollen und replikativen psychischen Erkrankungen erleiden Behinderungen; sie können bestimmte Rollen nicht mehr ausfüllen (vgl. Eikelmann 1998). Sie können in Rehabilitation, im Case-Management, in besonderen Lebensmilieus (z. B. dem betreuten Wohnen), aber eben auch durch Ergotherapie, Kunsttherapie, Musiktherapie usw. in ihrer Rolle als Erwerbstätige, als Familienmitglieder, als Bürger in Freizeit trainiert werden, indem ihre Kompetenzen gesteigert oder ihre Umgebung besser angepasst wird.

Es versteht sich von selber, dass auch eine sozialpolitische oder sozialphilosophische Haltung Grundlage dieser Überlegungen ist, nämlich die Forderung nach einer Gleichstellung von psychisch und somatisch Kranken bzw. von Menschen mit psychischen Erkrankungen und ohne. Diese Sichtweise ergänzt die psychodynamische, psychopathologische, anthropologische, verhaltensanalytische, neurobiologische usw. Perspektive der Psychiatrie um den sozialökologischen Aspekt. Sie wirft gewissermaßen die Frage auf, was bedeutet die depressive Störung, die Angststörung, die schizophrene Psychose oder die Suchtkrankheit von Frau M. oder Herrn H. im sozialen Leben, also in der Familie, am Arbeitsplatz, im Verein oder in der Nachbarschaft. Wie weit wird sie oder er auf Grund dieser Gesundheitsstörung ausgeschlossen, wie weit kann man sie durch geeignete Diagnostik und Therapie wieder in die Lage versetzen, sich selbst zu versorgen, Kontakte mit den Nachbarn aufzunehmen, als Arbeitnehmerin tätig zu sein oder im Vereinsleben aufzugehen. Als wichtige gesundheitsökonomische Erfahrung sei angefügt: die wesentlichen Kosten aus chronischen Erkrankungen erwachsen in erheblichem Umfange aus den sozialen Behinderungen („indirekte Kosten"), weniger aus den Behandlungskosten, so dass sich eine Beachtung und Beeinflussung der hier erwähnten Behinderungen unbedingt empfiehlt.

2.3 Wissenschaftliche Probleme

Das Dilemma, in dem sich Studien zur Effektivität z. B. von Musiktherapie und anderen Soziotherapieverfahren bewegen, ist folgendes: die Intervention ist in der Regel eine von vielen z. B. neben Medikamenten, den Psychotherapieverfahren usw.. Sie hat a priori, und soweit wir empirisch gesichert wissen, vermutlich einen relativ geringen Effekt. Eine Standardisierung ist schwerlich machbar, wenn auch in einzelnen Fällen möglich. Die Untersuchungsgruppen sind häufig klein, ihre Homogenität darf bezweifelt werden. Randomisierte und kontrollierte Studien zählen zu den Ausnahmen, entstammen dann dem angloamerikanischen Sozialsystem, dass nicht einfach 1 : 1 auf unsere Verhältnisse übertragen werden kann.

Gaebel und Lehmann (2001) listen in ihrer Auseinandersetzung mit dem milieutherapeutischen Ansatz der „Soteria" die Schwierigkeiten und Biases in der wissenschaftlichen Evaluation soziotherapeutischer Methoden auf. Diese Kritik ist so fundamental, dass sie auch zum Programm erhoben werden kann. Sie basiert allerdings auf Standards der Prüfung von Psychopharmaka, die nicht unbedingt ohne weiteres übertragen werden können. Viele soziotherapeutische Evaluationsstudien, so die Kritik, basierten nicht auf Prüfplänen, wie z. B. Psychopharmaka-Studien. Entsprechend seien die Ein- und Ausschlusskriterien der Patienten nicht genau definiert, ebenso wenig würden zufallskritisch überprüfbare Fragestellungen eingeführt. Es würde auch keine Fallzahlschätzung im Hinblick auf den Fehler erster und zweiter Art durchgeführt. Randomisierung sei selten, wenngleich sie vereinzelt umgesetzt wurde. Die Intervention werde ganz selten manualisiert oder standardisiert, obwohl dies ebenfalls in einzelnen Studien durchgeführt worden ist. Häufig blieben wesentliche intervenierende Variablen, wie z. B. die eingesetzte Medikation oder die Zahl der eingesetzten psychotherapeutischen Maßnahmen, unberücksichtigt. Auch seien die Untersuchungsinstrumente keineswegs so weit standardisiert wie in der Psychopharmakaforschung der Fall. Es ist den Autoren Recht zu geben, wenn sie feststellen, dass die grenzenlose Minimierung pharmakologischer Therapien eine im Grunde überholte Zielsetzung sei. Man kann mit der Kritik fortfahren:

In vielen Untersuchungen sind die Stichproben klein und nahezu notwendig mit Fehlern behaftet, wichtige Einflussvariablenen wie Diagnose, Medikation und Behandlungsart bzw. -intensität werden nur ausnahmsweise bis zum Follow-up-Zeitpunkt kontrolliert. Die Fallfindung ist kein großes Problem, sehr wohl aber wenn nach *möglichen Nutzern* gesucht wird, um die Größe eines Angebotes zu bemessen. Die Fallbeobachtung kann in mehrjährigen, prospektiven Studien einen erheblichen Aufwand nach sich ziehen, ist aber zur wissenschaftlichen Absicherung der Ergebnisse erforderlich. Des weiteren ist zu beachten, dass in katamnestischen Untersuchungen nicht selten speziell diejenigen Patienten einbezogen werden, die für die darzustellende therapeutische Maßnahme besonders geeignet erscheinen und bereits eine gewisse „Selektion" durchlaufen haben. Die allgemein zu erwartenden Misserfolge werden auf diese Weise (mehr oder weniger bewusst) eliminiert. Andererseits ist *Blind-Rating*, wie es in anderen Bereichen der psychiatrischen Forschung, z. B. bei pharmakopsychiatrischen Verlaufsuntersuchungen zurecht gefordert und zum Teil auch erfolgreich durchgeführt wird, nicht praktikabel. Zwar gibt es vereinzelte Versuche, die mit großem technischem Aufwand verbunden waren, jedoch nicht weit führten und gescheitert oder eigentlich ohne Konsequenzen geblieben sind (Marx et al. 1973, vgl. Creed et al. 1989). Andererseits: Psychisch Kranke werden in jedem Fall mehrdimensional behandelt. Es ist enorm schwierig und auch in psychopharmakologischen Studien nahezu unmöglich, die Einflüsse verschiedener pharmakologischer, psychotherapeutischer, soziotherapeutischer Maßnahmen zu differenzieren. Zudem sind Behandlungseffekte und Spontanbesserungen schwer zu unterscheiden. Empirische Untersuchungen im Bereich der Soziotherapieforschung evaluieren eine komplexe Praxis. So stellen viele Studien Kompromisse zwischen methodischen Postulaten und praktischen Notwendigkeiten dar. In der Regel handelt es sich deswegen um explorative Untersuchungen, die der Hypothesenbildung dienen. Diese können ihrerseits in anderen ähnlichen Untersuchungen konfirmiert und repliziert oder, was in diesen Zusammenhängen leider seltener passiert, falsifiziert werden (Gmür 1986). Der Wissenszugewinn ist nur langsam und äußerst kompliziert zu realisieren.

Insgesamt bewegt man sich also mit Studien dieser Art, wie sie auch im weiteren Verlauf zitiert werden, auf einem dünnen Eis (Eikelmann 1998). Gleichwohl kann man von Musiktherapie ähnlich übrigens wie von Ergo- und Arbeitstherapie behaupten: es handelt sich um die ältesten Therapieverfahren in der Psychiatrie überhaupt. Niemand hinterfragt ernsthaft die Sinnhaftigkeit und Notwendigkeit eines solchen Vorgehens im Rahmen komplexer Therapieprogramme. Der Augenschein ist überzeugend: den Patienten macht es Freude, es bestärkt ihre generelle Therapiemotivation und nimmt sie positiv für das Behandlungsarrangement ein. Dieser „Spaßfaktor" der Soziotherapie ist natürlich nicht wissenschaftlich messbar. Es muss ferner bezweifelt werden, dass es mit den heutigen methodischen Mitteln ohne weiteres möglich sein wird, die globale Effizienz und/oder spezielle Effekte im Sinne der evidence based medicine der Soziotherapie nachzuweisen. Soziotherapiemethoden sind deshalb gefährdet als vor- oder unwissenschaftlich verschrien zu werden, obwohl sie andererseits unersetzlich für die psychiatrische Praxis sind.

Milieutherapie

Milieutherapie schloss ehemals vor allem Aspekte in der Organisation von Therapie in Krankenhäusern ein. Die Notwendigkeit kann vielleicht am besten belegt werden, wenn man in die 60er und 70er Jahre des vergangenen Jahrhunderts zurückgeht und sich die Verhältnisse in den großen psychiatrischen Anstalten vergegenwärtigt. Diese können als besonders beredte Beispiele für die ungute Organisation eines therapeutischen Milieus angesehen werden. Die Patienten waren einer übermächtigen großen Organisation ausgeliefert, die ihren Lebensalltag in extremer Weise bestimmte. Sie waren einheitlich gekleidet, es gab keine individuellen Therapiepläne oder -ziele. Die Baulichkeiten waren häufig heruntergekommen, es herrschte Monotonie und Einöde. Da psychisch

Kranke heute nur noch kurze Zeiten (etwa drei bis 5 Wochen im Mittel) stationär behandelt werden, richtet sich der Aspekt stärker auf die Milieus in Tageskliniken, in betreuten Wohnformen und anderen psychiatrischen Institutionen.

Einer der Pioniere der Milieutherapie, Maxwell Jones (1952) hat auch heute noch gültige Prinzipien beschrieben: Behandlung wird hier als ein kontinuierlicher Prozess wahrgenommen, der sich über den ganzen Tageslauf hinzieht. Zwischen Ärzten, Pflegepersonal und Patient besteht eine offene Kommunikation. Die Behandlung betont z. B. durch Gruppenbehandlungen das Gefühl der Zugehörigkeit zur Gemeinschaft. Das Zusammensein von Patienten und therapeutischem Personal kann selber Gegenstand der Erörterungen sein. Das krankhafte Verhalten des Patienten kann in der Gruppe erlebt, analysiert und besprochen werden. Es geht darum diejenigen Verhaltensweisen zu fördern, die eine gute soziale Anpassung und eine adäquate Rollenwahrnehmung des Patienten ermöglichen. „Spezifische Voraussetzung der stationären psychiatrischen Behandlung ist die Gestaltung des [...] Milieus. Milieuqualität ist [...] vielmehr eine wesentliche Rahmenbedingung für den therapeutischen Prozess selbst" (Leitfaden des Bundesgesundheitsministers zur Qualitätsbeurteilung in psychiatrischen Kliniken 1996). Gunderson (1978) hebt drei qualitative Milieuaspekte hervor:

1. Klarheit und Übersichtigkeit in der Verteilung der Verantwortlichkeiten und der Entscheidungsbefugnisse in der Institution,
2. Klarheit des Behandlungsprogramms, der Rollen und der Führung und
3. ein hohes Maß an Interaktion zwischen Mitarbeitern und Patienten.

Komplexe Behandlungsprogramme, wie z. B. in Tageskliniken ausgeführt oder rein ambulant im „Assertive Community Treatment" (ACT) konstituieren ein therapeutisches Milieu und verbinden zahlreiche Therapieelemente aus Psycho-, Pharmako- und Soziotherapie miteinander (Eikelmann, Reker und Albers 1999). Für die komplexen Programme, z. T. auch für ihre Einzelelemente gibt es eine mittlerweile doch beachtliche Zahl empirischer Studien, die ihre Effektivität belegen können. Während in früheren Studien die Atmosphäre auf den Behandlungseinheiten oder die „expressed emotions" gemessen wurden, geht es in diesen Studien z.B. um die Effektivität und die Zufriedenheit der Patienten. So sagt der Reviewartikel von Horvitz et al. (2001) z. B. zur tagesklinischen Behandlung in der Psychiatrie, dass seit 1957 18 solcher Untersuchungen gefunden wurden, die hohen methodischen Ansprüchen genügen. In den Messbereichen der Psychopathologie, der sozialen Anpassung, der Belastung der Familien und der Bezug von Diensten fand sich zwischen klinischer und teilstationärer Behandlung kein Unterschied, während bei der Zufriedenheit der Patienten die Tagesklinik deutliche Vorteile aufwies. Zu einer ähnlichen Auffassung gelangen Marshall et al. (2000) über komplexe Gemeindeprogramme: dem nach ist ACT ein effektiver Zugang in der Betreuung schwer psychisch Kranker in der Gemeinde, der die Kosten von Krankenhausbehandlungen zu senken vermag, während er bestimmte Aspekte des Outcomes, z. B. die Wohnsituation, die Arbeitsintegration und die Zufriedenheit der Patienten positiv beeinflusst.

Am lebhaftesten wird diese Diskussion zur Zeit um Alternativen zur stationären Akutversorgung psychisch Kranker geführt: Diese wurden besonders von Mosher et al. (1999) und Ciompi et al. (2001) im Rahmen der sog. „Soteria-Projekte" untersucht. Die Behandlung von Akutkranken, zumeist Psychosepatienten wird hier in kleinen überschaubaren Einheiten durchgeführt. Es kommt zu einem hohen Personaleinsatz und zu sehr persönlichen und individuellen Begleitung des Patienten. Ziel ist es dabei, optimale Behandlungsergebnisse zu erzielen, aber auch den Einsatz von neuroleptischen und anderen Medikamenten zu minimieren. Nach Auffassung von Mosher (1999) lassen sich rund 85 bis 90% von akuten aber auch von langfristig Kranken, die einer Hospitalisierung in der Psychiatrie bedürfen, so behandeln. Weitere Konsequenzen könnten den Personaleinsatz betreffen, die Umgangsweise und die Unterbringung der Patienten.

Unter strengen wissenschaftlichen Kriterien wäre das ganze Thema aus heutiger Sicht nochmals der Aufarbeitung wert, wenn es denn einen Bedarf gäbe. Die weitgehende Minimierung des Einsatzes psychopharmakologischer Methoden ist gegenwärtig kein wichtiges Ziel der Psychiatrie, weil es über die Neuentwicklung psychopharmakologischer Substanzen gelingen ist, die Hauptwirkung zu stärken und gleichzeitig die Nebenwirkungen zu reduzieren.

Case-Management

Case-Management (CM) bedeutet praktisch und in diesem Zusammenhang, dass ein Sozialarbeiter oder Betreuer sich um 8 bis 12 schwer und chronisch psychisch Kranke, die zuhause leben, kümmert und deren Teilnahme am Sozialleben oder therapeutischen Prozessen mitgestaltet. CM ist in

Nordamerika heftig diskutiert und umstritten (vgl. Marshall et al. 2001), in dieser Weise in Deutschland teils durch die sozialpsychiatrischen Dienste oder die gesetzliche Betreuung realisiert. Im Lichte empirischer Untersuchungen verbesserte CM im Vergleich zum Standard (also der Tatsache, dass Patienten sich im wesentlichen in der Wahrnehmung der Therapie selbst überlassen bleiben) die Zahl der Patienten, die im Kontakt mit psychiatrischen Diensten bleibt. Aus der Zahl der betreuten Patienten verdoppelte sich die Gruppe derer, die in das Krankenhaus eingewiesen wurde. Psychiatrische oder soziale Maße verbesserten sich durch CM nicht. Unter diesem Aspekt, dass Patienten häufiger in Betreuung blieben und deswegen vielleicht auch häufiger in Behandlung eingewiesen werden mussten, ohne dass jedoch der psychische Befund oder die soziale Anpassung oder die Lebensqualität besser waren als bei Standardbetreuung, wird der Stellenwert des CM von einigen für fraglich gehalten. Abgesehen davon, dass sie in dieser Form in der deutschen Sozialpolitik nicht vorgesehen ist. Es kann bei schwerer Kranken sehr wohl einen Erfolg bedeuten, wenn sie in Betreuung oder gar in stationäre Behandlung kommen. Diese Diskussion wird in Deutschland gegenwärtig nur aus der Beobachterperspektive verfolgt.

Ergo- und Arbeitstherapie

Ergo- und Arbeitstherapie sind vielleicht die am besten untersuchten und am weitesten verbreiteten Verfahren der Soziotherapie. Sie werden an anderer Stelle in diesem Buch erschöpfend behandelt (Reker et al. 2000).

Familieninterventionen

Unter Familieninterventionen kann man einfache, allenfalls durch Probleme oder bestimmte Themen gestaltete Gespräche mit Angehörigen, dann aber auch psychoedukative Gruppen mit Angehörigen, ferner verschiedene Spielarten von Familientherapie verstehen. Verdienst der Angehörigenforschung war es, auf die emotionale Belastung der Familien chronisch psychisch Kranker hingewiesen zu haben. Gleichzeitig wurde auf der praktischen Seite durch Angehörigengruppen, durch die Einbeziehung der Familien in die Therapieplanung, aber auch durch die psychoedukativen, familientherapeutischen Ansätze die innere Situation der Familien verbessert. In mehreren Untersuchungen (z. B. Brown et al. 1972) konnte bereits in den sechziger und siebziger Jahren nachgewiesen werden, dass das emotionale Klima in einer Familie für die Rezidivrate bei schizophrenen Erkrankungen maßgeblich ist. Kritisch-feindseliges und überprotektiv-selbstaufopferndes Verhalten der Angehörigen, messbar mit einem Index für „expressed emotions“, geht mit einem bis zu viermal höheren Rückfallrisiko einher. Vermutlich ist ein solches Interaktionsmuster der Familienangehörigen Folge des Zusammenlebens mit einem schwierigen, tendenziell chronisch Kranken. Gelingt es, die rückfallkritischen Interaktionsstile zurückzudrängen, dann ist es möglich, das Rezidivrisiko und letztlich die Rezidivrate zu senken. Hierin findet sich natürlich ein enorm praxisnaher Ansatz, der sich in einer reichhaltigen und hier nicht im Einzelnen darstellbaren Literatur niedergeschlagen hat.

Barbato und D'Avanzo (2000) analysierten 25 Studien über Familienintervention bei Schizophrenie. Sie konnten feststellen, dass Familieninterventionen einen günstigen Effekt auf Rückfälle aufwiesen. Andererseits divergieren die Befunde, was die Beeinflussung von Symptomen, die Beeinflussung der sozialen Anpassung oder der Probleme der Familien anlangt. Im Vergleich erscheint den Autoren die Psychoedukation insgesamt besser untersucht zu sein als Ansätze der Familientherapie. Zur Wirkweise halten sie fest, dass es unklar bliebe, ob die beobachteten Effekt eine Folge der Familientherapie oder der intensiven Zuwendung gegenüber den Patienten darstellt. Auch hier hat das wissenschaftliche Interesse gegenwärtig in Deutschland nachgelassen, nachdem Hilfs- und therapeutische Angebote für Angehörige in weitem Umfang implementiert wurden.

Bibliotherapie

Lesetherapie oder Lesegruppen sind eine sich entwickelnde Soziotherapiemethode. Therapeutischer Umgang mit Texten, ob sie gelesen oder eigens hervorgebracht werden, zählt heute noch zu den Außenseiterverfahren in der Psychiatrie. Es gibt keine standardisierte oder in anderer Weise verbindlich gemachte Vorgehensweise, sondern überwiegend Vorschläge aus der Praxis der jeweiligen Untersucher oder Behandler. Nicht selten wurden, z. B. für sog. „Problemtrinker“ kleine Selbsthilfemanuale entwickelt und zur Lektüre empfohlen (Finfgeld 2000). Bibliotherapie, nach diesem Muster, wurde aber auch eingesetzt zur Ergänzung der Therapie bei Angststörung oder Insomnie, wobei das Setting zum Teil lediglich die Zusendung von Informationstexten (plus telefonische Kontakte mit Therapeuten) vorsah.

Schließlich sind Bibliotherapiegruppen bekannt, in denen literarische Texte verarbeitet werden oder auch nur Tageszeitungen bzw. andere Informationsmedien genutzt werden. Immerhin gibt es erste empirische Ansätze, in denen z. B. Bibliotherapie in Ergänzung eines kognitiv behavioralen Ansatzes bei Panikstörungen und Agoraphobie in Allgemeinpraxen untersucht wurden (Sharp et al. 2000). Insgesamt fehlt es hier jedoch an wissenschaftlicher Fundierung.

Musiktherapie

Musiktherapie setzt auf das Medium Musik, um die Diagnostik von Menschen mit psychischen Erkrankungen durchzuführen bzw. um sie zu therapieren. Man unterscheidet zwischen einer produktiven Musiktherapie und einer rezeptiven Form. Das Verfahren erfreut sich einer gewissen Verbreitung in zahlreichen somatischen medizinischen Disziplinen, aber gerade auch in Psychiatrie und Psychotherapie. Musiktherapie wird an Hochschulen gelehrt und ist relativ gut standardisiert bzw. manualisiert.

Eine Studie von Steinberg et al. aus dem Jahre 1991 konnte z. B. zeigen, dass die Fähigkeiten von stationären Patienten Musik zu produzieren und hervorzubringen durch ihre Genesung deutlich besser wurden. Reker konnte nachweisen, dass die aktive Teilnahme an Musiktherapie ein wichtiger Baustein in der stationären Behandlung schizophrener Patienten ist (1991). Leung et al. (1998) untersuchten den Effekt von Karaoke-Singen in der Rehabilitation von psychisch Kranken in Hongkong. Im Rahmen einer doppelblinden, kontrollierten Studie wurden nach sechs Wochen zwei nach Alter, Geschlecht und Krankheitsdauer parallelisierte Gruppen von schizophrenen Patienten hinsichtlich ihrer Stimmung und ihrer sozialen Interaktion untersucht. Es fand sich bei der Karaoke-Gruppe ein Besserung von Angstsymptomen und der sozialen Interaktion im Vergleich zu der Kontrollgruppe, in der lediglich gesungen wurde. Auch hier bedarf es jedoch dringend der wissenschaftlichen Fundierung, wenn man bedenkt, mit welchen Ansprüchen die Musiktherapie zum Teil in therapeutische Überlegungen eingebracht wird.

2.4 Zusammenfassende Diskussion

Es wurden grundlegende Gedanken zum Begriff Soziotherapie dargestellt, insbesondere auf die Dualität von Organisation und Inhalten hingewiesen. Dabei konnte gezeigt werden, dass sich in guter Übereinstimmung mit der psychiatrischen Praxis drei fundamentale Ansätze aufzeigen lassen, die angetan sind, die vielfältigen Diagnostik- und Therapieelemente zu sortieren. Psychotherapie ist am nächsten verwandt und weist besonders in den komplexen Formen viele Überschneidungen mit Soziotherapie auf. Somatisch-biologische Verfahren lassen sich gedanklich am einfachsten trennen, sind aber in der Praxis eng mit den beiden anderen Richtungen verwoben (Eikelmann 1998).

Die Begrifflichkeit Soziotherapie tritt in der aktuellen Literatur in den Hintergrund, wahrscheinlich zu Unrecht. Für die gesamte Medizin ist der Gedanke von Bedeutung, dass es sich lohnt, Therapie als Handlung oder Training zu verstehen, also gewissermaßen die aktive Seite des Behandlungsobjektes „Patient" zu erkennen und zu nutzen. Ferner kann es von erheblichem Gewicht sein, das kranke Individuum auf dem Wege über seine soziale Umwelt zu beeinflussen und zu fördern, insbesondere wenn Entwicklungspotentiale ausgenutzt sind.

Der wissenschaftliche Status der Soziotherapieforschung ist in vielem verbesserungswürdig. Das gilt für den ganzen Komplex wie auch besonders für einzelne Therapiemethoden. Gleichwohl würde es eine enorme Beraubung der diagnostischen und therapeutischen Kultur besonders der Psychiatrie bedeuten, wenn sie aus Gründen der Evidenzarmut um die hunderte Jahre alte Tradition und Hochkultur soziotherapeutischer Ansätze gebracht würde, die im übrigen für die Patienten häufig den Spaß an der Therapie konstituieren.

Literatur

Anthony WA. The principles of psychiatric rehabilitation. Baltimore: University Park Press; 1980

Anthony WA, Liberman RP. The practice of psychiatric rehabilitation: Historical, conceptual and research base. Schiz Bull. 1986; 12: 542–559

Barbato A, D'Avanzo B. Family interventions in schizophrenia and related disorders: a critical review of clinical trials. Acta Psychiatr Scand. 2000; 102: 81–97

Brown GW, Birley JLT, Wing JK. Influence of family life on the course of schizophrenic disorders: a replication. Br J Psychiatry. 1972; 121: 241

Bundesministerium für Gesundheit: Leitfaden zur Qualitätsbeurteilung in psychiatrischen Kliniken. Projekt 1994–1996. Baden-Baden: Nomos; 1996

Ciompi L, Hoffmann H, Broccard M (Hrsg.). Wie wirkt Soteria? Eine atypische Psychosenbehandlung kritisch durchleuchtet. Bern: Huber; 2001

Creed F, Black D, Anthony P. Day-Hospital and Community Treatment for Acute Psychiatric Illness. A Critical Appraisal. Br J Psychiatry. 1989;154: 300–310

Crowther R, Marshall M, Bond G, Huxley P. Vocational rehabilitation for people with severe mental illness (Cochrane Review): Cochrane Database Syst Rev. 2001; 2 :CD003080

Eikelmann B. Sozialpsychiatrisches Basiswissen. Stuttgart: Enke; 1998

Eikelmann B, Reker T, Albers M. Die psychiatrische Tagesklinik. Stuttgart: Thieme; 1999

Finfgeld DL. Use of self-help manuals to treat problem drinkers. J Psychosoc Nurs Ment Health Serv. 2000; Apr; 38(4):20–7. Review.

Gaebel W, Lehmann E. Stellungnahme zur Konzeption und empirischen Basis von Soteria, In: Ciompi L, Hoffmann H, M Broccard (Hrsg.): Wie wirkt Soteria? Eine atypische Psychosenbehandlung kritisch durchleuchtet. Bern: Huber; 2001

Gmür M. Schizophrenieverlauf und Entinstitutionalisierung. Stuttgart: Enke; 1986

Gunderson JG. Defining the therapeutic processes in psychiatric milieus. Psychiatry. 1978; 41: 327–335

Hogarty GE, Ulrich R, Goldberg S, Schooler N. Sociotherapy and the prevention of relapse among schizophrenic patients: an artifact of drug? Proc Annu Meet Am Psychopathol Assoc. 1976; (64):285–93.

Hogarty GE, Goldberg SC, Schooler NR. Drug and sociotherapy in the aftercare of schizophrenic patients. III. Adjustment of nonrelapsed patients. Arch Gen Psychiatry. 1974 Nov; 31(5):609–18.

Hogarty GE, Goldberg SC, Schooler NR, Ulrich RF. Drug and sociotherapy in the aftercare of schizophrenic patients. II. Two-year-relapse rates. Arch Gen Psychiatry. 1974 Nov; 31(5):603–8. No abstract available.

Hogarty GE, Goldberg SC. Drug and sociotherapy in the aftercare of schizophrenic patients. One-year relapse rates. Arch Gen Psychiatry. 1973 Jan; 28(1):54–64.

Horvitz-Lennon M, Normand SL, Gaccione P, Frank RG. Partial versus full hospitalization for adults in psychiatric distress: a systematic review of the published literature (1957–1997). Am J Psychiatry 2001 May; 158(5):676–85

Jones M. Social psychiatry. A study of therapeutic communities. London: Tavistock; 1952

Marshall M, Gray A, Lockwood A, Green R. Case management for people with severe mental disorders (Cochrane Review). In: The Cochrane Library, 3, 2001. Oxford: Update Software

Leung CM, Lee G, Cheung B, Kwong E, Wing YK, Kan CS, Lau J. Karaoke therapy in the rehabilitation of mental patients. Singapore Med J. 1998 Apr; 39(4):166–8

Marx AJ, MA Test, Stein LI. Extrahospital management of severe mental illness: feasability and effects of social functioning. Arch Gen Psychiatry. 1973; 29: 505–511

Müller C. Psychotherapie und Soziotherapie der endogenen Psychosen. Psychiatrie der Gegenwart II. 1972; 71: 291

Mosher L. Soteria and other alternatives to acute psychiatric hospitalization: a personal and professional review. J Nerv Ment Dis. 1999 Mar; 187(3):142–9

Reker T. Music therapy evaluated by schizophrenic patients. Psychiatr Prax. 1991 Nov; 18(6):216–21

Reker T, Hornung WP, Schonauer K, Eikelmann B. Long-term psychiatric patients in vocational rehabilitation programmes: a naturalistic follow-up study over 3 years. Acta Psychiatr Scand. 2000 Jun; 101(6): 457–63

Sharp DM, Power KG, Swanson V. Reducing therapist contact in cognitive behaviour therapy for panic disorder and agoraphobia in primary care: global measures of outcome in a randomised controlled trial. Br J Gen Pract. 2000 Dec; 50(461):963–8.

Steinberg R, Kimmig V, Raith L, Gunther W, Bogner J, Timmermann T. Music psychopa-thology. IV. The course of musical expression during music therapy with psychiatric inpatients. Psychopathology. 1991; 24(3):121–9

3 Arbeitstherapie als soziotherapeutisches Verfahren – Konzepte, Organisationsformen und Evidenz

Thomas Reker

3.1 Einleitung

Die Arbeitstherapie teilt mit anderen soziotherapeutischen Verfahren ein grundlegendes Problem: Ihrer weiten Verbreitung, ihrer traditionellen klinischen Wertschätzung und den vielfältigen postulierten therapeutischen Effekten steht eine geringe empirische Evidenz gegenüber. Die Begründung für ihren Einsatz erfolgt im Wesentlichen erfahrungsgeleitet bzw. auf der Grundlage heuristischer Konzepte. Diese Problematik ist seit langem bekannt. Der englische Sozialpsychiater J. Wing schrieb 1981: *„Heute ist die Ansicht allgemein akzeptiert, dass neue Arzneimittel nicht ohne Prüfung zugelassen werden dürfen. Eine ähnliche Übereinstimmung gibt es jedoch nicht im Hinblick auf soziale Interventionen, von denen die meisten ohne sorgfältige Prüfung eingeführt werden. Der Schaden aus der Anwendung irregeleiteter sozialer Theorien ...... ist mindestens so groß, wie die Verschreibung eines gefährlichen Medikamentes oder einer unnötigen Psychotherapie". (Wing 1981)*

Die gegenwärtige klinische und ambulante Praxis scheint dagegen vielfach von einer anderen Haltung geprägt: Arbeitstherapie und im weiteren Sinne alle ergotherapeutischen Maßnahmen gelten eher als unspezifische Verfahren, denen keine besondere Wirkung und somit auch keine gravierenden negativen Einflüsse zugesprochen werden, über deren Verordnung und Monitoring weniger nachgedacht wird als über pharmako- und psychotherapeutische Interventionen und die meist außerhalb des ärztlichen oder psychologischen Aufmerksamkeitsfokus rangieren. Ihr Einsatz erscheint zufällig und mehr vom lokalen Angebot als von therapeutischen Überlegungen und einer differentiellen Indikationsstellung abhängig. Darüber hinaus hat die Arbeitstherapie aufgrund der veränderten psychiatrischen Versorgungssituation in den letzten Jahren gerade in ihrer traditionellen Domäne – der stationären Krankenhausbehandlung – erheblich an Bedeutung verloren. Im Rahmen der Verkürzung der stationären Behandlungsdauer bleibt bei vielen Patienten zeitlich kein Raum für eine systematische Arbeitstherapie. Um Missverständnissen vorzubeugen: die Verkürzung der Verweildauer im psychiatrischen Krankenhaus soll hier nicht um der Arbeitstherapie willen kritisiert werden, obgleich mit dieser Tendenz auch problematische Auswirkungen verbunden sind (Richter & Eikelmann 2000). Vielmehr geht es um die Feststellung, dass arbeitstherapeutische Maßnahmen im psychiatrischen Krankenhaus ganz offensichtlich weniger Patienten erreichen. Es fehlen systematische Daten darüber, inwieweit außerklinische Angebote Ersatz dafür bieten oder ob weniger Patienten Unterstützung im wichtigen Lebensbereich Arbeit erhalten. In der Vergangenheit ist die Arbeitstherapie im Rahmen der stationären Behandlung ohnehin erheblich kritisiert worden, weil sie zu einer Verlängerung des stationären Aufenthaltes gerade bei Patienten mit guter Arbeitsleistung führte, Eigeninteressen der Institution („mitarbeitende Patienten") therapeutisch verbrämt wurden, die Abhängigkeit vom psychiatrischen Krankenhaus verstärkt und Patienten ökonomisch ausgebeutet wurden. Zudem wurde gerade im amerikanischen Sprachraum ihre therapeutische Effizienz in Frage gestellt (Barbee et al. 1969, Kunce 1970, Veltin et al. 1970, Kitzig 1977, Anthony 1980).

Die Frage, ob Arbeitstherapie als ein soziotherapeutisches Behandlungsverfahren angesehen werden kann, muss anhand der Kriterien beurteilt und bewertet werden, die für die Einschätzung von Therapieverfahren üblich sind. Im Einzelnen müssen eine Definition und Abgrenzung des Verfahrens erfolgen, Inhalte und mögliche Wirkmechanismen beschrieben werden, Indikationen und Kontraindikationen für den Einsatz des Verfahrens angegeben werden, die therapeutischen Ziele benannt werden, Fragen der optimalen Dosis, hier besser der Frequenz und Dauer der Behandlung geklärt werden und die therapeutischen Wirkungen bzw. die Wirksamkeit empirisch belegt sein. Der in diesem Ansatz impliziten Analogie zu psychopharmakologischen Therapieansätzen oder strukturierten Psychotherapieprogrammen sind bei soziotherapeutischen Verfahren praktische wie theoretische Grenzen gesetzt. Soziale Interventionen unterscheiden sich qualitativ von biologischen oder psychologischen Interventionen (Richter et al. 2000). Bei der Wirkung soziotherapeutischer Interventionen ist neben dem Inhalt der Therapie stärker als bei biologischen oder psychotherapeutischen Verfahren auch die Organisationsform und der soziale Kontext zu beachten, in dem sich die Intervention abspielt, da hiervon differentielle Effekte zu erwarten sind. In der Regel wird man realistischer Weise von längeren Behandlungszeiten und geringeren Effektstärken auszugehen haben, die im Rahmen heute üblicher multimodaler Therapiestrategien nur schwer heraus zu partialisieren sind (Goldberg et al. 1977, Bustillo et al. 2001). Schließlich spielen die mit dem komplexen Forschungsgegenstand verbundenen methodischen Probleme, der erhebliche Aufwand und die praktischen Schwierigkeiten in der Realisierung von Forschungsvorhaben sowie das derzeit geringe Interesse an Forschung in diesem Bereich eine wichtige Rolle und tragen zu dem immer wieder konstatierten Forschungsdefizit bei (Reker 1998). Im Folgenden soll ein Überblick über die genannten Aspekte zum Thema Arbeitstherapie erfolgen.

3.2 Definition und Abgrenzung

Es gibt keine befriedigende und allgemein akzeptierte Systematik arbeitsrehabilitativer Programme. In die vorgelegten Vorschläge gehen sehr unterschiedliche Kriterien wie die institutionelle Einbindung und der Ort der Intervention, sozialrechtliche Aspekte, die hauptsächlichen Aktivitäten und Interventionen, die Ziele des Programms oder konzeptuelle Überlegungen ein (Bond & Boyer 1988, Liberman 1991, Reker 1998). Gerade im internationalen Vergleich gibt es erhebliche Unterschiede. Eine zutreffende, aber sehr allgemeine Definition von Arbeitstherapie stammt von Bennett (1977): Er betonte, dass Arbeit keine der Pharmako- oder Psychotherapie vergleichbare Therapie sei, sondern ein „Mittel, um Therapie- und Rehabilitationsziele zu verwirklichen". Alle im weiteren Sinne arbeitsrehabilitativen Programme für psychiatrische Patienten enthalten mit unterschiedlicher Schwerpunktsetzung vier Elemente: produktorientiertes Arbeiten, Diagnostik und Training von arbeitsbezogenen Fähigkeiten, tagesstrukturierende Beschäftigung sowie Anleitung und Beratung. In der Praxis erfolgt darüber hinaus in aller Regel eine Kombination mit einer ärztliche Behandlung sowie ggf. mit weiteren psychosozialen Interventionen.

Arbeitstherapie in einem enger gefassten Sinn muss von Beschäftigungstherapie, Arbeit in beschützenden Einrichtungen bzw. tagesstrukturierender Beschäftigung, berufsbezogenen Maßnahmen (Ausbildung, Qualifikation für ein bestimmtes Berufsfeld) und von Maßnahmen zur beruflichen Wiedereingliederung abgegrenzt werden (Abb. 3.1). Bei dieser Abgrenzung spielen neben inhaltlichen Aspekten auch sozialrechtliche und institutionelle Faktoren eine Rolle. Darüber hinaus gibt es fließende Übergänge und Mischformen, also Programme, die bestimmte arbeitstherapeutische Elemente enthalten, obwohl sie andere Schwerpunkte, Aufgaben oder Ziele haben. Auf die Konsequenzen dieser unscharfen Abgrenzung und fehlender Systematik für die Forschung wird weiter unten eingegangen.

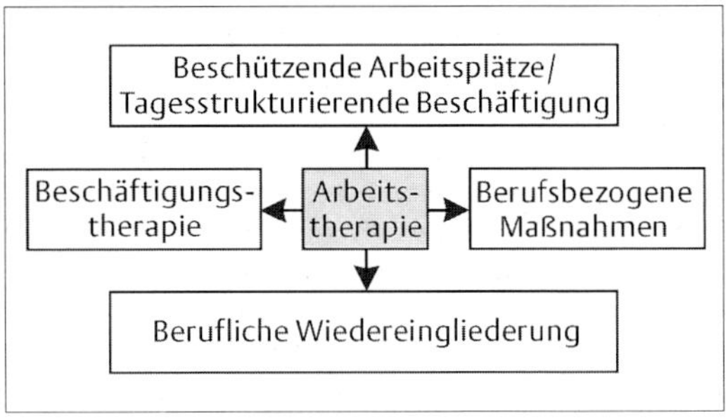

Abb. 3.1

Die Unterscheidung von Arbeits- und Beschäftigungstherapie hat sich in der Psychiatrie praktisch bewährt. Im Falle der Beschäftigungstherapie stehen die Förderung kreativer und alltagsbezogener Kompetenzen im Vordergrund, während bei der Arbeitstherapie die arbeitsbezogene Kompetenzen im Mittelpunkt stehen. In beiden Fällen handelt es sich um handlungsorientierte Ansätze, die darauf abzielen, nicht vorhandene, durch die Krankheit eingeschränkte oder verloren gegangene Fähigkeiten und Fertigkeiten zu fördern. Beide Verfahren werden unter dem Begriff Ergotherapie („occupational therapy") zusammengefasst. Die Unterschiede sind graduell und die Abgrenzung ist nicht ganz scharf. Darüber hinaus spielen weniger bei der fachlichen Unterscheidung als bei der Terminologie berufspolitische Aspekte eine Rolle (Reker & Eikelmann 2000).

Zur Abgrenzung von Arbeitstherapie gegenüber einer Beschäftigung in (teil-) beschützten Arbeitsverhältnissen, z. B. in Werkstätten für Behinderte oder Firmen für psychisch Kranke (Selbsthilfe- und Zuverdienstfirmen), lassen sich folgende Merkmale benennen: Bei Arbeitstherapie handelt es sich in aller Regel um eine zeitlich befristete Maßnahme, die auf weiterreichende therapeutische bzw. rehabilitative Ziele gerichtet ist. Gegenüber der produktorientierten Arbeit und/oder der tagestrukturierenden Beschäftigung stehen die

Diagnostik und das systematische Training instrumenteller, kognitiver und sozialer Fähigkeiten im Vordergrund. Die Anforderungen an Arbeitsleistung und soziale Kompetenz sind geringer als in beschützten Arbeitsverhältnissen, der Zugang ist niedrigschwellig und der Beginn der Behandlung kann sehr früh im Krankheitsverlauf erfolgen. Es erfolgt eine intensivere ergotherapeutische Anleitung, und die Maßnahme ist in einen Gesamtbehandlungsplan eingebunden. Sozialrechtlich stellt Arbeitstherapie eine Maßnahme der medizinischen Rehabilitation dar und fällt in den Zuständigkeitsbereich der gesetzlichen Krankenversicherung. Institutionell ist sie am häufigsten an psychiatrische Kliniken gebunden, in jüngster Zeit auch an ergotherapeutische Praxen. Auch bzgl. der finanziellen Entlohnung gibt es Unterschiede. Während beschützte Arbeitsverhältnisse einen, wenn auch häufig geringen, Arbeitslohn bezahlen, der sich überwiegend an der erbrachten Leistung orientiert und im günstigsten Fall sogar Unabhängigkeit von Sozialhilfe oder privater Unterstützung ermöglicht, sind die Prämien in der Arbeitstherapie deutlich geringer und zielen nicht auf die eigenständige Finanzierung des Lebensunterhaltes, sondern haben im Wesentlichen eine Motivationsfunktion (Bell et al. 1996).

Während bei berufsbezogenen Maßnahmen (Qualifizierung für ein spezifisches Berufsfeld, Berufsausbildung, Berufsfindung etc.) die Vermittlung von berufsspezifischen Fertigkeiten und Wissensinhalten im Mittelpunkt stehen, konzentriert sich die Arbeitstherapie auf die Vermittlung der sog. Grundarbeitsfähigkeiten. Diese umfassen kognitive Aspekte wie Auffassung, Konzentration, Aufmerksamkeit, Gedächtnis und Ausdauer; psychomotorische Aspekte wie Geschwindigkeit, Koordination und manuelle Geschicklichkeit und soziale Aspekte wie Regelmäßigkeit der Teilnahme, Pünktlichkeit, äußere Erscheinung und kommunikative Kompetenzen. Darüber hinaus werden durch die Tätigkeit praktische Grundkenntnisse in verschiedenen Arbeitsbereichen vermittelt, z. B. handwerkliche Grundkenntnisse oder bestimmte Techniken wie Schreibmaschine schreiben, Bedienung eines Personal Computers. Die Vermittlung dieser Techniken ist jedoch nicht Hauptzweck und erfolgt auch nicht zielgerichtet auf ein späteres Berufsfeld. Vielmehr dient die Arbeit als Mittel, um die vorher genannten psychischen, psychomotorischen und sozialen Fähigkeiten zu trainieren. Die Arbeitsangebote müssen also v. a. interessant sein, gestufte Anforderungen ermöglichen, an Interessen bzw. Vorerfahrungen von Patienten anschließen und einen Bezug zur Arbeitswelt haben. Vor diesem Hintergrund erscheint es wenig begründet, eine unterschiedliche „therapeutische Wirksamkeit" verschiedener Tätigkeiten anzunehmen. Praktisch stellt sich das Problem, das es mittelfristig demotivierend wirken kann, wenn es sich um reine Trainingsarbeit und nicht um „wirkliche" Arbeit (wirklich in dem Sinne, dass das Arbeitsergebnis tatsächlich gebraucht wird) handelt.

Im sozialen Milieu der Arbeitstherapieabteilung wird die Arbeitswelt nachgebildet und dient als weitgehend sanktionsfreies Übungs- und Lernfeld, in dem die genannten komplexen Fertigkeiten trainiert werden können. Dieser Nachbildung sind allerdings Grenzen gesetzt; sie kann nur partiell und auf einem sehr niedrigen Niveau erfolgen. Während die „industrial therapy" in den englischen Großkrankenhäusern der 60er und 70er-Jahre mit ihrer nach Stücklohn bezahlten Montagetätigkeit der damaligen Arbeitswelt weitgehend entsprach, in der sich wiederholende Arbeitsabläufe vorherrschend waren, ist aufgrund der Komplexität des modernen Arbeitslebens eine so realitätsnahe Nachbildung heute nicht mehr möglich. Von daher sind neben einer möglichst breiten Differenzierung des Arbeitsangebotes und einer stärkeren Betonung des Trainings sozialer Kompetenzen v. a. realistische Zielsetzungen für die Arbeitstherapie notwendig. In aller Regel kann sie nämlich nicht die gesamte Arbeitsrehabilitation eines Patienten leisten, sondern ist auf die Kooperation mit außerklinischen Diensten und Einrichtungen angewiesen.

Auch die Abgrenzung von Maßnahmen zur beruflichen Wiedereingliederung ist nicht ganz scharf, da einige Arbeitstherapieabteilungen in diesem Bereich Aufgaben übernehmen, in dem sie z. B. außerklinische Praktika vermitteln, entlassene Patienten bei der Wiederaufnahme ihrer Arbeit unterstützen oder mit entsprechenden außerklinischen Diensten und Einrichtungen kooperieren (Reker et al. 1996). Insgesamt stellen diese Aktivitäten jedoch nur einen Teilaspekt dar, denn nicht in jedem Fall ist eine Arbeitstherapie auf eine berufliche Wiedereingliederung ausgerichtet.

Zusammenfassend kann man Arbeitstherapie folgendermaßen charakterisieren (Abb. 3.**2**): Es handelt sich um ein soziotherapeutisches Verfahren, in dem Arbeit als Mittel eingesetzt wird, um therapeutische oder rehabilitative Ziele zu erreichen. Es ist zielorientiert, zeitlich begrenzt und in einen Behandlungsplan integriert. Es erfolgt eine Diagnostik sowie ein systematisches Training von arbeitsbezogenen kognitiven, instrumentellen und sozialen Fertigkeiten, wobei das Milieu als soziales Trainingsfeld genutzt wird. Die finanzielle Entlohnung zielt nicht auf eine Sicherung des Lebensunterhaltes und ist meist auch nicht

Charakteristika von Arbeitstherapie
1. Zeitliche Begrenzung
2. Früher Beginn und niedrigschwelliger Zugang möglich.
3. Orientierung auf therapeutische bzw. rehabilitative Ziele.
4. Integration in einen Gesamtbehandlungsplan.
5. Diagnostik und Training arbeitsbezogener Fähigkeiten unter ergotherapeutischer Anleitung.
6. Gestaltetes Milieu als soziales Trainingsfeld.
7. Bezahlung als Motivationsfaktor.
8. Meist kliniknahe Organisationsformen.

Abb. 3.2

ausschließlich an der Arbeitsleistung orientiert, ihre wesentliche Bedeutung hat sie als Motivationsfaktor. Die institutionelle Anbindung ist kliniknah bzw. in ergotherapeutischen Praxen. Sozialrechtlich handelt es sich um eine Maßnahme der medizinischen Rehabilitation.

Mit diesen Charakteristika wäre mit Ausnahme der kliniknahen Organisationsform, die keine inhaltliche Notwendigkeit, sondern eine Versorgungsrealität ist, eine idealtypische Arbeitstherapie beschrieben. In der Praxis bestehen allerdings erhebliche Überschneidungen v. a. mit dem Bereich tagesstrukturierender Beschäftigung bzw. Arbeit in einem beschützten Rahmen. Kritisch ist dabei anzumerken, dass die Arbeitstherapie in diesen Fällen Aufgaben und Funktionen übernimmt , die besser durch außerklinischen Arbeitsangeboten (z. B. Arbeitsplätze im Zuverdienst) übernommen werden sollten (Reker & Eikelmann 1993).

3.3 Hypothesen zur Wirkweise von Arbeitstherapie

Arbeit ist fast notwendigerweise mit einigen grundlegenden psychologischen und sozialen Effekten wie regelmäßiger Aktivität, Tagesstruktur, Stabilisierung des Selbstwertgefühls und der sozialen Rolle, Teilnahme an gesellschaftlichen Prozessen oder soziale Kontakte außerhalb der Familie verbunden. Sie wurden bereits in den 30er-Jahren von Jahoda et al. (1975/1933) beschrieben. Diese Effekte treffen für psychisch kranke Beschäftigte ebenso zu wie für psychisch gesunde Arbeitnehmer, sind aber wegen der besonderen Situation vieler psychiatrischer Patienten für diese vielleicht sogar von noch größerer Bedeutung. Diese unspezifischen Effekte sind das allgemeine Rationale für jede Form von Arbeit und Beschäftigung für psychisch Kranke und Behinderte. Arbeit und Beschäftigung verhindern das Doppelstigma „psychisch krank und arbeitslos" und stellen einen wichtigen Faktor der sozialen Integration dar, auch wenn diese im Fall von besonderen und beschützten Arbeitsverhältnissen nur als Kompromiss gelingt.

Auch von einer Arbeitstherapie sind diese unspezifischen Effekte zu erwarten, sofern die Aktivität sozial als Arbeit definiert und gewisses Maß an Orientierung an der Arbeitswelt nicht unterschritten wird. Für die Wirkweise von Arbeitstherapie scheinen darüber hinaus individuelle und soziale Lernprozesse von großer Bedeutung zu sein. Arbeitstherapie zielt darauf ab, den teilnehmenden Patienten in einer begrenzten Zeit und mit systematischer Anleitung Fähigkeiten zu vermitteln, über die sie nicht oder nicht im ausreichenden Maße verfügen und die sie für ihre im weitesten Sinne berufliche Zukunft benötigen. Dabei gelangen bekannte Lernprinzipien wie Lernen am Erfolg oder am Modell, häufige Wiederholung, gestufte Anforderungen, ständige Motivation und Aktivierung durch Milieugestaltung und soziale Unterstützung, Psychoedukation und Verbesserung der individuellen Partizipation und Reflexion zur Anwendung. Bezug nehmend auf psychologische Konzepte von Jaques und Berne begründete Bennett (1975, 1977) die besondere Bedeutung und Wirksamkeit der Arbeitstherapie für psychisch Kranke dadurch, dass bei jeder Arbeitstätigkeit Entscheidungsprozesse innerhalb vorgegebener Grenzen, Zielorientierung und soziales Handeln wesentliche immanente Merkmale sind. Shepard (1984) betonte den Rollenaspekt: Durch die Arbeit wird den Patienten eine Alternative zur Krankenrolle – nämlich die des produktiv Tätigen – geboten, die das Sozialverhalten v. a. aber auch die Reaktionen der Umgebung positiv beeinflusst. Schließlich haben Wing (1966) und Harlfinger (1968) auf gruppendynamische Faktoren in der Arbeitstherapie aufmerksam gemacht. Die arbeitsmäßig organisierte Umgebung mobilisiert Restfähigkeiten, unter den Teilnehmern entsteht die Gruppennorm, möglichst gut zu arbeiten, man orientiert sich vor allem an den stärkeren Mitpatienten. Als therapeutische Effekte dieses Gruppenprozesses beschreibt Wing (1966) bei zwei

Dritteln der Patienten eine realistische Zunahme des Selbstvertrauens, die Reduktion von Ängstlichkeit und Depressivität und als wichtigsten Punkt die Steigerung von „Zuversicht".

Insgesamt beschreiben die Konzepte und Hypothesen bzgl. der Wirkweisen von Arbeitstherapie nur graduelle – und zwar mit der Betonung der systematischeren und intensiver angeleiteten Lernprozesse – Unterschiede zu den Effekten, die auch durch andere Organisationsformen von Arbeit denkbar und möglich sind. Die Besonderheit der Arbeitstherapie bestünden dann darin, dass sie diese Erfahrungen für Patienten möglich macht, die aufgrund ihres Gesundheitszustandes an keiner anderen Form von Arbeit teilhaben könnten. Arbeit wird also zur Arbeitstherapie durch einen bestimmten sozialen Kontext, durch die Orientierung auf therapeutische und rehabilitative Ziele und durch die Anpassung der Arbeitsabläufe an die Fähigkeiten und Möglichkeiten von psychiatrischen Patienten, die durch die Erkrankung noch bedeutsam eingeschränkt sind.

3.4 Organisationsformen von Arbeitstherapie

3.4.1 Arbeitstherapie im psychiatrischen Krankenhaus

In einer bundesweiten Erhebung zum Stand der Arbeitstherapie in psychiatrischen Krankenhäusern Mitte der 80er-Jahre (Lehmann und Kunze 1987), die Angaben von 74 psychiatrischen Krankenhäusern und Abteilungen in der alten Bundesrepublik auswertete, wurden z. T. erhebliche quantitative und qualitative Mängel deutlich: mit den vorhandenen Kapazitäten konnten nur 38% der stationär behandelten Patienten arbeitstherapeutisch betreut werden, für ambulante oder teilstationär behandelte Patienten bestanden nur wenige Angebote, ebenso fanden sich kaum „extramurale", d. h. außerklinische Arbeitstherapieplätze. Kritisch bewertet wurde ferner der räumliche Standard vieler Abteilungen, das einseitig auf einfache manuelle Tätigkeiten orientierte Arbeitsangebot, die unzureichende Formulierung von Therapiezielen, die fehlende Kommunikation mit den therapeutischen Teams, die ungenügende Dokumentation der Behandlung und die mangelnde Qualifikation des Personals. Wie auch in einer eigenen Erhebung im Landesteil Westfalen-Lippe (Reker et al. 1990) fanden sich arbeitstherapeutische Angebote mehrheitlich in den Fachkrankenhäusern, seltener in psychiatrischen Abteilungen und kaum in Universitätskliniken.

Möglicherweise haben sich einige der beschriebenen Probleme inzwischen relativiert. Durch die Personalverordnung Psychiatrie besteht die Möglichkeit, ausreichend und qualifiziertes Personal für die Arbeitstherapie einzustellen. Die wesentliche Veränderung für die Arbeitstherapie im Rahmen der stationären Krankenhausbehandlung dürfte jedoch in der deutlichen Verkürzung der Verweildauer liegen, die neue Organisationsformen erfordert.

3.4.2 Ambulante Arbeitstherapie

Ambulante Arbeitstherapie ist eine an die aktuelle Versorgungssituation angepasste Form der klinischen Arbeitstherapie: Patienten können am arbeitstherapeutischen Programm einer Klinik teilnehmen ohne (noch) dort stationär behandelt zu werden. Sie brauchen also wegen der Teilnahme nicht länger in der Klinik bleiben und können zudem ihre Leistungs- und Arbeitsfähigkeit unter ihren normalen Lebensbedingungen testen und trainieren. Dies erlaubt eine realistischere Beurteilung des Standes. Ein weiterer Vorteil ist in der Tatsache zu sehen, dass durch die Fortsetzung der Arbeitstherapie über die Entlassung hinaus der Übergang zwischen stationärer und ambulanter Behandlung für die Patienten einfacher wird. Trotz der unbefriedigenden Finanzierungssituation sind immer mehr Krankenhäuser dazu übergegangen, ihre Arbeitstherapieabteilungen auch für ambulante Patienten zu öffnen. So fanden wir in der Region Westfalen-Lippe ambulante Angebote an 11 der 13 Fachkrankenhäuser (Reker et al. 1990).

Die Praxis der ambulanten Arbeitstherapie zeichnet sich durch eine hohe Flexibilität bezüglich der Anforderungen und des zeitlichen Umfanges aus. Die Mehrzahl der Patienten leidet an schizophrenen Erkrankungen. Etwas vereinfachend lassen sich zwei Gruppen unterscheiden: zum kleineren Teil handelt es sich um ältere, ehemalige Langzeitpatienten, die nach der Entlassung meist in betreute Wohnformen weiter an ihrem alten Arbeitstherapieplatz in der Klinik arbeiten und auf eine langfristige Beschäftigung eingestellt sind. Die größere Gruppe bilden jüngere Patienten, die die Arbeitstherapie als zeitlich befristete Durchgangsphase zur Vorbereitung weitergehender Rehabilitationsschritte oder einer beruflichen Integration ansehen. Die ambulante Arbeitstherapie wird somit in der Praxis sehr unterschiedlichen Bedürfnissen von Patienten gerecht. Positiv formuliert zeichnet sie sich durch eine sehr hohe Flexibilität und eine große Bandbreite von Indikationen aus. Kritisch betrachtet ersetzt sie in einigen Fällen fehlende tagesstrukturierende Beschäftigungsangebote im außerklinischen Bereich. (Reker & Eikelmann 1994).

3.4.3 Arbeitstherapeutische Tagesklinik

Eine Intensivierung der Therapie und einen Ausweg aus den Finanzierungsproblemen der ambulanten Arbeitstherapie bietet die tagesklinische Organisationsform. Gemeint ist ein tagesklinisches Programm, dass auf die Thematik der Arbeitsrehabilitation zentriert und neben der Teilnahme an der Arbeitstherapie auch das übrige Behandlungsprogramm sehr auf die Entwicklung einer realistischen Perspektive für die berufliche Zukunft abstellt.

3.4.4 Ergotherapeutische Praxen

Nach Angaben des Berufsverbandes (Stand 1/1997) gibt es in der Bundesrepublik 1005 ergotherapeutische Praxen. Die regionale Verteilung schwankt erheblich. Systematisch erhobene Daten über Patienten, Behandlungsmodalitäten oder Ergebnisse liegen nicht vor. Ein Schwerpunkt scheint auf der Behandlung von Patienten mit neurologischen und orthopädischen/chirurgischen Krankheitsbildern sowie bei Kindern und Jugendlichen zu liegen. Für psychiatrische Patienten sind die Behandlungszeiten in der Regel zu eng begrenzt. Darüber hinaus scheinen nur wenige Praxen konzeptionell auf die besonderen Bedürfnisse psychisch Kranker eingestellt zu sein.

3.4.5 Arbeitstherapie am Arbeitsplatz

Arbeitstherapeutische Maßnahmen können als „training on the job" auch direkt am Arbeitsplatz des Patienten erfolgen. Voraussetzung sind das Einverständnis der Patienten, des Arbeitgebers und eine Absprache mit den Kollegen und den direkten Vorgesetzten. Bei Schwierigkeiten mit der Bewältigung von Arbeitsanforderungen kann ein solches Training durch Einüben problematischer Arbeitsabläufe, Änderungen bei der Organisation der Arbeit, Umgestaltung des Arbeitsplatzes und Beratung der Kollegen und Vorgesetzten eine wichtige Hilfe sein und zum Erhalt des Arbeitsverhältnisses beitragen. (Beule et al. 1993, Reker et al. 1996).

3.5 Indikationen und Kontraindikationen für die Arbeitstherapie

Es liegen nur wenige empirische Befunde zur differentiellen Indikationsstellung vor. Bezogen auf die psychiatrische Diagnose werden arbeitstherapeutische Maßnahmen am häufigsten bei schizophren Erkrankten eingesetzt bzw. sind sie bei diesen Patienten am häufigsten untersucht worden (s. u.). Notwendige Voraussetzung für die Teilnahme sind die Motivation des Patienten, die ggf. aktiv gefördert werden muss, sowie eine gewisse psychische Stabilität. Als allgemeine Indikationen, die allerdings auch für andere soziotherapeutische Verfahren gelten, lassen sich Aktivierung, Strukturierung des Tagesablaufes, Verbesserung des Realitätskontaktes, Vermittlung von Erfolgserlebnissen und Stärkung des Selbstwertgefühls sowie soziale Stimulation nennen. Neben stationär behandelte Patienten gilt dies insbesondere für ambulante Patienten. In der Post-Akutphase (häufig im stationären Setting) bietet die Arbeitstherapie zudem die Möglichkeit, die Belastungsstabilität des psychischen Befundes zu überprüfen.

Spezifischere Indikationen liegen in der Diagnostik und dem Training sozialer, instrumenteller und kognitiver berufsbezogener Fähigkeiten. Die Ergebnisse der Eingangsdiagnostik bilden die Grundlage für ein auf die identifizierten Einschränkungen abgestimmtes Training. Durch die Teilnahme an der Arbeitstherapie erhalten die Betroffenen laufend Rückmeldungen über ihre Fähigkeiten und ihren aktuellen Leistungsstand. So kann die Maßnahme eine realistischere Selbsteinschätzung und die Auseinandersetzung mit der Erkrankung fördern (Lysaker & Bell 1995). Damit werden wichtige Grundlagen für eine konstruktive Auseinandersetzung mit der beruflichen Perspektive und der weiteren Rehabilitationsplanung geschaffen.

Befragt man die Teilnehmer an ambulanter Arbeitstherapie nach ihren Motiven, steht der Wunsch nach Tagesstrukturierung und Vermeidung von Untätigkeit und Langeweile an erster Stelle. Als zweithäufigste Motivation wurden von den Patienten die Lernmöglichkeiten und das Training zur Vorbereitung auf weitere Schritte der Arbeitsrehabilitation genannt. Beinahe ebenso wichtig werden die sozialen Kontakte bewertet. Darüber hinaus berichten viele Patienten von einer Verbesserung ihrer Befindlichkeit durch die Teilnahme (Reker & Eikelmann 1994).

Die wesentliche Kontraindikationen für die Arbeitstherapie ist eine Reizüberflutung mit einer ggf. daraus resultierenden Verschlechterung der psychischen Symptomatik. Vermieden werden sollte weiterhin eine Frustration durch Überforderung und Scheitern an den gestellten Aufgaben. Sachse & Arndt (1994) haben darauf hingewiesen, dass rehabilitativ orientierte Verfahren für die Betroffenen auch den Aspekt der Konfrontation mit ihren Defiziten haben und mit einer schmerzhaften Korrektur des Selbstbildes und narzisstischen Kränkungserlebnissen verbunden sein können. Als wichtigstes psychologisches Hindernis in der Arbeitsrehabilitation identifizierte Bosch (1971) in einer Studie bei schizophrenen Patienten „ein überhöhtes und zwischen Extremen schwankendes Anspruchsniveau". Lee und Romney (1990) fanden als wesentliches Merkmal von Abbrechern eines arbeitstherapeutischen Trainingsprogramms hohe berufliche Zukunftserwartungen. Aus diesen Befunden wird deutlich, dass bei einzelnen Patienten eine die Arbeitstherapie begleitende psychotherapeutische Behandlung indiziert sein kann.

3.6 Dauer und Frequenz von Arbeitstherapie

Auch für diese praktisch wichtige Frage gibt es nur wenig empirisch gesicherte Befunde. Nach Goldberg et al. (1977) ist mit dem Wirkungseintritt soziotherapeutischer Maßnahmen und der damit verbundenen Lernleistung erst nach etwa 3 bis 6 Monaten zu rechnen. Zuvor beobachtete Erfolge interpretiert er eher als Ausdruck einer Spontanremission oder als Effekt anderer therapeutischer Maßnahmen. Auch in den wenigen kontrollierten Studien (s. u.) wurden durchgängig längere Interventionszeiten von 5 Monaten oder mehr untersucht. Effekte von kürzeren Behandlungszeiten sind grundsätzlich nicht ausgeschlossen, bisher aber noch nicht systematisch beforscht worden. In einer eigenen Studie an schizophrenen Patienten der ambulanten Arbeitstherapie ließ sich der rezidivprophylaktische Effekt erst ab einer Teilnahme an der Maßnahme von mindestens 12 Monaten belegen (Reker 1998).

Bezüglich der Arbeitszeiten und der Arbeitsaufgaben hat sich in der Praxis eine flexible und individuelle Vorgehensweise etabliert, wobei die Stundenzahl sowie die Anforderungen im Verlauf gesteigert werden. Wichtigstes Ziel ist es dabei, Überforderungen zu vermeiden. In der bereits zitierten Studie zur ambulanten Arbeitstherapie fanden wir Arbeitszeiten von einigen Stunden pro Woche bis zu täglich acht Stunden Arbeit (Reker & Eikelmann 1994).

Problematisch ist eine sehr langfristige Teilnahme von Patienten an Arbeitstherapie. Die Arbeitstherapie läuft dann Gefahr zu einer (schlecht bezahlten) tagestrukturierenden Beschäftigung und zur „Gewohnheit" ohne weitergehende Ziele zu werden. Auf der anderen Seite können solche Tätigkeiten gerade für chronisch Kranke praktisch alternativlos sein, subjektiv sehr positiv bewertet werden und wesentlich zur psychischen Stabilität und zur Lebensqualität beitragen. Zumindest sollten die Indikation regelmäßig überprüft und Alternativen überlegt werden.

3.7 Wissenschaftliche Ergebnisse zur Arbeitstherapie

3.7.1 Methodische Probleme

Die methodischen Schwierigkeiten in der Forschung zur Arbeitsrehabilitation sind erheblich und können hier nur zusammenfassend skizziert werden. Ein Hauptproblem besteht in der Festlegung geeigneter „outcome"-Variablen. Das Konstrukt Arbeitsfähigkeit („capacity to work") ist komplex und schwer zu operationalisieren (Massel et. al 1990, Beiser et al. 1994, Anthony et al 1995) und hat sich praktisch in der Forschung nicht durchgesetzt. Einfacher lassen sich einzelne Teilaspekte wie die Veränderung kognitiver bzw. sozialer Fähigkeiten oder die psychische Symptomatik standardisiert erfassen. Die Orientierung an dem pragmatischen Kriterium der erreichten Integration in das Arbeitsleben hat zwar den Vorteil der einfachen Messbarkeit, impliziert aber den erheblichen Nachteil, dass die Ergebnisse von Umgebungsvariablen wie den gesellschaftlichen Bedingungen und v. a. der Situation auf dem Arbeitsmarkt stark beeinflusst werden. Dieser Umstand schränkt die Vergleichbarkeit von Studien und die Übertragbarkeit von Ergebnissen erheblich ein. Grundsätzlich ist die Frage, ob eine Bewertung der Ergebnisse an einem absoluten und rein normativen Maßstab (möglichst normale Integration in das Arbeitsleben), an einem relativen Maßstab (Veränderung der Arbeitsintegration durch den Rehabilitationsprozess) oder an einem rein subjektiven Maßstab, wie dem Erreichen selbst gesteckter Ziele („goal attainment"), erfolgen soll (Anthony 1980, Ciompi et al. 1977, Kiresuk & Lund 1979). V. a. unter dem Einfluss der amerikanischen Arbeitsgruppen hat sich ein pragmatisches Vorgehen etabliert, in dem das normative Kriterium der beruflichen Integration in das Arbeitsleben in unterschiedlicher Operationalisierung als

Hauptkriterium gilt und weitere Parameter wie Auswirkungen auf die Psychopathologie, den Krankheitsverlauf, Lebensqualität, Arbeitszufriedenheit oder soziale Kompetenz als Nebenkriterien angesehen werden (Bond & Boyer 1988, Lehman 1995, Bustillo et al. 2001).

Wegen der schon angesprochenen fehlenden Systematik arbeitsrehabilitativer Maßnahmen und der Abgrenzungsproblematik, aber auch wegen des Forschungsstandes, ist ein Literaturüberblick zum Thema Arbeitstherapie allein wenig ergiebig. Die folgende Übersicht umfasst daher stationäre und ambulante arbeitsrehabiltative Pogramme, die in unterschiedlichem Umfang arbeitstherapeutische Elemente in dem oben beschriebenen Sinne beinhalten.

3.7.2 Forschungsstand

Im deutschen Sprachraum gibt es keine kontrollierten Studien und nur wenige prospektive Untersuchungen zur Arbeitstherapie. Es überwiegen semiquantitative Praxisberichte, Querschnittserhebungen und retrospektive Studien. Literaturübersichten aus dem angloamerikanischen Raum, die Ergebnisse kontrollierter Studien zur Arbeitsrehabilitation zusammenfassen, finden sich bei Dion & Anthony (1987), Bond & Boyer (1988), Lehman (1995), Bustillo et al. (2001). Eine Übersicht zu den Ergebnissen von Therapiestudien in Bezug auf Arbeitsfähigkeit und berufliche Integration haben Mintz et al. (1991) vorgelegt. Neben der „outcome"-Thematik stellen Studien zu den Prädiktoren des Erfolges arbeitstherapeutischer Maßnahmen sowie zum Zusammenhang zwischen psychischer Symptomatik und Arbeitsleistung aktuelle Forschungsfelder dar (Lysaker et al. 1995, Hoffmann & Kupper 1997, Suslow et al. 2000).

Zu den Effekten (computergestützter) kognitiver Trainingsprogramme, wie sie im Rahmen von Arbeitstherapie, aber auch als isolierte Trainingsmaßnahmen eingesetzt werden, sind aktuell zwei deutschsprachige Übersichten erschienen (Arolt & Suslow 2001, Kraemer & Heldmann 2001), die Ergebnisse kontrollierter Studien kritisch zusammenfassen. Die vorliegenden Befunde zur Beeinflussung grundlegender kognitiver Störungen wie Aufmerksamkeit oder Reaktionszeit sind widersprüchlich und die Effektstärken sind – wenn überhaupt nachweisbar – moderat. Eher scheinen komplexere Fähigkeiten trainierbar, durch die persistierende Defizite teilweise kompensiert werden können. Überraschenderweise fand sich ein positiver Einfluss dieser Programme auf die Psychopathologie und hier v. a. auf Negativsymptome.

Eine Reihe kontrollierter Studien belegt übereinstimmend, dass eine Bezahlung in der Arbeitstherapie und/oder eine aktive soziale Stimulation die Leistungsfähigkeit, Produktivität und auch das arbeitsbezogene Sozialverhalten positiv beeinflussen (Wing u. Freudenberg 1961, Wing u. Brown 1970, Hamilton 1964, Dilling 1977, Lehmann et al. 1979, Bell u. Lysaker 1996). Die Studien von Wing zeigten allerdings deutlich, dass die soziale Stimulation kontinuierlich erfolgen muss. Bei ihrem (im experimentellen Design geplanten) zwischenzeitlichen Wegfall fielen die überwiegend chronisch kranken Patienten sehr schnell wieder in ihr altes Arbeitsverhalten zurück. Eine besondere Form der sozialen Stimulation stellen extramurale Arbeitstherapieplätze dar, auf denen die Patienten in einer normalen Arbeitsumgebung beschäftigt sind. Positive Effekte dieser klinisch einleuchtenden Maßnahme auf das Sozialverhalten und die berufliche Orientierung werden von Winkelmann u. - Theison-Schwendhelm (1979) und Lewandowski et al. (1992) beschrieben.

Mehrere kontrollierte Studien, die unter den Versorgungsbedingungen der 60er und 70er-Jahre durchgeführt wurden, belegen trotz einzelner methodischer Schwächen, dass die Teilnahme gerade chronisch kranker Patienten an Arbeitstherapie zu einer Reduktion sekundärer Behinderungen und zu realitätsorientierteren Einstellungen führt. Diese Veränderungen verbesserten die Chance, aus dem psychiatrischen Krankenhaus entlassen zu werden (Wing 1960, Johnson u. Lee 1965, Becker 1967, Freudenberg 1967, Kuldau u. Dirks 1977).

Über die Effektivität der Arbeitstherapie hinsichtlich der beruflichen Eingliederung gibt es unterschiedliche Befunde. Anthony (1980) kommt in einer Literaturübersicht zu dem Ergebnis, dass es keinen empirischen Beleg dafür gebe, dass Arbeitstherapie im Rahmen der stationären Behandlung die berufliche Integration der Patienten nach der Entlassung verbessere. Bond und Boyer (1988) werteten 21 kontrollierte Studien zu verschiedenen arbeitsrehabilitativen Programmen aus den Jahren 1963–1986 aus und betonten, dass für den Erfolg der Bemühungen neben der Art der Intervention die Operationalisierung des Erfolgskriteriums eine wesentliche Rolle spielt. Bei einem sehr eng gefassten Erfolgskriterium (Vollzeitbeschäftigung auf dem allgemeinen Arbeitsmarkt zum Ende des „follow-up"-Zeitraumes) zeigen nur zwei Studien (Bell u. Ryan 1984, Marx et al. 1973) eine signifikante Überlegenheit des arbeitsrehabilitativen Programms gegenüber der Kontrollgruppe. Wird Erfolg weiter gefasst (Aufnahme einer Arbeit auf dem allgemeinen Arbeitsmarkt) sind es sechs Studien und erst bei einem noch weiter gefassten

Erfolgskriterium (bezahlte Arbeit außerhalb der Klinik), das auch teilzeitige, befristete und beschützte Arbeitsverhältnisse einschließt, zeigt die Mehrzahl der Studien eine Überlegenheit der systematischen Bemühungen.

In einer eigenen prospektiven, allerdings unkontrollierten Studie mit 112 überwiegend schizophren erkrankten Patienten in ambulanter Arbeitstherapie, fanden wir nach drei Jahren 23% der Untersuchten in Arbeitsverhältnissen auf dem allgemeinen Arbeitsmarkt, 25% in beschützten Arbeitsverhältnissen außerhalb der Klinik, 25% weiterhin in ambulanter Arbeitstherapie und 27% ohne Beschäftigung. Diese Ergebnisse unterschieden sich in Bezug auf die Raten der beruflichen Wiedereingliederung deutlich von denen, die wir bei Beschäftigten in Werkstätten für Behinderte oder Firmen für psychisch Kranke fanden. Allerdings unterschieden sich die Stichproben bzgl. der subjektiven und objektiven Voraussetzungen zum Teil erheblich (Reker & Eikelmann 1998).

Als derzeit effektivste Maßnahme zur beruflichen Eingliederung gelten in der amerikanischen Literatur „supported employment"-Programme (Bond et al. 1995, Drake et al. 1996, Drake et al. 1999). Diese Programme verzichten weitgehend auf eine Auswahl von Patienten, die als vermittelbar eingeschätzt werden, und auf eine vorbereitende Trainingsphase („prevocational training"). Wesentliche Voraussetzung für die Vermittlung auf einen Arbeitsplatz des allgemeinen Arbeitsmarkt ist die Motivation des Betroffenen zu arbeiten („rapid placement"). Am neuen Arbeitsplatz erfolgt eine zeitlich unbefristete und an den Bedürfnissen des Rehabilitanden orientierte Unterstützung. In Umkehrung des traditionellen „train and place"-Ansatzes verfolgen diese Programme eine „place and train"-Strategie. Die Erfolgsquoten bzgl. der beruflichen Eingliederung lagen nach 12–18 Monaten signifikant höher als bei den Patienten der Vergleichsgruppen, die an vorbereitenden arbeitstherapeutischen Maßnahmen, Gruppen zum Training arbeitsbezogener sozialer Fertigkeiten und Beratung durch Rehabilitationsdienste teilnahmen. In Bezug auf weitere „outcome"-Parameter wie Rehospitalisierungsraten, soziale Fähigkeiten, Selbstwertgefühl oder Lebensqualität waren die Programme vergleichbar. Adaptationen dieses innovativen Ansatzes, die allerdings auch vorbereitende (arbeitstherapeutische) Trainingsmaßnahmen und eine Auswahl von vermittelbaren Patienten umfassen, arbeiten auch in Deutschland erfolgreich (Reker & Eikelmann 1999). Eine direkte Übernahme des amerikanischen Konzeptes der sofortigen Platzierung auf einem Arbeitsplatz ohne vorbereitendes Training („rapid placement") erscheint angesichts der erheblichen Unterschiede auf dem Arbeitsmarkt praktisch nicht möglich bzw. wurde bisher im deutschsprachigen Raum nicht erprobt.

Gut gesichert ist der rezidivprophylaktische Effekt arbeitstherapeutischer Maßnahmen bei schizophrenen Patienten. Zwei methodisch anspruchsvolle Studien (Bell & Ryan 1984, Bell et. al 1996) fanden gegenüber den Vergleichsgruppen deutlich geringere Rehospitalisierungsraten bei den arbeitstherapeutisch behandelten Patienten. In einer Übersicht zu dieser Thematik berichtet Bond (1991), dass mehr als die Hälfte der 17 einbezogenen kontrollierten Studien einen positiven Einfluss der arbeitsrehabilitativen Programme auf die Rehospitalisierungsraten fanden. Auch in unserer eigenen Studie ließ sich dieser Effekt für die schizophrenen Patienten durch eine Spiegeluntersuchung belegen (Reker & Eikelmann 1998).

Zum Einfluss arbeitstherapeutischer Maßnahmen auf die psychische Symptomatik liegen widersprüchliche Befunde vor, wobei die Zahl der kontrollierten Studien klein ist. Ältere Untersuchungen fanden bei den arbeitstherapeutisch behandelten Patienten gegenüber den Kontrollgruppen übereinstimmend eine Verbesserung der sozialen Fähigkeiten („reduction of disability"), aber keine signifikante Verbesserung der psychischen Symptomatik (Wing 1960, Wing et al. 1972, Stevens 1973, Marx et al. 1973). Bei Studien mit einem Prä-Post-Design sind die beschriebenen Veränderungen nicht eindeutig auf das arbeitstherapeutische Programm zurückzuführen (Lewandowski et al. 1992, Reker u. Eikelmann 1998). Lysaker und Bell (1995) berichten ebenfalls in einem unkontrollierten Design von einer signifikanten Verbesserung der Krankheitseinsicht (PANSS Item: „lack of judgement and insight") von arbeitstherapeutisch behandelten schizophrenen Patienten, die eingangs zumindest einen mittleren Score in diesem Punkt aufwiesen.

Eine eindeutige Reduktion der psychischen Symptomatik (gemessen mit der PANSS) bei arbeitstherapeutisch behandelten schizophrenen Patienten wird in einer kontrollierten und randomisierten Studie zur Arbeitstherapie von Bell et al. (1996) berichtet. Sie konnten zeigen, dass

1. eine Bezahlung zu einer regelmäßigeren Teilnahme sowie zu höherer Produktivität und Arbeitsleistung führt,
2. diese regelmäßige Teilnahme zu einer signifikanten und klinisch relevanten Reduktion der psychischen Symptomatik (PANSS Summenscore, Positivsymptome, Affektstörungen) sowie zu selteneren und in der Tendenz kürzeren Rehospitalisierungen führt.

Da die übrigen Behandlungsparameter im Rahmen der fünfmonatigen Therapiephase weitgehend konstant gehalten werden konnten bzw. im Hinblick auf das Behandlungsergebnis kontrolliert wurden, erscheint es den Autoren berechtigt, die beschriebenen Veränderungen als Effekte der arbeitsrehabilitativen Maßnahme zu werten. Auch sechs Monate nach Beendigung des Programms ließ sich der positive Einfluss auf die psychische Symptomatik in allerdings abgeschwächter Form noch nachweisen (Bell u. Lysaker 1997).

3.8 Zusammenfassung

Arbeitstherapie ist ein soziotherapeutisches Behandlungsverfahren, in dem Arbeit als Mittel eingesetzt wird, um therapeutische und rehabilitative Ziele zu erreichen. Für die Wirkung sind Lernprozesse von großer Bedeutung. Die praktische Entwicklung geht zunehmend in Richtung ambulanter Angebote. Eine Reduktion der Rehospitalisierungsraten schizophrener Patienten, die an Arbeitstherapie oder vergleichbaren arbeitsrehabilitativen Programmen teilnahmen, ist ein ausreichend gesicherter Effekt. Obwohl die Befunde zur Verbesserung der psychischen Symptomatik widersprüchlich sind und das Thema insgesamt noch zu wenig untersucht wurde, lässt sich bei den neueren Studien eine deutliche Tendenz in diese Richtung feststellen. Arbeitstherapeutische Maßnahmen tragen demnach über die gesicherte positive Beeinflussung von sekundären Behinderungen hinaus zumindest zu einer Stabilisierung, wahrscheinlich aber zu einer Verbesserung der Psychopathologie bei.

Inwieweit die berufliche Wiedereingliederung psychiatrischer Patienten auf den allgemeinen Arbeitsmarkt durch Arbeitstherapie allein tatsächlich verbessert wird, erscheint beim derzeitigen Forschungsstand fraglich. Die vorliegenden Ergebnisse sprechen eher dafür, dass trotz der nachweislich erzielbaren Verbesserungen arbeitsbezogener Kompetenzen unter den gegenwärtigen Bedingungen dafür weitergehende Maßnahmen wie Unterstützung bei der Arbeitsplatzsuche und eine kontinuierliche Weiterbetreuung am Arbeitsplatz erforderlich sind (Reker et al. 1996, 1999, Bustillo et al. 2001). Dagegen gelingt ein Wechsel in beschützte oder teilbeschützte Arbeitsverhältnisse häufiger. Die klinische Bedeutung der Arbeitstherapie liegt v. a. darin, dass sie einen frühen und niedrig schwelligen Einstieg in die Arbeitsrehabilitation ermöglicht und sehr flexibel einsetzbar ist. Für viele Patienten hat sie eine Start- und Verteilerfunktion. Wesentlich für ihren Erfolg ist die Kooperation mit den andern Diensten und Einrichtungen in der psychiatrischen Arbeitsrehabilitation.

Literatur

Anthony WA. The principles of psychiatric rehabilitation. Baltimore: University Park Press; 1980

Anthony WA., Rogers ES, Cohen M, Davies R. Relationships between psychiatric symptomatology, work skills and future vocational performance. Psychiatric Services. 1995; 46: 353–358.

Arolt V, Suslow T. Computergestütztes Aufmerksamkeitstraining in der kognitiven Rehabilitation schizophrener Patienten. Eine kritische Übersicht. Nervenheilkunde. 2001; 20: 46–51.

Barbee MS, Berry KL, Micek LA. Relationship of work therapy to psychiatric length of stay and readmission. J Consult Clinical Psychology 1969; Vol. 33; 6: 735–738

Becker RE: An evaluation of a rehabilitation program for chronically hospitalized psychiatric patients. Social Psychiatry. 1967; 2: 32–38.

Beiser M, Bean G, Erickson D, Zhang J, Iacono WG, Rector NA. Biological and psychosocial predictors of job performance following a first episode of psychosis. Am J Psychiatry. 1994; 151: 857–863.

Bell MD, Ryan ER. Integrating psychosocial rehabilitation into the hospital psychiatric service. Hosp Community Psychiatry. 1984; 35: 1017–1028.

Bell MD, Lysaker PH, Milstein RM. Clinical benefits of paid work activity in schizophrenia. Schizophr Bull. 1996; 22: 51–67.

Bell MD, Lysaker P. Clinical benefits of paid work activity in schizophrenia: 1-year-follow-up. Schizophr. Bull. 1997; 23: 313–328.

Bennett DH. Techniques of industrial therapy, ergotherapy and recreative methods. In: Kisker KP et al. (Hrsg.): Psychiatrie der Gegenwart. Bd. III. Berlin: SpringerM; 1975

Bennett DH. Das Arbeitstraining in teilstationären Einrichtungen Englands. In: Reimer F. (Hrsg): Arbeitstherapie. Praxis und Probleme in der Psychiatrie. Stuttgart: Thieme; 1977

Beule P, Dahlhoff A, Hötten R. Ergotherapeuten in Psychosozialen Diensten – Arbeitsdiagnostik und Arbeitstraining im Rahmen der begleitenden Hilfen. In: Deutscher Verband der Ergotherapeuten (Beschäftigungs- und Arbeitstherapeuten) e. V. (Hrsg.). Psychiatrische Arbeitstherapie in Bewegung. Idstein: Schulz-Kirchner; 1993

Bond GR, Boyer SL. Rehabilitation Programs and Outcomes. In: Ciardiello JA, MD Bell (Hrsg.): Vocational rehabilitation of persons with prolonged psychiatric disorders. Baltimore: Johns Hopkins University Press; 1988: 231–271.

Bond GR. Vocational rehabilitation. In: Liberman, R. (Hrsg.): Handbook of psychiatric Rehabilitation. Boston-London-Toronto-Sydney-Tokyo-Singapore: Allyn and Bacon; 1991: 244–275.

Bond GR, Dietzen L, McGrew JH, Miller LD. Accelerating entry into supported employment for persons with severe mental illness. Rehab Psychol. 1995; 40: 91–111.

Bosch G. Berufliches Versagen beim Schizophrenen und Chancen seiner beruflichen Rehabilitation. In: Kranz h, Heinrich K: Schizophrenie und Umwelt, Stuttgart: Thieme; 1971

Bustillo JR, Lauriello J, Horan WP, Keith SJ. The psychosocial treatment of schizophrenia: an update. Am J Psychiatry. 2001; 158: 163–175.

Ciompi L, Agué C, Dauwalder JP: Ein Forschungsprogramm über die Rehabilitation psychisch Kranker I. Konzepte und methodologische Probleme. Nervenarzt. 1977; 48: 12–18.

Dilling H. Leistungsbeurteilung und Bezahlung in der Arbeitstherapie. In: Reimer F (Hrsg.). Arbeitstherapie – Praxis und Probleme in der Psychiatrie. Thieme, Stuttgart 1977

Dion, GL, Anthony WA. Research in psychiatric rehabilitation: a review of experimental and quasi-experimental studies. Rehabil Counseling Bull. 1987; 30: 177–203.

Drake RE, McHugo GJ, Becker DR, Anthony WA, Clark RE. The New Hampshire study of supported employment for people with severe mental illness. J Consult Clin Psychol. 1996; 64: 391–399.

Drake RE, McHugo GJ, Bebout RR, Becker DR, Harris M, Bond GR, Quimby E. A randomized trial of supported employment for inner-city patients with severe mental disorders. Arch Gen Psychiatry. 1999; 56: 627–633.

Freudenberg RK. Theory and practice of the rehabilitation of the psychiatrically disabled. Psychiatr Q. 1967: 698–710.

Goldberg SC, Schooler NR, Hogarty GE, Roper M. Prediction of relapse in schizophrenic outpatients treated by drug and sociotherapy. Arch. Gen. Psychiatry. 1977; 34: 171–184.

Hamilton V. Psychological changes in chronic schizophrenics following differential activity programmes. A repeat study. Br J Psychiatry 1964; 109: 283–286.

Harlfinger H. Arbeit als Mittel psychiatrischer Therapie. Hrsg. Wiesenhütter, E.: Schriftenreihe zur Theorie und Praxis der Medizinischen Psychologie. Bd. 13, Stuttgart: Hippokrates-Verlag 1968

Hofmann H, Kupper Z. Rehabilitationships between social competence, psychopathology and work performance and their predictive value for vocational rehabilitation of schizophrenic outpatients. Schizophrenia Research. 1997; 23: 69–79.

Johnson RF, Lee H. Rehabilitation of chronic schizophrenics. Arch Gen Psychiaty.- 1965; Vol. 12: 237–240.

Jahoda M, Lazarsfeld P, Zeisel H. Die Arbeitslosen von Marienthal. Ein soziographischer Versuch. Frankfurt a.M.: Suhrkamp; 1975 (Erstveröffentlichung Leipzig: Hirzel; 1933)

Kiresuk, TJ, Lund S. Goal attainment scaling: Research, evaluation and utilization. In: Schulberg C, Baker F (Eds.). Program evaluation in the health fields. Volume 2. New York: Human Sciences; 1979

Kitzig HP. Ergebnisse einer Umfrage zur Arbeitstherapie. In: Reimer F (Hrsg.). Arbeitstherapie – Praxis und Probleme in der Psychiatrie. Stuttgart: Thieme; 1977

Kraemer S, Heldmann B. Klinische Studien zur spezifischen Wirksamkeit computergestützter kognitiver Trainingsverfahren für schizophrene Patienten. Nervenheilkunde. 2001; 20: 60–69.

Kuldau JM, Dirks SJ. Controlled evaluation of a hospital-originated community transitional system. Arch Gen Psychiatry. 1977; 34: 1331–1340.

Kunce JT. Is work therapy really therapeutic? Rehabilitation Literature 31. 1970; 10: 297–299.

Lee LL, Romney DM. Personal Factors related to premature withdrawal from a vocational rehabilitation centre. Can J Rehabilitation 1990; 3: 141–149.

Lehmann, E, Klieser E, Kinzler E. Experimentelle Untersuchung zum Einfluss der Entlohnung in der Arbeitstherapie auf Arbeits- und Sozialverhalten bei langjährig hospitalisierten psychiatrischen Patienten. Social Psychiatry. 1975; 14: 167–173.

Lehmann K, Kunze H. Entwicklungsstand und Ziele der Arbeitstherapie. Die „Leitlinien zur Arbeitstherapie in psychiatrischen Krankenhäusern". Psychiat. Prax. 1987; 14: 1–7.

Lehman AF. Vocational rehabilitation in schizophrenia. Schizophr. Bull. 1995; 21: 645-656.

Lewandowski, L., G. Buchkremer, T. Hermann (1992): Zur Wirksamkeit ambulanter arbeitstherapeutischer Maßnahmen für schizophrene Patienten. Psychiat. Praxis. 19: 122–128

Liberman RP (Ed.). Psychiatric Rehabilitation of Chronic Mental Patients. Washington: American Psychiatric Press; 1991

Lysaker P, Bell MD. Work rehabilitation and improvements in insight in schizophrenia. J Nerv Ment Disease 1995; 183: 103–106.

Lysaker, P, Bell MD, Wayne S, Bioty S. Social skills at work. deficits and predictors of improvement in schiziophrenia. J Nerv Ment Disease. 1995; 183: 688–692.

Marx A, Test MA, Stein LI. extrahospital management of severe mental illness: feasability and effects of social functioning. Arch Gen Psychiatry 1973; 29: 505–511

Massel HK, Liberman RP, Mintz J, Jacobs HE, Rush TV, Giannini CA, R. Zarate R.Evaluating the Capacity to Work of the Mentally Ill. Psychiatry. 1990; Vol. 53: 31–43.

Mintz J, Mintz LI, Phipps C. Treatments of mental disorders and the functional capacity to work. In: Liberman RP (Ed.). Handbook of psychiatric rehabilitation. Allyn and Bacon, Needham Heights; 1991

Reker Th, Mues C, Eikelmann B. Perspektiven der Arbeitsrehabilitation psychisch Kranker und Behinderter – Ein Überblick über den Stand und die Probleme im Landesteil Westfalen, Öff. Gesundheitswesen. 1990; 52: 675–724.

Reker Th, Eikelmann B. Die gegenwärtige Praxis der psychiatrischen Arbeitsrehabilitation – Ergebnisse einer repräsentativen Untersuchung in beschützten Arbeitsverhältnissen in der Region Westfalen-Lippe. Psych Prax. 1993; 20: 95–101.

Reker Th, Eikelmann B. Ambulante Arbeitstherapie. Ergebnisse einer multizentrischen, prospektiven Evaluationsstudie. Nervenarzt. 1994; 65: 329–337.

Reker Th, Eikelmann B, Hagenbrock M, Inhester ML, Soggeberg C, Spangenberg J, Wethkamp B. Begleitende Hilfen im Arbeitsleben für psychisch Kranke und Behinderte – Abschlussbericht des Forschungsprojektes. Forschungsbericht 257: Bundesministerium für Arbeit und Sozialordnung. Bonn; 1996

Reker Th, Eikelmann B. Krankheits- und Rehabilitationsverläufe schizophrener Patienten in ambulanter Arbeitstherapie. Eine prospektive Studie über drei Jahre. Nervenarzt. 1998; 69: 210–218.

Reker Th. Arbeitsrehabilitation in der Psychiatrie. Darmstadt: Steinkopf; 1998

Reker Th, Eikelmann B. Prädiktoren einer erfolgreichen beruflichen Eingliederung – Ergebnisse einer prospektiven Studie. Psych Prax. 1999; 26: 218–223.

Reker Th, Eikelmann B. Arbeits- und Beschäftigungstherapie. In: Möller HJ. Therapie psychiatrischer Erkrankungen. 2. Auflage. Stuttgart: Thieme; 2000: 122–130.

Richter D, Eikelmann B, Reker Th. Das biopsychosoziale Modell psychischer Krankheiten – Versuch einer Standortbestimmung. Nervenheilkunde. 1999; 18: 434–441.

Richter D, Eikelmann B. Verweildauerrückgang bei stationären Behandlungen in der Psychiatrie: positive oder negative Konsequenzen. Spektrum. 2000; 29: 67–72

Sachse HJ, Arndt FP. Die chronisch schizophrene Erkrankung und ihre Behandlung als „narzisstische Dauerkatastrophe". Krankenhauspsychiatrie. 1994; 5: 37–41.

Shepard G. Institutional Care and Rehabilitation. London: Longman; 1994

Suslow T, Schonauer K, Ohrmann P, Eikelmann B, Reker Th. Prediction of work performance by clinical symptoms and cognitive skills in schizophrenic outpatients. J Nerv Men Dis. 2000; 188: 116–118.

Stevens BC. Evaluation of Rehabilitation for Psychotic Patients in the Community. Acta psychiat. Scand. 1993; 49: 169–180.

Veltin, A, Krüger H, Zumpe V. Zur arbeitstherapeutischen Situation langjährig hospitalisierter Patienten im Psychiatrischen Krankenhaus. Nervenarzt. 1970; 41: 173–177.

Wing JK. Pilot experiment in the rehabilitation of long-hospitalized male schizophrenic patients. Br J priv soc Med. 1960; 14: 173–180.

Wing JK, Freudenberg RK. The response of severely ill chronic schizophrenic patients to social stimulation. Am J Psychiatry. 1961; 118: 311–322.

Wing JK. Social and Psychological Changes in a Rehabilitation Unit. Social Psychiatr. 1966; 1: 21–28.

Wing JK, Brown GW. Institutionalism and Schizophrenia: A comparative study of three mental hospitals 1960–1968. Cambridge: University Press; 1970

Wing L, Wing JK, Stevens B, Griffiths D. An epidemiological and experimental evaluation of industrial rehabilitation of chronic psychotic patients in the community. In: Wing JK, Hailey AM (eds.): Evaluating a community psychiatric service. The Camberwell register. Oxford: University Press; 1972: 283–308.

Wing J. Ethics and psychiatric research. In: Block S, Chodoft P (ed). Psychiatric ethics. Oxford University Press. 1981: 277–294. Zitiert nach: Helmchen H. Therapeutische Wirksamkeit – Wirkungen, Wirksamkeit und Wertigkeit therapeutischer Maßnahmen. Nervenarzt. 2001; 72: 56–60.

Winkelmann D, Theison-Schwendhelm I. Arbeitsversuche im Rahmen rehabilitativer Maßnahmen. Erfahrungsbericht über die ersten beiden Jahre seit Bestehen der Rehabilitationsabteilung in der Rheinischen Landesklinik Köln. Psychiatr Prax. 1979; 6: 151–156.

4 „Canadian Occupational Performance Measure" (COPM) – Ein nützliches Messinstrument für die Ergotherapie in der Psychiatrie?

Angela Harth, Anke Meyer

4.1 Hintergrund

Die Ergotherapie in Deutschland befindet sich zur Zeit in einer Phase des Umbruchs. Eine Neuorientierung ist unumgänglich, wenn der Beruf innerhalb einem immer komplexer werdenden Gesundheitssystem weiterhin als Dienstleistungserbringer Bestand haben soll.

Im vorliegenden Beitrag wollen wir der Frage nachgehen, welche Rolle das Outcome-Messinstrument COPM für die Ergotherapie in der Psychiatrie spielen kann. Zu diesem Zweck werden als erstes die Anforderungen, die das Gesundheitssystem derzeitig an Ergotherapeuten stellt, betrachtet. Danach wird eine theoretische Basis vorgestellt, die Ergotherapeuten die Grundlage verschafft, den Anforderungen gerecht zu werden, sodass sie aus einem klaren Selbstverständnis heraus ihre (spezifisch ergotherapeutischen) Interventionen planen, ausführen und rechtfertigen können. In diesem Zusammenhang wird die Bedeutung des COPM für die tägliche Praxis aufgezeigt.

Es sei noch erwähnt, dass die meisten Aussagen für alle Fachbereiche der Ergotherapie relevant sind, jedoch werden sie in diesem Beitrag spezifisch von Forschungsergebnissen aus der psychiatrischen Ergotherapie untermauert.

4.2 Derzeitige Situation im Gesundheitswesen

Allgemein betrachtet sind die letzten zwei bis drei Jahrzehnte vom Zusammenwirken verschiedener gesellschaftlicher und struktureller Veränderungsprozesse gekennzeichnet: Die Zahl der Personen mit chronischen Krankheiten sowie die Zahl von Personen, die auf Grund verbesserter diagnostischer und medizinischer Verfahren ihre Krankheiten und Verletzungen überleben, ist deutlich gestiegen. Sozio-demographisch betrachtet ist zudem die allgemeine Lebenserwartung gestiegen; es gibt mehr Senioren, die ihr Leben in der eigenen Umgebung genießen wollen – und somit werden höhere Anforderungen an die Ressourcen im Gesundheitswesen gestellt. Aber es gab nie genügend und es wird zukünftig immer weniger Geld vorhanden sein, um alle Maßnahmen zu finanzieren.

Die derzeitige Situation im Gesundheitswesen ist deshalb gekennzeichnet durch eine Reihe von Kürzungen: die Kürzung von Stellen, der Behandlungsdauer, sowie der Art und der Intensität der Behandlungen. In der Zeitschrift „Die Rehabilitation" (1996) heißt es eingangs „Mit Besorgnis verfolgen die Mitglieder der Deutschen Vereinigung für die Rehabilitation Behinderter und der Bundesarbeitsgemeinschaft für Rehabilitation die unterschiedlichen Bemühungen der Bundesregierung, die erforderlichen Einsparungen in der Rehabilitation ... mit rein fiskalischen Zielsetzungen zu erreichen." Ein deutlicher Trend zu teilstationären und ambulanten Behandlungsformen gegenüber einem längeren stationären Aufenthalt ist besonders in der Psychiatrie aber auch in anderen Fachbereichen zu beobachten, und die Prävention rückt in den Vordergrund. Diese Situation macht eine kritische Reflexion über – und eine radikale Änderung von – Dienstleistungserbringung zwingend erforderlich; und die Ergotherapie steht mit allen anderen Anbietern unter Druck, die Wirksamkeit ihrer spezifischen therapeutischen Interventionen zu beweisen.

4.3 Qualitätsmanagement ist gefragt

Unter dem Aspekt Qualitätsmanagement (QM) muss belegt werden, dass die Kosten für ergotherapeutische Leistungen in einem angemessenen Verhältnis zu ihrem Nutzen stehen, d. h. die Ergotherapeuten sind gezwungen ihre Existenz innerhalb eines immer kostspieligeren Gesundheitssystems zu rechtfertigen (Howard 1996).

Es wäre verlockend zu glauben, dass immer kürzere stationäre Aufenthalte den Qualitätsnachweis überflüssig machen – dies ist jedoch definitiv nicht der Fall! Für Ergotherapeuten bedeutet dies, dass sie zu Maßnahmen der Qualität verpflichtet sind, und zwar in Bezug auf die Behandlung, auf die Versorgungsabläufe und auf die Behandlungsergebnisse (Bundesvereinigung für Gesundheit e. V. 1997). Ansonsten läuft der Beruf Gefahr, seine Legitimation zu verlieren in einem System, das sich zunehmend an „Evidence based health care“ orientiert (Embling 1996).

Allerdings verlangt der Nachweis der Qualität ihrer Interventionen von vielen Ergotherapeuten Kenntnisse, die sie in ihrer Ausbildung nicht erhalten haben; und sie meinen den Anforderungen nicht gewachsen zu sein. Es steht aber genug Literatur zur Verfügung, die jedem einen Einblick in die Thematik des Qualitätsmanagements ermöglichen und anhand derer sie diskussions- und handlungsfähig werden können.

Selbstverständlich gibt es eine Vielzahl von Definitionen des Begriffs „Qualität“. Im Gesundheitswesen hat sich allerdings der Klassifikationsansatz von Donabedian (1966) durchgesetzt. Er betrachtet Qualität unter dem Aspekt der drei Dimensionen Struktur, Prozess und Ergebnis.

4.4 Dimensionen der Qualität der Klientenversorgung

Von den drei genannten Dimensionen (siehe Tabelle 4.**1**) betrachtet Donabedian die Ergebnisdimension als die ultimative Validität für die Effektivität und Qualität von Dienstleistungen:

„Outcomes are .....the ultimate validators of the effectiveness and quality of medical care“ (Donabedian 1966, S. 169).

Die Qualität von Ergebnissen (Outcomes) kann anhand von drei Aspekten beurteilt werden:

- wirtschaftliche Effizienz,
- therapeutische Ergebnisse (klinische Ergebnisse und gesundheitsbezogene Lebensqualität),
- Klientenzufriedenheit.

Um zu einer Aussage über die Qualität der ergotherapeutischen Intervention zu kommen, muß vorab eine Methode gesucht werden, um therapeutische Ergebnisse und Klientenzufriedenheit evaluieren zu können. Es sind, hauptsächlich im angloamerikanischen Raum, zahlreiche Fragebögen entwickelt worden, die als Messinstrumente der sogenannten „outcomes“ zum Einsatz kommen. Die Selektion von geeigneten Messinstrumenten für den klinischen Alltag ist allerdings eine aufwendige Aufgabe: was genau soll gemessen werden und wie kann es gemessen werden? Es wäre fatal, zu versuchen Qualitätsnachweise zu erbringen, ohne erstens die Ergebnisdimension und zweitens die Messinstrumente, die zuverlässig diese Dimensionen erfassen können, identifiziert zu haben. Insbesondere gilt es hierbei zu beachten, dass die Kompatibilität und Vergleichbarkeit mit anderen Projekten und Studien nur dann gewährleistet ist, wenn standardisierte, international anerkannte Outcome-Instrumente zur Anwendung kommen.

4.5 Ergebnisevaluation aus der Sicht der Ergotherapie

Vorab halten wir einige begriffliche Definitionen vonnöten, um herrschende Unklarheiten beiseite zu räumen. Die *Evaluation* ist ein integraler Bestandteil der ergotherapeutischen Praxis/Behandlung und bezieht sich auf den gesamten Prozess der *Datensammlung,* sowie der *Interpretation* der Daten. Dieser Prozeß ermöglicht es den Ergotherapeuten die individuelle Situation des Klienten besser verstehen zu können. Das *Assessmentverfahren* (Befunderhebung) wiederum bezieht sich auf den Einsatz von einem spezifischen Instrument oder Verfahren, welches während des Evaluationsprozesses seine Anwendung findet. Assessment ist also ein Teil des Evaluationsprozesses (Hinojosa & Kramer 1998).

„Assessment .. shall be used to refer to specific tools, instruments or interactions that are used during the evaluation process. An assessment is a component part of the evaluation process“ (Hinojosa & Kramer 1998, S. 2).

Tabelle 4.**1** Qualität: Klassifikationsansatz in Anlehnung an Donabedian (1966)

Strukturdimension	Prozessdimension	Ergebnisdimension
Anzahl und Qualifikation der Mitarbeiter	Art und Umfang der Therapie	Therapeutische Ergebnisse
	Abläufe und Interventionen	Klientenzufriedenheit
Räumliche und apparative Ausstattung	Ablauforganisation	Gesamtkosten
Fort- und Weiterbildung	Dokumentation	

Die Ergebnisevaluation (d. h. also die Sammlung und Interpretation der Daten bezüglich des *Outcomes* der Ergotherapie) soll Auskunft über die Ergebnisse der therapeutischen Interventionen und dem Ausmaß der Zufriedenheit des Klienten bezüglich seiner Behandlung geben (also mit anderen Worten: Auskunft über die Ergebnisdimension der Qualität). Folgende Frage liegt der Ergebnisevaluation zugrunde: ,Hat der Status des Klienten sich im Vergleich zum Beginn der Behandlung verändert, und ist er mit dem Ausmaß dieser Veränderung zufrieden?'

Um Veränderungen im Status nach einer ergotherapeutischen Intervention feststellen zu können, muss erst die schon erwähnte Frage nach dem *Was* und dem *Wie* spezifisch für die Ergotherapie geklärt sein.

Was genau soll gemessen werden?

In bezug auf welche Parameter haben mögliche Änderungen stattgefunden, d. h. *welches* therapeutisches Ergebnis soll erfasst werden? Gibt es einen rein ergotherapeutischen Aufgabenbereich und somit ein ergotherapie-spezifisches Ergebnis, das einen eindeutigen Qualitätsnachweis für die ergotherapeutische Intervention ermöglicht?

Wie kann es gemessen werden?

Mit welchen Methoden und Verfahren können diese möglichen Änderungen festgestellt werden, d. h. *wie* und *womit* wird der spezifisch ergotherapeutische Outcome erfasst?

Die Antwort auf die erste Frage ist schon in den Anfängen der Ergotherapie zu finden. Viele Autoren (Polatajko 1994, Zemke & Clarke 1996, Canadian Association of Occupational Therapists 1997) berichten, dass, nachdem Ergotherapeuten weltweit in den 70-er und 80-er Jahren scheinbar ihre berufliche Orientierung verloren hatten, sie nun erneut zu ihren Wurzeln zurückkehren. Sie wenden sich wieder verstärkt der Philosophie zu, die von Adolf Meyer bereits in der 20-er Jahren propagiert wurde, nämlich dass Gesundheit mit sinnvoller *Betätigung* (Occupation) zu tun hat. Damals haben Klienten in psychiatrischer Behandlung an den ersten ergotherapeutischen Programmen teilgenommen, mit dem Ziel durch sinnvolle Betätigungen ihren Tag zu strukturieren:

„To make the proper use of time in some helpful and gratifying manner"(Meyer, 1922).

Die spezifisch ergotherapeutischen Aufgabenbereiche werden von der AOTA (American Occupational Therapy Association) in ihrer Veröffentlichung „Uniform Terminology for Occupational Therapy" (von der 1994 bereits die 3. Auflage erschien) im Kontext von ICIDH genauer identifiziert.

> Es lag die damalige Version der WHO Klassifikation vor (1980). Obwohl die Terminologie des ICIDH sich teilweise verändert hat, sind diese Bereiche auch heute noch gültig. Eine vertiefende Einführung in das ICIDH und seine Bedeutung in Bezug auf die Ergotherapie findet sich im Anhang dieses Kapitels.

Die „Domains of Concern" der Ergotherapie werden dabei wie folgt benannt (Moyers 1999):

Performanz-(Leistungs-)Komponenten:

Auf der *Impairment*-Ebene vom ICIDH-2 (Beeinträchtigung einer Körperfunktion oder -struktur: Schädigung)

Performanz-Bereiche:

Auf der *Activity*-Ebene vom ICIDH-2 (Beeinträchtigung der Aktivitäten)

Performanz-Kontexte

Auf der *Participation*-Ebene vom ICIDH-2 (Beeinträchtigung der Partizipation)

„Wobei der Fokus der Ergotherapie auf den Performanz-Bereichen liegt" (Moyers 1999).

Obwohl der Schwerpunkt also auf den Performanz-Bereichen liegt, ist es unbestritten, dass die Performanz-Komponenten (also die physischen, affektiven und kognitiven Faktoren) und die Performanz-Kontexte (also die Umweltfaktoren) bei der ergotherapeutischen Behandlung Beachtung finden müssen. Sie üben einen Einfluss auf die Performanz Bereiche aus und können dem Einzelnen bei seinen alltäglichen Betätigungen behilflich sein oder ihn behindern und einschränken.

„The primary concern of occupational therapists is that an individual be able to function in the performance areas. It is recognised that performance components and performance contexts interact and

may have an impact on performance areas“ (Kramer & Hinojosa 1998, S. 23).

Eine ergotherapeutische Evaluation muss also im *Performanz-Bereich* ansetzen, um festzustellen, welche Betätigungen dem Klienten bei der Durchführung Probleme bereiten. In einem weiteren Schritt können dann die relevanten (seien es förderliche oder hinderliche) *Performanz Komponenten* und *Kontexte* identifiziert werden. Ausschlaggebend für die Ergebnisevaluation, und somit für den Nachweis der Wirksamkeit der ergotherapeutischen Intervention, ist aber eindeutig der Performanz-Bereich.

In der Auseinandersetzung über den Fokus der ergotherapeutischen Behandlung bieten die diversen konzeptionellen Modelle der Ergotherapie einen Rahmen, in dem theoretische Konzepte und praktische Überlegungen vereinbart werden können, sodass ein Bezug zur täglichen Praxis hergestellt wird.

4.6 Konzeptionelle Modelle als Bezugsrahmen

Die 90er Jahre sind in Deutschland u. a. durch das Bekanntmachen von konzeptionellen Modellen der Ergotherapie (sogenannte „Praxis Modelle“) gekennzeichnet. Alle diese Modelle sind im englischen Sprachraum entwickelt und durch die Bemühungen einzelner Ergotherapeuten nach Deutschland „importiert“ worden. In 1999 erschien zum erstenmal ein Lehrbuch in der deutschen Sprache zum Thema „Konzeptionelle Modelle für die ergotherapeutische Praxis“ (Jerosch-Herold et al). Zudem sind zahlreiche Workshops und Seminare hierzulande durchgeführt worden, oftmals von den Autoren selbst, zum Beispiel von Prof. Dr. Gary Kielhofner und Prof. Dr. Helene Polatajko.

Die Modelle setzen unterschiedliche und individuelle Schwerpunkte, dennoch ist ihnen folgendes gemein: Sie befassen sich alle mit den Grundannahmen bezüglich den Zusammenhängen zwischen menschlicher Betätigung und Gesundheit, sowie der Bedeutung dieser Annahmen für die tägliche Praxis der Ergotherapie. Ebenso heben alle die Bedeutung der klientenorientierten Praxis hervor, d. h. die subjektive Klientenzufriedenheit wird als wichtiger therapeutischer Faktor gesehen. In diesem Zusammenhang hat auch ein Paradigmenwechsel in der Beurteilung des therapeutischen Erfolgs in den letzten Dekaden stattgefunden. Die ausschließliche Beurteilung durch den klassischen klinischen (objektiven) Messparameter wurde durch die Betrachtung der subjektiven Einschätzung des Einzelnen bezüglich seines Gesundheitszustandes ergänzt.

„Nicht mehr allein die Veränderung der klinischen Symptomatik ..... sondern die Art und Weise wie erkrankte Menschen ihren Gesundheitszustand erleben, gewinnt als Bewertungskriterium von Therapien an Bedeutung“

(Najman & Levine 1981, zitiert in Bullinger 1997).

Im folgenden wird eines der konzeptionellen Modelle beispielhaft vorgestellt, und zwar das Canadian Model of Occupational Performance.

4.7 Canadian Model of Occupational Performance (CMOP)

Dieses Modell beinhaltet die Leitlinien für die klientenzentrierte Praxis der Ergotherapie in Kanada (CAOT 1997). Der Schwerpunkt des Modells liegt auf der „Occupational Performance“ – der Betätigungsperformanz. Occupation umfasst alle Betätigungen, denen ein Mensch in seinem Leben nachgeht, die für den Einzelnen spezifisch sind und seine Lebensrollen definieren. *Occupational Performance wird definiert als „... die Fähigkeit, sinnvolle, kulturell bedingte und altersentsprechende Betätigungen auszuwählen, zu organisieren und zufriedenstellend auszuführen, um sich selbst zu versorgen, Freude am Leben zu haben und zum sozialen und ökonomischen Gefüge einer Gemeinschaft beizutragen“ (CAOT 1997, S. 30 zitiert in Law et al. 1999, S. 157).*

Occupational Performance ist das Ergebnis der dynamischen, wechselwirkenden Interaktion zwischen dem Individuum, den Betätigungen, die er täglich ausführt und der Umwelt, in der er lebt. Das kanadische Modell beschreibt diese Zusammenhänge, wobei der Person kognitive, affektive und körperliche Komponenten zugeschrieben werden (Performanz-Komponenten), die der Durchführung von Betätigungen entweder dienlich sind oder sie behindern. Ebenfalls wird die Betätigungsperformanz einer Person von ihrer Umwelt beeinflusst (Performanz-Kontext). Hierbei spielen die physikalischen Gegebenheiten eine Rolle, aber auch die sozialen, kulturellen und institutionellen Umweltfaktoren begünstigen oder erschweren die Durchführung von Betätigungen.

Die Betätigungen eines Menschen können in drei Bereiche unterteilt werden, nämlich: Selbstversorgung (z. B. essen, sich waschen und anziehen und die eigenen Angelegenheiten im öffentlichen Leben regeln), Produktivität (z. B. bezahlte oder unbezahlte Arbeit, Haushaltsführung, ehrenamtliche Tätigkeiten) und Freizeit (unterteilt in ruhige und aktive Freizeit sowie soziale Aktivitäten).

Weiterhin besagt das kanadische Modell:
- Es ist ein Grundbedürfnis von Menschen tätig zu sein.
- Die zufriedenstellende Ausführung von Betätigungen (Occupational Performance), die Sinn und Bedeutung für die Person besitzen, trägt positiv zu Gesundheit und Wohlbefinden bei.
- Die Umwelt sowie die Charakteristika einer Person können Betätigung und Performanz entweder positiv oder negativ beeinflussen d. h. erleichtern oder behindern.
- Durch Betätigungen wird die Zeit strukturiert.
- Es wird von einem integrierten und ausgeglichenen Verhältnis der 3 Bereiche Selbstversorgung, Produktivität und Freizeit ausgegangen.
- Betätigungen verleihen eine Identität und verbinden uns mit anderen Menschen.
- Occupation ist als therapeutisches Medium der Ergotherapie zu verwenden!

Mee und Sumsion (2001) haben eine Untersuchung mit Klienten in ergotherapeutischer Behandlung in der Gemeindepsychiatrie (Community Mental Heath Services) durchgeführt. Obwohl die Ergebnisse auf einer sehr kleinen Stichprobe (n=6) basieren, ist diese Studie von Interesse, da die Klienten einige der Grundannahmen des kanadischen Modells bestätigen. Sie berichten über den positiven Effekt einer strukturierten Tagesablaufes und durch die Teilnahme an sozialen Aktivitäten. Ebenso erwähnen sie die intrinsische Motivation, die durch die Durchführung von Betätigungen wie Gartenarbeit, Holzarbeit und Arbeiten am Computer verursacht wird. Sie fühlten sich körperlich und mental gesünder *„The participants described engagement in woodwork as being both mentally and physically beneficial, as well as providing the opportunity for trying out a new occupation“* (Mee & Sumsion 2001, S. 125). Die Klienten haben die ergotherapeutische „Umwelt“ (Behandlungsräume) positiv erlebt, als ein Ort, in dem Betätigung ermöglicht wird.

Dies bestätigt wiederum die zentrale Aussage des kanadischen Modells, nämlich dass im Unterschied zu anderen Berufsgruppen des Rehabilitationsteams das primäre Ziel der Ergotherapie ist, menschliche Betätigung zu ermöglichen.

Bei den meisten Personen, die sich in einer therapeutischen Situation befinden, ist es zu einer Störung der Fähigkeit, Betätigungen auszuführen, gekommen (welche vorübergehend oder dauerhaft sein kann). Klienten sind nicht mehr in der Lage, bestimmte Betätigungen durchzuführen, weil entweder die Umweltbedingungen sehr ungünstig sind oder Probleme im Bereich der Performanzkomponenten bestehen (sehr häufig in der akut stationären Behandlungssituation). Die Aufgabe der Ergotherapie ist es also, bei Problemen in der Durchführung von Betätigungen in Erfahrung zu bringen, welche Betätigungen für den Einzelnen wichtig sind, und die Ursachen für diese Probleme zu identifizieren. Dies geschieht am besten durch die Erfragung der subjektiven Einschätzung des Klienten selbst.

Das Wiederbesinnen auf die Bedeutung der Betätigung (Occupation) und auf die Durchführung von Betätigungen (occupational performance) schlägt sich in einer Zunahme an ergotherapeutischen Forschungsaktivitäten zu diesem Thema nieder. Ein Beispiel für eine solche Arbeit, die von einem Ergotherapeuten durchgeführt wurde, ist die Untersuchung von Mayers (2000). Es wurden stichprobenartig 11 Klienten befragt, die sich in der psychiatrischen Langzeit-Behandlung befanden. Bei der Frage nach den Bereichen, in denen ihre Hauptprobleme liegen bzw. welche Prioritäten die Klienten selbst setzen, wurden folgende Bereiche genannt:
- Selbstversorgung *(CMOP – Selbstversorgung)*
- Regelung der Finanzen *(CMOP – Selbstversorgung)*
- Soziales Leben und Beziehungen *(CMOP – Freizeit, soziale Aktivitäten)*
- Bezahlte Arbeit *(CMOP – Produktivität)*
- Freizeitaktivitäten *(CMOP – Freizeit)*
- Physische und psychische Gesundheit *(Symptomatik) (CMOP – Performanz-Komponenten)*

Auch in Deutschland setzen sich Ergotherapeuten inzwischen vermehrt mit ähnlichen Fragestellungen auseinander. Rohloff (2001) stellte bei opiatabhängigen Klienten fest, dass auch diese Gruppe Ziele für sich selbst u. a. in den Bereichen ‚selbstständiges Wohnen und Versorgung‘, ‚Freizeitgestaltung‘ und ‚Arbeit‘, häufig nannten. Rohloff berichtete, ein Merkmal dieser Klienten sei es, dass sie oft überhaupt keine Erfahrung mit sinnvoller Betätigung in den Bereichen Freizeit und Arbeit hätten.

4.8 Vergleich des CMOP mit dem ICIDH

Nach der eingehenden Betrachtung des CMOP, sowie einiger Studien, die die Aktualität / Relevanz des Modells bestätigen, ist ein Vergleich des zugrunde- liegenden Konzepts der WHO Klassifikation ICIDH von Interesse, da festgestellt werden kann, dass sie sehr kompatibel sind.

> Leser, die sich eine tiefgründigere Auseinandersetzung mit dem CMOP und anderen konzeptionellen Modellen wünschen, werden hingewiesen auf: CAOT 1997, Law et al. 1997, 1998, 1999, sowie Jerosch-Herold et al 1999.

Prüfen sie bitte folgende Aussagen:

- *„Funktionsfähigkeit und Behinderung können als eine dynamische Wechselwirkung zwischen der körperlichen, geistigen und seelischen Verfassung einer Person mit ihren Kontextfaktoren betrachtet werden"(ICIDH-2 200, S. 15)*

und

- *„Betätigungs-Performanz (Occupational Performance) bezieht sich auf die Art wie Betätigungen ausgeführt werden und sie ist das Ergebnis der dynamischen wechselwirkenden Interaktion zwischen der Person, der Umwelt, in der sie lebt und arbeitet, und den Betätigungen, die sie in ihrem täglichen Leben ausführt“ (CAOT 1997).*

Beide Konzepte erkennen, dass die Ausführung von menschlichen Betätigungen (Aktivitäten) und das Erfüllen von sozialen Rollen (Partizipation) von Performanz-Komponenten (Körperfunktionen und -strukturen) beeinflusst wird. Die Komponenten sind Voraussetzung für die Fähigkeit, Betätigungen ausführen zu können, und sie können positive oder negative Auswirkungen auf die Performanz haben. Wenn Probleme bei den Komponenten bestehen, kann es durchaus zu einer Betätigungs-Dysfunktion führen und laut der ICIDH-Terminologie erfolgt eine Beeinträchtigung der Aktivität (Schwierigkeiten bei der Durchführung von Aktivitäten) und/oder eine Beeinträchtigung der Partizipation (bestehendes Problem einer Person bezüglich ihrer Teilnahme in einer Lebenssituation). Es können aber auch Beeinträchtigungen einer Körperfunktion oder Struktur existieren, ohne dass dadurch merkliche Probleme bei Aktivitäten und Partizipation auftreten. Umgekehrt kann es deutliche Partizipationseinschränkungen ohne gesundheitliche Probleme geben (z. B. durch Stigma).

Die Umweltfaktoren stellen sowohl bei ICIDH als auch bei dem kanadischen Modell CMOP Einflüsse dar, die eine hemmende oder fördernde Auswirkung auf die Ausführung eine Betätigung haben können. Performanz wird also durch eine Anzahl von Faktoren beeinflusst, die sie behindern oder begünstigen *(„facilitators or barriers“)*.

Die Ergotherapeuten Dahl und Vik (2001) betonen die Relevanz von Aktivitäten innerhalb der Klassifikation und ermutigen ihre Kollegen, sich mit diesem Konzept auseinanderzusetzen: „ .... *erwarten wir, dass die ICIDH-2 als Bezugsrahmen die multidisziplinäre Forschung in der Rehabilitation unterstützen wird, ebenso wie die Entwicklung der Dokumentation von Rehabilitationsergebnissen.“*

ICIDH betrachtet Performanz als die Ausführung von Aktivitäten in der üblichen sozialen Umgebung. Bei der Ausführung von Aktivitäten in einer standardisierten (kontrollierten) Umgebung wird von Kapazität gesprochen.

Beide Konzepte legen also ihren Fokus auf die Durchführung von Aktivitäten (CMOP: Betätigungen) und unterstreichen die Bedeutung von den Betätigungen für die Gesundheit des Einzelnen.

Das CMOP stellt zudem eindeutig klar, dass das Befassen mit der Betätigungsperformanz den spezifisch *ergotherapeutischen* Behandlungsinhalt darstellt. Um Ergebnisqualität nachzuweisen, können Ergotherapeuten sich demnach darauf konzentrieren, Daten bzgl. „Occupation“ und der Outcome-Dimension „Occupational Performance“ zu erfassen und zu interpretieren. Das heisst, es muss die Frage gestellt werden: Hat (als Folge der ergotherapeutischen Behandlung) eine Veränderung stattgefunden in der Fähigkeit des Klienten, bestimmte Betätigungen durchzuführen? (Die Frage nach dem therapeutischen Ergebnis). Und ist der Klient mit dem Ausmaß der Veränderungen zufrieden? (Die Frage nach der Klientenzufriedenheit).

Nachdem somit die Frage nach dem spezifisch ergotherapeutischen Therapieergebnis beantwortet ist, kann zur nächsten Frage übergegangen werden, nämlich: Mit welchen Methoden/Verfahren können die Veränderungen in der Betätigungsperformanz erfasst werden?

4.9 Canadian Occupational Performance Measure (COPM)

Das kanadische Modell wird durch sein dazugehöriges Messinstrument, das „Canadian Occupational Performance Measure“ (COPM), operationalisiert. Das COPM wurde mit dem Ziel entwickelt, die Eigenwahrnehmung des Klienten bezüglich seiner Betätigungsperformanz über einen Zeitraum hinweg zu erfassen. Zusätzlich erfasst das COPM die Zufriedenheit des Klienten bezüglich seiner Betätigungsperformanz.

In englischer Sprache bereits ausreichend erprobt und validiert, liegt nun schon seit 1999 eine lizensierte deutsche Ausgabe vor (Law et al 1998). Hierzu finden derzeit die ersten Validierungsstudien, die nach einer Übersetzung selbstverständlich vonnöten sind, im Fachbereich Neurologie statt (George et al. 2001 a und 2001 b).

COPM ist ein generisches Messinstrument, d. h. es ist für alle Altersstufen sowie für alle Arbeitsbereiche der Ergotherapie geeignet. Die Verwendbarkeit des COPM für den Fachbereich Psychiatrie wird von verschiedenen Autoren belegt (z. B. Waters 1995, Cresswell 1998, Brown et al 2001). Im November 2000 hielt M. K. Cresswell in Dresden einen Vortrag zu dem Thema: „Ist es möglich, Outcome in der Ergotherapie der Gemeindepsychiatrie zu messen?" Sie berichtete über ihre Untersuchung in England mit Klienten (n=9; Diagnose Schizophrenie) in der Gemeindepsychiatrie. Über den Zeitraum von sechs Monaten wurde COPM eingesetzt und für ein effektives und aussagekräftiges Messinstrument in diesem Bereich befunden.

Das COPM ist ein sog. „self-report"-Instrument, d. h. es erfasst die entsprechende Outcome-Dimension aus der Sicht des Klienten selbst. Anhand eines semi-strukturierten Interviews erfährt der Ergotherapeut, welche Occupational-Performance-Probleme der Klient in den Bereichen Selbstversorgung, Produktivität und Freizeit hat, wie wichtig diese für ihn sind und inwieweit er mit seiner jetzigen Performanz zufrieden ist. In Anlehnung an die Ergebnisse des Erstassessments kann ein Interventionsplan erstellt werden, der den Bedürfnissen des Klienten gerecht wird. Im Lauf der Behandlung werden zusätzlich die Performanzkomponenten bzw. Umweltfaktoren, die die Betätigungsperformanz des Klienten erleichtern oder behindern, identifiziert.

Durch eine erneute Befragung zu einem späteren Zeitpunkt können Veränderungen in der Betätigungsperformanz, die aus der ergotherapeutischen Behandlung resultieren, erfasst werden. Deshalb soll das COPM möglichst zu Beginn der Behandlung und in regelmäßigen Abständen danach angewandt werden.

Über die Fähigkeit des COPM, Veränderungen über Zeit zu erfassen (Veränderungssensitivität), ist bereits berichtet worden (Law et al. 1994).

Die Anwendung des COPM erfolgt in folgenden Schritten:

- *Problemidentifikation:* Anhand des Interviews werden spezifische Probleme in den Bereichen Selbstversorgung, Produktivität und Freizeit auf dem Erfassungsbogen dokumentiert.
- *Einstufung der Wichtigkeit:* Der Klient wird gebeten anhand einer Skala von 1 – 10 die Wichtigkeit der von ihm identifizierten Betätigungen einzustufen (wobei 1 ‚überhaupt nicht wichtig' und 10 ‚besonders wichtig' bedeutet).
- *Priorisierung der Probleme:* Bis zu 5 Probleme werden von dem Klienten ausgewählt. Dies sind die Probleme, die ihm am wichtigsten sind. Sie dienen als Grundlage für das Ausarbeiten der Ziele der ergotherapeutischen Intervention zu Beginn der Behandlung.
- *Bewertung der Probleme:* Der Klient stuft in Bezug auf jedes der ausgesuchten Probleme seine derzeitige Performanz und seine Zufriedenheit mit der derzeitigen Performanz auf einer Skala von 1–10 ein. Anhand dieser Daten wird jeweils ein Wert für Performanz und einer für Zufriedenheit errechnet und dokumentiert.
- *Erneutes Assessment:* In angemessenem zeitlichem Abstand nach der ersten Befragung werden Daten erneut erhoben. Die Werte der Performanz und Zufriedenheit werden erneut auf der 10-Punkte-Skala bewertet und dokumentiert; Veränderungen in der Bewertung werden durch den Vergleich der Werte aus der ersten und der nachfolgenden Befragung festgestellt. Dieser Vergleich ermöglicht eine Aussage über die Effektivität der ergotherapeutischen Interventionen!

Zusammenfassend kann also gesagt werden, dass das COPM ein wirksames Messinstrument ist, das folgende Möglichkeiten bietet:

- erstens eine klientengerechte Behandlung zu planen und durchzuführen und
- zweitens die Qualität dieser Intervention messen und darlegen zu können.

4.10 Fazit

Mit diesem Beitrag sollte die Rolle des COPM im Kontext der derzeitigen Herausforderungen für die Ergotherapie durch den Wandel im Gesundheitssystem skizziert werden. Es gilt in zunehmendem Maße, die Effizienz und Effektivität ergotherapeutischer Interventionen zu begründen und zu belegen, und oftmals eingefahrene therapeutische Methoden und Programme zu hinterfragen, um die klinische Wirksamkeit der Ergotherapie beweisen zu können. Um dies zu können, muss erst definiert werden, welche Aufgabenbereiche der Ergotherapie eigen sind. U.a. am Beispiel des kanadischen Modells ist verdeutlicht worden, dass Betätigung (Occupation) und Betätigungsperformanz (Occupational Performance) der traditionelle und kennzeichnende Gegenstand der Ergotherapie ist. Betätigungsperformanz ist das Ergebnis der dynamischen Interaktion zwischen der Person, seiner Umwelt und den Betätigungen, die er durchführen will oder muss. Veränderungen in der Betätigungsperformanz, die auf Grund ergotherapeutischer Interventionen über einen Zeitraum stattfinden, können mit dem Messinstrument COPM erfasst werden. Dies gilt für die Ergotherapie in der Psychiatrie im gleichen Maße wie in anderen Fachbereichen. Durch die zuverlässige Evaluation von Behandlungsergebnissen kann, im Sinne einer Prozessteuerung, der wahre Wert von Maßnahmen eindeutiger beschrieben werden; können wirksame Maßnahmen von weniger wirksamen oder gar unwirksamen abgegrenzt werden. Dadurch wird letztendlich eine möglichst optimale und effektive Klientenversorgung gewährleistet.

> Den Kollegen(innen), die COPM verwenden möchten, wird empfohlen ein Trainingsworkshop zur COPM Anwendung zu besuchen. Diese werden vom COPM-Team regelmäßig angeboten. Außerdem besteht ein vertragliches Abkommen mit Prof. Mary Law (Vetreterin des kanadischen Forschungskommittees), dass die Verbreitung der lizensierten Übersetzung der deutschen COPM-Erfassungsbögen, sowie des COPM-Handbuchs nur über das deutsche COPM-Team (Angela Harth, Anke Meyer, Barbara Dehnhardt) gestattet ist. Es wird gebeten, das intellektuelle Eigentum der Autoren (Law et al.) zu respektieren.

4.11 Anhang

Die *‚International Classification of Functioning, Disability and Health‘ – ICF –* (WHO 2001) ist von der Vollversammlung der WHO beschlossen worden. Sie löst die bisherige *‚Internationale Klassifikation der Schädigungen, Fähigkeitsstörungen und Beeinträchtigungen‘ (ICIDH)* von 1980 und die Nachfolgeversion *‚Internationale Klassifikation der Funktionsfähigkeit und Behinderung‘ (ICIDH-2,* Beta-2 Version, 1999) damit ab (persönliche Kommunikation, Schuntermann 2001). Die ICIDH, ICIDH-2 und ICF galt als gemeinsame interdisziplinäre Sprache in der Rehabilitation, auf nationaler und internationaler Ebene. Sie gehört zu den von der WHO entwickelten Klassifikationen zur Anwendung in verschiedenen Bereichen der Gesundheit. Sie liefert eine sinnvolle Beschreibung von dem Gesundheitsstatus aller Menschen mit ihren spezifischen körperlichen, geistigen und seelischen Verfassungen – und sie stellt somit ein biopsychosoziales Modell der Gesundheit dar.

Die Klassifikation besteht aus folgenden 2 Hauptteilen mit jeweils 2 Komponenten:

Teil 1: Funktionsfähigkeit und Behinderung

- 1.1 Körperfunktionen und Körperstrukturen
- 1.2 Aktivitäten und Partizipation

Teil 2: Kontextfaktoren

- 2.1 Umweltfaktoren
- 2.2 Personenbezogene Faktoren

Definitionen zu 1.1:
- *Körperfunktionen* sind die physiologischen oder psychischen Funktionen von Körpersystemen.
- *Körperstrukturen* sind anatomische Teile des Körpers, wie Organe, Gliedmaßen und ihre Bestandteile.
- Eine *Schädigung* ist die Beeinträchtigung einer Körperfunktion oder -struktur im Sinne einer wesentlichen Abweichung oder eines Verlustes.

Definitionen zu 1.2:
- Eine *Aktivität* bezeichnet die Durchführung einer Aufgabe oder Tätigkeit durch eine Person.
- *Partizipation* ist die Teilnahme oder Teilhabe einer Person an einer Lebenssituation.
- Eine *Beeinträchtigung der Aktivität* ist die Schwierigkeit einer Person, die Aktivität durchzuführen.
- Eine *Beeinträchtigung der Partizipation* ist ein bestehendes Problem einer Person bezüglich ihrer Teilhabe an einer Lebenssituation.

Definitionen zu 2:
- *Kontextfaktoren* sind äußere Faktoren wie z. B. Einstellung der Gesellschaft, das Rechtssystem, Vorhandensein von Behinderteneinrichtungen. Persönliche Faktoren sind dabei u. a. Bewältigungsstrategien, sozialer Hintergrund, Persönlichkeitsmerkmale, Bildungsniveau (WHO 2001).

Literatur

Brown F, Shiels M, Hall C. A pilot community living skills group: an evaluation. British Journal of Occupational Therapy. 2001; 64, 3: 144–150

Bullinger M. Gesundheitsbezogene Lebensqualität und subjektive Gesundheit. Psychother. Psychsom. med Psychol. 1997; 47: 76–91

Bundesvereinigung für Gesundheit e. V. Qualitätsmanagement in gesundheitsfördernden Einrichtungen. 1997; Bonn.

Canadian Association of Occupational Therapists. Enabling Occupation: an occupational therapy perspective. 1997; ACE Publications. Ottawa.

Cresswell MK. A study to investigate the utility of the COPM as an outcome measure in community mental health occupational therapy. Unpublished manuscript, undertaken as part of a MSc. Programme, 1998; University of Exeter, UK

Die Schriftleitung. Sparmaßnahmen in der Rehabilitation – Vorgaben des Gesetzgebers, Vorstellungen der sozialen Leistungsträger, der Leistungserbringer und der Betroffenen. Die Rehabilitation. 1996; 35: 195

Dahl T, Vik K. Die ICIDH-2: für die Ergotherapie und Ergotherapeuten wichtig und verwendbar? Ergotherapie und Rehabilitation. 2001; 1, 01: 7–14

Donabedian A. Evaluating the quality of medical care. Milbank Q 1966; 44: 166–206

Embling S. Assuring quality in rehabilitation and therapy services. British Journal of Therapy and Rehabilitation. 1996; 3, 9: 487–491

George S, Strathmeier L, Lösekrug S, Rehbein M, Schmidt S, Schneider N, Yassouridis A, Prosiegel M, Harth A. Das Canadian Occupational Performance Measure(COPM) – Klientenzentriertes Assessment in der Ergotherapie. Poster: Deutsche Gesellschaft für Neurotraumatologie und Klinische Neuropsychologie. 29. Jahrestagung, Leipzig. Abstract in: Neurol. Rehabil. 2001a; 7, 2: 20.

George S, Olek L, Lösekrug S, Rehbein M, Schmidt S, Schneider N, Yassouridis A, Prosiegel M. Canadian Occupational Performance Measure(COPM) – patientenzentrierte Zielfindung und Outcome-Messung in der Ergotherapie. Neurol. Rehabil.: 2001b; angenommen, voraussichtliche Erscheinungsdatum Okt. 2001 oder Jan. 2002.xb

Hinojosa J, Kramer P.Evaluation: obtaining and interpreting data. American Occupational Therapy Association. 1998; Bethesda.

Howard L. Quality of care. In: Moya Wilson (Ed.) Occupational therapy in short-term psychiatry. London:-Churchill Livingstone; 1996

Jerosch-Herold C, Marotzki U, Hack BM, Weber P. () Ergotherapie – Reflexion und Analyse. Konzeptionelle Modelle für die ergotherapeutische Praxis. Berlin: Springer; 1999

Law M, Polatajko H, Pollock N, McColl M, Carswell A, Baptiste S. Pilot testing the Canadian Occupational performance measure: clinical and measurement issues. Canadian Journal of Occupatiopnal Therapy. 1994; 61, 4: 191–197

Law M, Polatajko H, Baptiste S, Townsend E. Core concepts of occupational therapy. In: Enabling occupation: an occupational therapy perspective. CAOT ACE Publications. Ottowa: 1997; S. 30–56

Law M, Baptiste S, Carswell A, McColl M, Polatajko, H, Pollock, N (1998) Canadian Occupational Performance Measure, 3rd ed. CAOT Ace, Toronto. Lizensierte deutsche Ausgabe. Übersetzung: Dehnhardt B, Harth A, Meyer A. Selbstverlag.1999

Law M, Polatajko H, Carswell A, McColl M-A, Pollock N, Baptiste S. Das Kanadische Modell der Occupational Performance und das Canadian Occupational Performance Measure. In Jerosch-Herold C, Marotzki U, Hack BM, Weber P (Hrsg) Konzeptionelle Modelle für die ergotherapeutische Praxis. Rehabilitation und Prävention 49. Berlin: Springer; 1999

Mayers C. Quality of life:priorities for people with enduring mental health problems. British Journal of Occupational Therapy. 2000; 63, 12:591–597

Mee J, Sumsion T. Mental health clients confirm the motivating power of occupation. British Journal of Occupational Therapy. 2001; 64,3: 121–128

Meyer A. The philosophy of occupation therapy. Archives of Occupational Therapy.1922; 1, 1–10. Erneut gedruckt in: American Journal of Occupational Therapy. 1977; 31: 639–642

Moyers P. The guide to occupational therapy practice. American Journal of Occupational Therapy. 1999; 53,3: 251–322

Najman JM, Levine S. Evaluating the impact of medical care and technology on quality of life: a review and critique. Social Science Medicine.1981; 15F: 107–115

Polatajko H. Dreams, diemmas and decisions for occupational therapy practice in a new millenium: a Canadian perspective. American Journal of Occupational Therapy. 1994; 48,7: 590–94

Rohloff J. Hat die Durchführung eines ausführlichen ergotherapeutischen Erstgespräches Auswirkungen auf die Zufriedenheit von opiatabhängigen Patienten? Eine explorative Studie. Unveröffentlichtes Manuskript. Weiterbildungsstudiengang Ergotherapie, Fachhochschule Osnabrück. 2001

Schuntermann M., VDR, Frankfurt/Main. Persönliche Kommunikation von 07.06.2001

Waters D. Recovering from a depressive episode using the Canadian Occupational performance measure. Canadian Journal of Occupational Therapy.1995; 62, 5: 278–282

WHO, Geneva (2001) International Classification of Functioning, Disability and Health. http://www.who.int/icidh am 14.07.01

Zemke R, Clark F. Occupational science: the evolving discipline. Philadelphia: FA Davis; 1996

5 Soziotherapie und Psychopharmaka

Werner Felber, Thomas Reuster

5.1 Einleitung

Es ist historisch und in aktuellem Bezug von Interesse, dass es wohl zu allen Zeiten sozialtherapeutische Bemühungen, auch Formen von Arbeits- und Beschäftigungstherapie gegeben hat. Immer wieder haben sich in der Tradition maßgebliche Ärzte zum Wert von Arbeit und Beschäftigung bei der Behandlung von Geistesgestörten und Depressiven geäußert. Berühmte Namen von der Antike bis zur Gegenwart scheinen dabei auf, so Asklepiades, Soranus aus Ephesus, Galen; in der Neuzeit dann z. B. Pinel, Esquirol, Pienitz, Reil, Griesinger, Laehr, Ast und andere (Schaal 1986). Nicht dass man von einem breiten Fluss arbeitstherapeutischer Tradition sprechen könnte – es handelte sich vielmehr (immer wieder) um zeitlich und lokal begrenzte Bemühungen und Projekte Einzelner oder einzelner Institutionen.

Stets erfolgten diese Bemühungen auf dem Hintergrund oder im Rahmen eines gesellschaftlichen oder kulturellen Klimas, das solche auf soziale Integration und Mitmenschlichkeit zielenden Aktivitäten erwünscht machte und angemessen erscheinen ließ. Doch handelte es sich letztlich um explizite Spitzenleistungen, die sich aufgrund ihrer *faktischen Grenzen* im psychiatrischen Alltag leider nicht verallgemeinern ließen. Auch Hermann Simons glänzende Bemühungen zwischen den Weltkriegen um eine perfekt durchorganisierte Arbeitstherapie setzte sich mit dem von ihm gesetzten Standard nicht durch (Merguet 1961). Stattdessen mutierte im Nationalsozialismus die Idee der Arbeitstherapie zu einer verhängnisvollen Brauchbarkeitsideologie mit der Sortierung der Kranken in Arbeitsfähige und „Ballastexistenzen“ und der Folge von Selektion und Tötung nicht arbeitsfähiger psychiatrischer Patienten (s. Carl Schneider 1939, der von Dörner [1994], als „der wichtigste Schüler Hermann Simons“ bezeichnet wurde).

Es erhebt sich also die Frage, ob und in welchem Maße es – zumindest im stationären Sektor – die Dimensionen der Krankheiten selbst sind, die in ihrem spontanen Verlauf wesentliche Ursache zu schweren sozialen Störungen und Leistungseinbußen darstellten und sozialtherapeutische Bemühungen zur Verbesserung der Situation regelhaft einschränkten. Leicht wird übersehen, welche Verrückung, welches Elend und welche Gewalt sich mit der spontanen Entwicklung dieser Störungen verbanden, zumal seit der Psychopharmaka-Ära solche Verläufe immer seltener gesehen werden und praktisch kaum noch in das berufliche und öffentliche Bewusstsein dringen. Darum scheint uns einmal eine Rückbesinnung auf den unbehandelten Verlauf der wichtigsten psychiatrischen Erkrankungen angezeigt.

Mit dem Aufkommen antipsychotischer und antidepressiver Psychopharmaka in den 50er Jahren des 20. Jahrhunderts änderte sich die psychiatrische Behandlungssituation grundlegend. Aufgaben und Ziele der Ergotherapie konkretisierten sich komplementär zur neuen Situation verbesserter Therapie, kürzerer Liegezeiten und anspruchsvollerer Rehabilitationsziele. Freilich bestand und besteht die Gefahr, arbeitstherapeutische Teilerfolge auszuspielen gegen eine Psychopharmakotherapie, deren Möglichkeiten sich im letzten Jahrzehnt nochmals erheblich erweitert und gewandelt haben. Wir wollen deshalb auch der Überlegung nachgehen, welchen Stellenwert Psychopharmakotherapie hat, um Sozio-/Ergotherapie zur Entfaltung zu bringen.

5.2 Spontanverläufe psychiatrischer Krankheiten

Die wesentlichen, hier interessierenden Unterschiede zwischen unbehandelten und erfolgreich behandelten psychiatrischen Erkrankungen, wie Schizophrenie, Depression, Manie und organische Psychosyndrome, betreffen Symptomausprägung, Dauer der akuten Zustände und Verlaufsmerkmale. Die ihren Störungen weitgehend überlassenen Kranken in den Anstalten vor 1950 können wir uns heute nur anhand alter Lehrbuchschilderungen und der Berichte von noch wenigen Zeugen vorstellen. Zwar sind die um die Wende vom 19. zum 20. Jahrhundert in die Psychiatrie eingeführten Medikamente (Sedativa, Hypnotika; z. B. Barbiturate, Morphium) für schwere Krankheitszustände hilfreich gewesen, haben aber mit ihren unerwünschten Wirkungen massiver körperlicher und kognitiver Beeinträchtigung gleichzeitig erhebliche Nachteile gebracht und Gefahren heraufbeschworen. Mit gutem Grund hat Simon (1929) stets darauf verwiesen, dass seine Arbeitstherapie den Pharmakaverbrauch (eben solcher stark sedierender und gefährlicher Medikamente jener Zeit) fast auf Null reduziere, also *statt* Pharmaka wirke. (Womöglich haftete diese Aussage lange Zeit an der Arbeitstherapie und wurde schließlich zur Ideologie mit der Folge einer fast berufstypischen Pharmakaphobie von Ergotherapeuten.)

Im Folgenden wollen wir uns die Merkmale spontaner, d. h. unbehandelter bzw. recht unspezifisch behandelter psychischer Krankheiten nach ihren allgemeinen (Tab. 5.**1**) und speziellen Merkmalen in Erinnerung rufen, um ihren Einfluss auf Kommunikation, Hospitalisierung und mögliche Ergotherapie zu verdeutlichen.

Tabelle 5.**1** Spontaner Krankheitsverlauf – Allgemeine Merkmale

- ausgelebte akute Zustände mit voll ausgeprägter expansiver Psychopathologie
- einerseits schwere Erregungszustände, andererseits gefährliche Stuporzustände
- sich verselbständigende, durchstrukturierte Wahnbildungen
- frühzeitige Chronifizierung
- unbeeinflussbare Rückfallhäufigkeit
- somatische Komplikationen, z. B. Dermatosen oder Tuberkulose, Kranke mit letzterer untergebracht in eigenen großen Abteilungen

Daraus resultierten viel schwerere Beziehungs- und Kommunikationsstörungen untereinander (Patienten – Patienten) und miteinander (Patienten – Personal), als wir sie heute sehen, außerdem langzeitige stationäre Aufenthalte, internistische Sonderbedingungen, letztlich erheblich reduzierte Chancen für einen differenzierten Einsatz von Ergotherapie. Die speziellen Merkmale bei den einzelnen Krankheitsgruppen unterstreichen diese Aussage (Tab. 5.**2** – 5.**5**).

Tabelle 5.**2** Spontaner Krankheitsverlauf – Schizophrene Erkrankungen

- regelhafte Einbeziehung des Personals in Wahninhalte
- permanente und lautstarke Gespräche mit halluzinierten Personen und Objekten
- katatone Symptome, wie schwere Erregung, zahlreiche Manierismen und lebensgefährlicher Stupor
- Gegenstände verschlucken oder in Körperhöhlen bzw. -teile stecken
- schwere Selbstverletzungen (z. B. Zunge abbeißen oder herausreißen, Selbstkastration, Augen entfernen)
- brutale Suizidhandlungen mit erhöhter Mitnahmetendenz
- Tötungshandlungen gegenüber Personal und unter den Patienten; nach Laehr (1904): 21 Tötungen von Ärzten, Wärtern und Patienten zwischen 1850 und 1900 (größte Gruppe: 18 Ärzte)

Schizophrene galten weithin als gefährlich, unheimlich, unheilbar und verbreiteten Angst. Entsprechend war – zumindest in Einrichtungen mit unausgewählten Aufnahmebedingungen – eine Sicherheitsdoktrin vorherrschend, welche wenig Experimente zuließ.

Tabelle 5.**3** Spontaner Krankheitsverlauf – Depressionen

- schwere melancholische Wahnbildungen mit Tötungshandlungen
- brutale Suizide trotz drastischer Schutzvorrichtungen
- wochenlange Stupores mit Lebensgefährdung

Patienten mit Depressionen – im Wesentlichen fanden nur schwere Formen Beachtung – galten wegen ihrer Suizidneigung als gottlos, sündig und ließen ihre Angehörigen verzweifeln, wiewohl sie andererseits noch am meisten Verständnis und Mitleid fanden.

Tabelle 5.**4** Spontaner Krankheitsverlauf – Manien

- monatelange heitere oder gereizte „Verrücktheit"
- schwere Erregungszustände
- Größenwahnbildungen

Die Manie war der Inbegriff von Tollheit, Verrücktheit und Unberechenbarkeit. Ihre ungebremste Aktivität stand ergotherapeutischen Bemühungen meist entgegen.

Tabelle 5.**5** Spontaner Krankheitsverlauf – Alkohol-Entzugsdelirien

- Mortalität 30% bis vor 50 Jahren (jetzt 1 – 2%)
- ausgelebte Halluzinationen, Wahn, Erregung, epileptische Reaktionen
- in 40 – 100% schwere Folgen:
- > verselbständigte Epilepsie
- > allgemeine Hirnatrophie
- > chronische Psychopathologie: Halluzinose, Wahn, Korsakow-Wernicke-Syndrom
- körperliche Komplikationen (z. B. Leberzirrhose, Infekte, Blutungen)

Trinkerheime mit Akutaufnahmen wurden als weithin hörbare Schreckensorte geschildert. Die schlechte Prognose dominierte das Geschehen.

Führt man sich die geschilderten Auswirkungen der bezeichneten spontanen Krankheitsverläufe vor Augen, so lässt sich auch bei sorgsamer Würdigung vermuten, dass es in hohem Maße *objektive, krankheitsbedingte* Gründe waren, die verhinderten, dass Sozio- und Ergotherapie nicht kontinuierlich und allgemein überzeugend als Heilmittel reüssierten. „Ausgebrannte" Residualzustände und geistig (und körperlich) Behinderte als überwiegende Dauerzustände sind davon sicher auszunehmen, stellen aber auch ein ganz anderes Thema dar, welches heute nicht mehr zur Psychiatrie i.e.S. gerechnet wird.

5.3 Psychopharmako- und Ergotherapie

Die überlegene Wirksamkeit pharmakologischer Strategien hinsichtlich der wichtigsten Krankheitssymptome ist heute hinreichend bekannt. Gleichwohl gehören soziotherapeutische, vor allem ergotherapeutische Behandlungsmaßnahmen zum modernen Standard jeder Art von psychiatrischer Therapie, insbesondere der Schizophreniebehandlung (DGPPN 1999). Spezielle wissenschaftliche Literatur zum Verhältnis dieser beiden sehr unterschiedlichen Behandlungsansätze ist rar und datiert vor Einführung der neueren, sogenannten atypischen Antipsychotika (Hogarty et al. 1974; Leff 1979). Ihr wechselseitiges Verhältnis einmal näher zu betrachten kann deshalb von Interesse sein. Nachstehend werden drei Thesen zum Verhältnis von Psychopharmako- und Sozio- bzw. Ergotherapie formuliert (Tab. 5.**6**), die im Kontext erörtert werden.

Tabelle 5.**6** Thesen zum wechselseitigen Verhältnis von Psychophamako- und Ergotherapie

- **These 1:** Trotz historisch zeitweise erfolgreicher Bemühungen um aktive Therapie gab es objektive, krankheitsbedingte Gründe dafür, dass Sozio-/Ergotherapie allein nicht dauerhaft gelang bzw. geweckte Erwartungen nicht erfüllte.
- **These 2:** Psychopharmakotherapie schafft eine verbesserte, realistische Grundlage für die Ermöglichung von Sozio- und Ergotherapie.
- **These 3:** Differenzierte Ergotherapie als Spiegelung von Arbeit, kognitiven Leistungen und Kreativität unterstützt die Optimierung der individuellen Psychopharmakotherape und motiviert die Suche nach verbesserten Psychopharmaka.

Es sind heute vor allem Erfahrungen und Beobachtungen auf Akutstationen, die sehr deutlich machen, dass namentlich bei expansiv psychotischen Patienten mit schizophrenen, manischen und deliranten Erkrankungen, aber auch bei schwer depressiven und stuporösen Patienten Ergotherapie nicht oder nur eingeschränkt zum Zuge kommt (These 1). Die Situation ändert sich aber fast schlagartig nach Applikation und Wirkungseintritt antipsychotischer, antimanischer, anxiolytischer und tranquillierender Psychopharmaka. Dann ist Ergotherapie eine gerade subjektiv erlebte und von Ärzten und Ergotherapeuten beobachtete Hilfe, die die Patienten in einen handelnden Zustand bringt, der strukturierend, ableitend (defokussierend) und aktivierend wirkt (These 2).

Ist derart Psychopharmakotherapie eine Voraussetzung für den erfolgreichen Einsatz von Ergotherapie, so betrachten wir das ergotherapeutische Feld umgekehrt als eine Art Bewährung und Probe für die gewählte psychopharmakologische Strategie. Rückmeldungen von Patienten und Ergotherapeuten, z. B. über Ermüdung, Konzentrationsdefizite oder Bewegungsprobleme geben Anlass zur ärztlichen Überprüfung und Optimierung der eingesetzten speziellen Psychopharmaka (These 3), was dezidiert und besonders für die Probleme im Zusammenhang mit schizophrenen Störungen zutrifft.

5.4 Kognitive Störungen, Pharmako- und Ergotherapie bei schizophrenen Störungen

Nicht nur die akut psychotischen Symptome (Halluzinationen, Wahn, Desorganisation), die bekanntlich gut auf Antipsychotika ansprechen, beeinträchtigen und erschweren die allgemeine Leistungsfähigkeit der Patienten und damit die Möglichkeiten des Einsatzes von Sozio- und Ergotherapie; auch der hoch bedeutsame und oft unterschätzte Bereich kognitiver Beeinträchtigungen besonders bei schizophrenen Patienten bereitet Probleme und ist für die moderne Antipsychotikatherapie eine neue Herausforderung geworden.

Kognitive Störungen bei schizophrenen Erkrankungen, deren Profil erst in den letzten zehn Jahren genauer beschrieben und ihr langzeitprognostischer Effekt erkannt werden konnte (Goldberg et al. 1995), müssen – neben den bekannteren Symptombündeln im Bereich der Wahrnehmung, der Strukturorganisation und der Antriebsphänomene – als eigenständige Störungsdimension betrachtet werden. Für schizophrene Störungen lassen sie sich wie folgt näher beschreiben (Tab. 5.**7**).

Tabelle 5.**7** Kognitive Störungen bei Schizophrenie

- kognitive Defizite bestehen krankheitsbedingt regelhaft
- in der Remission sind diese meist geringer als in akut psychotischen Zuständen, aber doch vorhanden (State-/Trait-Marker)
- zum Teil sind die Befunde (geringer) auch bei nicht schizophrenen Geschwistern zu erheben, in jedem Falle bei nicht erkrankten, bezüglich Schizophrenie diskordant eineiigen Zwillingen (genetische Risikopopulation)

Die kognitiven Störungen bei schizophrenen Patienten sind unter verschiedenen Aspekten bedeutsam. Zum einen fallen sie als Einschränkungen verschiedener Leistungen ins Gewicht, was bei differenzierter Anwendung von Ergotherapie Beachtung finden sollte. Zum anderen erhebt sich die Frage nach ihrer möglichen Beeinflussung und Kontrolle durch antipsychotische Psychopharmaka und/oder kognitive Trainingsprogramme. Die dazu bisher noch mangelhaft gebliebenen Fakten werden in Tabelle 5.**8** zusammengefasst.

Tabelle 5.**8** Beeinflussung kognitiver Störungen bei Schizophrenen

- klassische antipsychotische Medikamente verbessern die kognitiven Störungen geringer als die modernen, atypischen Anitipsychotika.
- auch kognitive Trainingsverfahren vermögen kognitive Störsymptome zu reduzieren.
- sowohl für atypische Antipsychotika als auch für kognitive Trainingsprogramme gibt es generell zu wenige Studien, weshalb eine endgültige Aussage bezüglich ihrer überdauernden, langzeitigen Wirkung noch nicht möglich ist.

Waren in der Vergangenheit Vorbehalte gegen antipsychotische Medikamente wegen der teilweise erheblichen unerwünschten Wirkungen auf die extrapyramidale Motorik (akute Dyskinesie, Akathisie, Parkinson-Syndrom, tardive Dyskinesie) und Wachheit in verschiedenen Krankheitsphasen verbreitet, so lassen neuere, sogenannte atypische Antipsychotika eine Relativierung dieser Vorbehalte erkennen, da sie die Vorteile der alten, sogenannten typischen Antipsychotika (Neuroleptika) erhalten bzw. verbessern und deren Nachteile entscheidend reduzieren, wobei besonders auf ihre positiven Wirkungen auf krankheitsbedingte kognitive Einschränkungen nochmals hinzuweisen ist. Die darin liegenden Vorzüge – auch und gerade im Hinblick auf den Einsatz von Ergotherapie – werden geschätzt und führen sicher zur weitgehenden Ablösung des Einsatzes herkömmlicher Antipsychotika.

Betrachtet man dann aber die maximalen Anforderungen an ein Medikament und dessen individuelle Verabreichung, um die kognitiven Leistungseinschränkungen schizophren Erkrankter optimal zu kontrollieren (Abb. 5.**1**), so wird klar, dass für die Findung der besten Dosis-Nutzen-Relation eines vorhandenen Medikaments (klinisch-praktischer Aspekt) und für die Weiterentwicklung von Medikamenten mit noch weiter reduzierter Nebenwirkungspalette (wissenschaftlich-theoretischer Aspekt) differenzierte Messinstrumente und möglichst lebensnahe Belastungstestung gebraucht werden. Sind die ersteren im theoretischen Vorlauf experimentell genormt und eingesetzt worden, so muss die Belastungstestung in der Klinik u.E. vorwiegend unter ergotherapeutischen Feldbedingungen erfolgen. Darin sehen wir besonders in Erwartung weiterer Verkürzung stationärer Liegezeiten eine wichtige Aufgabe und Chance für eine dann auch *„diagnostische Ergotherapie."*

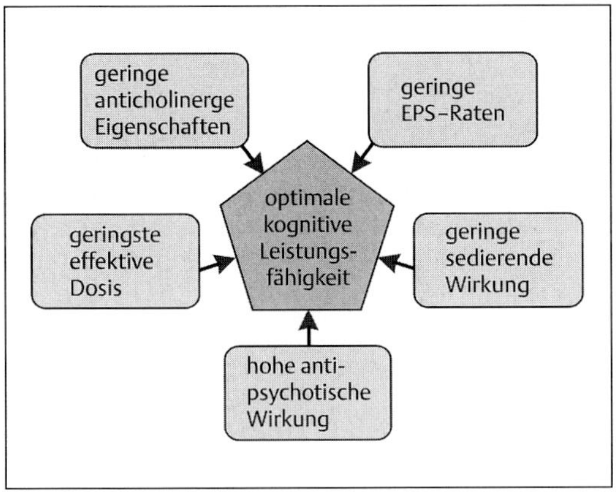

Abb. 5.1 Anforderungen an eine bestmögliche Antipsychotika-Therapie zur Wiederherstellung und Erhaltung einer optimalen kognitiven Leistungsfähigkeit (EPS = extraypyramidale motorische Störungen)

5.5 Zusammenfassung

Wir haben zu verdeutlichen versucht, dass bei den psychiatrischen Kernstörungen objektive, krankheitsinhärente Gründe den teilweise sehr engagierten ergotherapeutischen Bemühungen in der vorpsychopharmakologischen Ära eine Grenze gesetzt oder sie relativiert haben. Mit Beginn der psychopharmakologischen Ära konnte sich zeitgleich die Ergotherapie stabil etablieren. Heute bieten moderne (atypische) Antipsychotika nicht nur Möglichkeiten der wirksamen Behandlung produktiver psychotischer Akutsymptome, sondern auch der besonders für die Rehabilitation relevanten kognitiven Beeinträchtigungen. Ergotherapie hat so die Chance, auf dem Niveau verringerter Symptome *und* geringerer kognitiver Beeinträchtigung mit ihrer Arbeit anzusetzen. Dabei bietet sich durch enge Zusammenarbeit zwischen Arzt und Ergotherapeuten die Möglichkeit, Behinderungen des Patienten während des therapeuti schen Prozesses als Anlass zu nehmen, Strategie und Dosis der psychopharmakologischen Behandlung zu optimieren. Diese Zusammenarbeit zwischen Ergotherapeuten und Psychiatern könnte im Hinblick auf zu erwartende Verkürzung stationärer Liegezeiten eine weiter zu profilierende Aufgabe finden und zur Entwicklung einer „*diagnostischen Ergotherapie*“ führen.

Literatur

DGPPN, Hrsg. Praxisleitlinien in Psychiatrie und Psychotherapie, Bd.1 Schizophrenie. Darmstadt: Steinkopff; 1999

Dörner K. Gütersloher Psychotherapie durch Arbeit ? bei Hermann Simon und heute. Vortrag, gehalten anlässlich der 100-Jahrs-Feier des Psychiatrischen Krankenhauses Dziekanka, Gniezno, 1994 (<http://pomosty.w.interia.pl/Pages/dialog1/doerner-n.pdf>)

Goldberg TE, Torrey EF, Gold JM, Bigelow LB, Ragland RD, Taylor E, Weinberger DR. Genetic risk of neuropsychological impairment in schizophrenia: a study of monozygotic twins discordant and concordant for the disorder. Schizophr. Res. 1995; 17:77–84

Hogarty GE, Goldberg SC, Schooler NR, Ulrich RF and the Collaborative Study Group. Drug and sociotherapy in the aftercare of schizophrenic patients. II. Two years relapse-rates. Arch.Gen.Psychiatry. 1974; 31: 603–608

Laehr H. Gedenktage der Psychiatrie. 5. Aufl. Berlin: Reimer; 1904

Leff I. Die Kombination von psychiatrischer Pharmakotherapie mit Soziotherapie. Nervenarzt. 1979; 50: 501–509

Merguet H. Psychiatrische Anstaltsorganisation, Arbeitstherapie, Milieugestaltung, Gruppentherapie. In: Gruhle H et al.(Hrsg.) Psychiatrie der Gegenwart. Bd.3. Berlin: Springer; 1961

Schaal M. Ein Beitrag zur Geschichte der psychiatrischen Beschäftigungs- und Arbeitstherapie. Beschäft.ther Rehabil. 1986; 5:267 - 269

Schneider C. Behandlung und Verhütung der Geisteskrankheiten. Allgemeine Erfahrungen – Grundsätze – Technik – Biologie. Berlin: Verlag von Julius Springer; 1939

Simon H. Aktivere Krankenbehandlung in der Irrenanstalt. Reprint. Bonn: Psychiatrie-Verlag; 1986 (orig. 1929)

6 Effektivität der Ergotherapie im psychiatrischen Krankenhaus

Thomas Reuster

6.1 Einleitung

Vor dem Hintergrund internationaler Bemühungen um psychiatrische Ursachen- und Therapieforschung ist das Defizit an wissenschaftlicher Theorie und mehr noch an einer Nutzen-Forschung soziotherapeutischer Maßnahmen sehr erstaunlich. Namentlich gilt diese Feststellung für psychiatrische Ergotherapie. Sie hat zwar faktisch nach wie vor erhebliche Bedeutung in der Behandlung psychisch Kranker (Kunze und Kaltenbach 1986, Bach et al. 2000), ist aber in der psychiatrischen Forschung weitgehend skotomisiert. Große psychiatrische Kongresse beschäftigen sich allenfalls marginal mit soziotherapeutischen Themen, zu denen auch Ergotherapie gehört, und psychiatrische Publikationen und Dissertationen zu diesem Thema sind vergleichsweise rar (Die deutsche Bibliothek 1998).

Dabei stellen sich für die Ergotherapie neue und wichtige Fragen. Ihre Aufgaben haben sich gewandelt: Sie liegen nicht mehr in der Verhütung von Hospitalisierungsschäden und nicht im Ersatz von Psychopharmaka, wie Hermann Simon dies zu Zeiten der Anstaltspsychiatrie gezeigt und propagiert hat (Simon 1986, Merguet 1961). Die pharmakologischen und psychotherapeutischen Behandlungsmöglichkeiten haben sich seitdem revolutionär verändert und die aktuelle Verweildauer im psychiatrischen Krankenhaus beträgt durchschnittlich zwischen 18 und 30 Tagen. Rolle und therapeutische Funktion der Ergotherapie in der modernen Klinik sind nicht mehr eindeutig. Leistet sie einen effektiven Therapiebeitrag im Rahmen multimodaler Behandlung oder unterhält sie die Patienten mit Tätigkeiten von Hobbycharakter (Häfner 2000)?

Unter steigendem gesundheitsökonomischem Druck wird es aber unverzichtbar sein, die Leistung Ergotherapie unter empirischen Aspekten zu evaluieren. Dies bedeutet insbesondere, Fragen nach ihrem klinischen Nutzen zu stellen und zu beantworten.

Diese Studie will einen Beitrag zur Klärung der Effektivitätsfrage leisten und fokussiert darauf, den Einfluss von Ergotherapie auf bestimmte klinische Zustände und psychopathologische Variablen zu untersuchen. Die Frage war: Lässt sich zwischen Patienten, die im Rahmen eines mehrdimensionalen Behandlungskonzeptes nach dem Zufallsprinzip Ergotherapie erhielten oder diese Maßnahme nicht erhielten, hinsichtlich ihrer Besserung ein Unterschied zeigen? Weiterhin interessierte uns die Frage, wie die betroffenen Patienten („Nutzer") selbst die ergotherapeutische Behandlung bewerten.

Die Schwierigkeiten und der beträchtliche Aufwand, innerhalb eines mehrdimensionalen Therapiegeflechtes den Effekt einer einzigen Einflussgröße zu isolieren, sind bekannt (Bustillo et al. 2001, Reker 1998). Sie mögen ein Grund sein für den Mangel an Untersuchungen zur Effektivität der psychiatrischen Ergotherapie. So ist z. B. Rekers aufwendige Untersuchung der (extramuralen) Arbeitstherapie im deutschen Sprachraum singulär. Hingegen gibt es verschiedene Untersuchungen zur subjektiven Bewertung von Therapiemaßnahmen durch die Patienten wie auch Arbeiten zum Wert des Faktors Patientenzufriedenheit (Gruyters und Priebe 1994, Williams 1994)

6.2 Eigene Studie

6.2.1 Allgemeine Aspekte

Unter dem Leitgedanken, eine möglichst „normale", „durchschnittliche" ergotherapeutische Maßnahme in einem möglichst natürlichen klinischen Anwendungsrahmen hinsichtlich ihres therapeutischen Effektes zu evaluieren, haben wir ein routinenahes Behandlungsprogramm in Zusammenarbeit mit unseren Ergotherapeutinnen definiert. Bewusst wurde also auf die Konstruktion einer artefiziellen Maßnahme verzichtet. Das definierte Programm entspricht nach Inhalt und Form sehr weitgehend einem mittleren Vorgehen in der täglichen Praxis der ergotherapeutischen Krankenbehandlung in einem (Universitäts-)Krankenhaus. Mit andern Worten: es enthält das, was professionelle Ergotherapeutinnen durchschnittlich im therapeutischen Alltag praktizieren (s. u.).

Der zweite Leitgedanke betraf die Erfassung von Effekten *innerhalb des multimodalen Thera-*

piekonzeptes eines psychiatrischen (Universitäts)-Krankenhauses. Ergotherapie wurde eingesetzt *neben* anderen, dem Stand der Wissenschaft entsprechenden Therapien. Selbstverständlich haben Patienten also Psychopharmaka und Psychotherapie erhalten.

Die Psychotherapie in basaler Form bestand in zwei 30- bis 45-minutigen ärztlich-psychotherapeutischen (obligaten) Gesprächen wöchentlich; in Einzelfällen wurden diese Gespräche um spezielle, überwiegend verhaltenstherapeutisch geprägte psychologische Einzeltherapien erweitert. Eine solche erweiterte Psychotherapie haben wir als *Zusatzvariable* in allen entsprechenden Fällen dokumentiert und in die statistische Auswertung einbezogen.

Prinzipiell lässt sich die Stärke einer Maßnahme allerdings am sichersten nachweisen, indem nur die zu prüfende Behandlung einem genügend großen Teil einer möglichst homogenen Stichprobe durch Zufallsverteilung zukommt und dem anderen (genügend großen) Teil nicht. Es liegt auf der Hand, dass eine solche Prüfung im Falle einer soziotherapeutischen Untersuchung mit mutmaßlich geringeren Effektstärken (Goldberg et al. 1977, Ottenbacher und Maas 1999, Craik 1998) im psychiatrischen Krankenhaus aus ethischen Gründen nicht statthaft ist, weil den Patienten Maßnahmen mit gesicherter Wirkung, zum Beispiel Psychopharmaka, zugunsten der Prüfung einer Maßnahme ohne gesicherte Wirkung (hier Ergotherapie) vorenthalten würden.

6.2.2 Spezielle Aspekte

Fragestellung: Hat die nachfolgend dargestellte ergotherapeutische Intervention einen messbaren Einfluss auf die folgenden klinisch relevanten Variablen, die Indikatoren von Besserung darstellen?

- Angst
- Hoffnungslosigkeit
- Kommunikabilität
- Seelische Gesundheit als Eigenschaft
- Symptome wie soziale Kontaktstörungen, Berufsschwierigkeiten, Verstimmungsstörungen, Konzentrations- und Leistungsstörungen
- Psychotische Psychopathologie
- Depressive Psychopathologie
- Manische Psychopathologie

Mit den angegebenen Variablen sind jeweils Konstrukte gemeint, die der jeweils ausgewählte Test misst. Wir haben auf etablierte und gut validierte Tests zurückgegriffen, um möglichst hohe Testsicherheit zu erreichen (s. u.).

Die Hypothese lautete, dass durch das ergotherapeutische Programm die genannten Indikatoren sich verbessern. Neben Angst, Hoffnungslosigkeit und Kommunikabilität betrifft dies auch das Konstrukt „seelische Gesundheit als Eigenschaft" mit den Indikatoren seelisches und körperliches Wohlbefinden, selbst- und fremdbezogene Wertschätzung, Liebesfähigkeit, Autonomie und Expansivität.

Die Auswahl der Variablen erfolgte *nicht* mit dem Ziel, offensichtlich spezifische ergotherapeutische Effekte aufzuspüren. Es wird also nicht etwa auf die Übung gewisser technisch-handwerklicher Fähigkeiten abgehoben; Patienten kommen nicht deshalb in die psychiatrische Klinik und werden primär auch nicht deshalb behandelt, um solche Fertigkeiten zu üben. Auch Performanz, wie sie zum Beispiel nach der COPM bestimmt wird (Law et al.1991), liegt nicht in unserem vordringlichen Interesse, weil es sich dabei (noch) nicht um ein Ziel handelt, das von Psychiatern, die Ergotherapie verschreiben, angestrebt wird. (Die Evaluation von Performanz erscheint freilich als ein psychiatrisches Desiderat). Die Auswahl richtete sich vielmehr nach klinischen Zielen. Das klinische Ziel einer Krankenhausbehandlung orientiert sich vor allem an den zur Aufnahme führenden Symptomen und Beschwerden. Die Entlassung aus der Klinikbehandlung erfordert die Feststellung hinreichender Besserung des Eingangsbefundes und die Fähigkeit des Patienten, die eigenen Lebensaufgaben wieder in Angriff nehmen zu können. (DGPPN 1999)

Die Auswahl der Testinstrumente kann sich freilich nicht allein an den Testzielen orientieren, sondern muss auch praktische Grenzen und Widerstände berücksichtigen, zum Beispiel die subjektiven Testvoraussetzungen der Patienten (Konzentration, Kooperation) oder Grenzen der personellen und finanziellen Ressourcen der untersuchenden Institution. Schließlich muss sie die Grundbedingungen akzeptieren, unter denen Patienten psychiatrisch-stationär behandelt werden, also Liegezeiten, Behandlungsstandards, den institutionellen Rahmen mit strukturierten Behandlungsabläufen.

6.2.3 Methodik

Das formale Design entspricht einer teilkontrollierten klinischen Studie mit Prä-Posttestanalyse (vgl. Lander 1990).

Eingeschlossen wurden alle aufgenommenen Patienten, welche die Einschlusskriterien erfüllten (s. u.). Die Gesamtstichprobe umfasste 216 Patienten (119 Frauen, 97 Männer). Das Durchschnittsalter betrug 41 Jahre. 120 Patienten erhielten die ergotherapeutische Programmmaßnahme, 96 wurden gebeten, sich zu parallelen Zeiten mit einfachen Materialien selbst zu beschäftigen. Hinsichtlich Alter und Geschlechtverteilung bestanden keine signifikanten Unterschiede zwischen den Gruppen, die Durchschnittswerte von IQ und Konzentrationsfähigkeit (gemessen zu Beginn) waren in der Programmgruppe leicht (nichtsignifikant) erhöht.

Als Ergotherapieprogramm definierten wir ein Setting i.S der kompetenzzentrierten Methode nach Scheiber (1995) im Rahmen einer offenen Werkgruppe. Die Förderung von Handlungskompetenz durch bestimmte handwerkliche Techniken steht im Zentrum dieser Methode (DVE 1994, Scheiber 1995, Wadehn 2001). Es handelt sich um eine Form therapeutischer Gruppenarbeit, bei der alle Mitglieder im gemeinsamen Werkraum an einem je eigenen Produkt arbeiten, Vereinbarungen bezüglich der Nutzung des Arbeitsraumes, des Materials und der Werkzeuge treffen müssen und ein Kontakt des Gruppenleiters zu jeder Person besteht (Rosenkranz-Ratcliff, zit. nach Wadehn 2001, S. 74, Linke-Vieten 1997). Die Patienten der Kontrollgruppe erhielten zur gleichen Zeit Material zur einfachen Beschäftigung, die in geeigneten Räumen auf der jeweiligen Station stattfand. Kontakt zu den Ergotherapeutinnen bestand nicht. Die Krankenschwestern achteten auf Einhaltung der Zeiten.

Die Behandlungsdauer betrug in beiden Gruppen vier Wochen und täglich im Durchschnitt (weil mittwochs und freitags kürzer) insgesamt 2 Stunden.

Einschlusskriterien waren:

- Schriftliche Zustimmung nach informed consent
- Alter 18 bis 65 Jahre
- Stationärer Aufenthalt (d. h. Ausschluss tagesklinischer Patienten)
- Folgende Diagnosen (gemäß Forschungskriterien der ICD-10 1994): Schizophrenie F20, manische Episode F30, bipolare affektive Störung F31, depressive Episode F32, rezidivierende depressive Störung F33.

Um einer Gleichverteilung (Ähnlichkeit der Variablen in den Patientenkollektiven) näher zu kommen, wurden beide Gruppen stratifiziert im Hinblick auf Diagnosen, Krankheitsdauer und Häufigkeit bisheriger stationärer Aufenthalte. Durch eine solche Untergruppenhomogenisierung sollte v. a. verhindert werden, dass Patienten mit längerer Krankheits- und Klinikerfahrung (Trainingseffekt) mit Neuerkrankten und hinsichtlich Ergotherapie unerfahrenen Patienten verglichen werden.

Auf diese Weise erhielten wir sieben Straten.

Stratum 1: Diagnose Schizophrenie	stationärer Erstaufenthalt Krankheitsdauer < sechs Monate
Stratum 2: Diagnose Schizophrenie	stationärer Erstaufenthalt Krankheitsdauer > sechs Monate und alle Patienten mit stationären Mehrfachaufenthalten und Krankheitsdauer <oder> sechs Monate
Stratum 3: Diagnose Depression	stationärer Erstaufenthalt Krankheitsdauer < sechs Wochen
Stratum 4: Diagnose Depression	stationärer Erstaufenthalt Krankheitsdauer > sechs Wochen
Stratum 5: Diagnose Depression	stationärere Mehrfachaufenthalte Krankheitsdauer < sechs Wochen
Stratum 6: Diagnose Depression	stationärer Mehrfachaufenthalte Krankheitsdauer I> sechs Wochen
Stratum 7: Diagnose Manie	Keine Differenzierung

Alle Patienten erhielten *Basistherapien*, d. h. ärztlich-psychiatrische Betreuung, Psychopharmaka, Bewegungstherapie und Gruppensingen. Weitere, nach individuellem Bedarf verordnete Therapieformen wie Verhaltenstherapie, tiefenpsychologische Einzeltherapie, IPT und Gestaltungstherapie wurden als Zusatztherapie erfasst und flossen als Kovariable in die Auswertung ein. Die einzelnen Therapien wurden nicht nur verordnet, sondern ihre konkrete Inanspruchnahme wurde in einem Therapiepass protokolliert. Auch die jeweilige Teilnahme an der Programmmaßnahme (Ergotherapie) bzw. „Selbstbeschäftigung" wurde dokumentiert.

Die Zuordnung zu Programm- bzw. Kontrollgruppe erfolgte nach Vorgabe einer computergenerierten Zufallsliste, die von einer neutralen Person verwahrt und im Bedarfsfall abgestrichen wurde.

6.2.4 Messinstrumentarium und Messzeitpunkte

Bei der Auswahl der Messinstrumente kam es vor allem auf die Erfassung änderungsrelevanter Parameter mit entsprechend änderungssensitiven Tests an. Daneben ging es um Erfassung bestimmter stabiler Persönlichkeitsdimensionen, um ggf. (überdauernde) Persönlichkeitsmerkmale mit dem Erfolg bzw. Misserfolg der Programmmaßnahme zu korrelieren.

> Hinweis: Dem Anspruch umfangreicher Datenerhebung stand praktisch die begrenzte Belastbarkeit der psychisch kranken Patienten gegenüber. Unter Berücksichtigung dieser Tatsache glauben wir, mit folgendem Testinstrumentarium einen optimalen Kompromiss gefunden zu haben. Einige Variablen (z. B. Angst und Hoffnungslosigkeit) wurden speziell gemessen, die übrigen wurden in kombinierten Tests erfasst (Selbstwirksamkeit, Kontrollüberzeugung und Zukunftskonzept).

Die Messinstrumente im Einzelnen:

1. State-Trait-Angstinventar STAI-G (Laux et al. 1981). In diesem Test werden Zustandsangst (state) und allgemeine Ängstlichkeit als Persönlichkeitsmerkmal (trait) getrennt beurteilt. Es ist ein derzeit in Deutschland weitverbreitetes Instrument zur Angstmessung mit hoher Validität. Angst wird aufgefasst als Resultat aus erlebter Verwundung und Verwundbarkeit des Patienten. Sie zeigt das Ausmaß an Bedrohung im emotionalen Bereich und ist bei vielen Depressionsformen, oft auch bei Schizophrenien vermehrt.
2. SSF-Skala zur Messung des Selbstbildes sozialer Funktionspotenzen (Schröder 1985). Es handelt sich um eine leicht zu handhabende Skala mit 15 Items zur Selbsteinschätzung von Kommunikabilität, sozialer Kompetenz und Handlungskontrolle (Einfluss auf soziales Geschehen).
3. Ein besonders änderungssensitives und bewährtes Instrument zur Erfassung von Wandlungsprozessen unter psycho- und soziotherapeutischen Einflüssen ist die Kieler änderungssensitive Symptomliste (KASSL) von Zielke (1979). Die relevanten Skalen der KASSL (soziale Kontaktstörung, Verstimmung, Berufsschwierigkeiten, Konzentrationsstörung und Leistungsstörung, Symptombelastung und Änderungssensitivität) vermitteln therapierelevante Informationen über Symptome und verschiedene Bereiche gestörten Erlebens und Verhaltens.
4. Ein eigener Fragebogen zur Selbsteinschätzung der Beschäftigung fokussiert auf globale Zufriedenheit mit dem angebotenen Setting. Die zu beurteilende Maßnahme wurde von den Patienten mit den Antworten „sehr gut", „gut", „mäßig gut" und „nicht gut" bewertet.
5. Zur Zukunftserwartung und Hoffnung/Hoffnungslosigkeit benutzten wir die H-SA-Skala von Krampen (1994). Auch dies ist ein einfach zu handhabender kurzer Fragebogen mit gesicherter Gültigkeit und hoher Zuverlässigkeit. Wir erwarteten eine Abnahme der Hoffnungslosigkeit in der Verumgruppe mehr als in der Kontrollgruppe. Der Test umfasst außerdem veränderte Bewertungen von Handlungs- und Lebenszielen.
6. Der Trierer Persönlichkeitsfragebogen (Becker 1989) wurde verwandt, um Resultate ggf. mit beständigen Persönlichkeitsmerkmalen oder -Profilen korrelieren zu können. Der Fragebogen basiert auf einem Kontinuum-Modell der seelischen Gesundheit. Seelische Gesundheit wird dabei als Eigenschaft *und* momentaner Zustand erfasst und es werden auf Subskalen Indikatoren für seelische Gesundheit gemessen: Seelisches und körperliches Wohlbefinden, selbst- und fremdbezogene Wertschätzung; daneben werden Expansivität und Autonomie als Indikatoren der Selbstaktualisierung eingeschätzt.
7. Die Variablen „Intelligenz" und „Beeinträchtigung durch Psychopharmaka" wurden durch den Mehrfach-Wortwahl-Test von Lehrl (1989) bzw. den d-2-Aufmerksamkeits- und Belastungstest bestimmt (Brickenkamp 1994). Zur diagnostischen Einschätzung (Krankheitsintensität) benutzten wir die Bech-Rafaelsen-Melancholie-Skala für Depressionen, die Bech-Rafaelsen-Manie-Skala für Manien und die BPRS (Brief Psychiatric Rating Scale) für Schizophrenien.

Alle Patienten in der Verum- und Kontrollgruppe erhielten zu Beginn (Tag 0), nach zwei Wochen (Tag 14) und am Ende der Untersuchungszeit (Tag 28) die speziellen Fragebögen zur Ermittlung des diagnosespezifischen Grades der subjektiven Beeinträchtigung. Der d-2-Test wurde nur zu Beginn, der MWT, der Trierer Persönlichkeitsfragebogen sowie der Fragebogen zur Bewertung der jeweiligen Maßnahme wurden nur am Ende der Untersuchungszeit ausgefüllt.

> Die Auswahl bzw. die Beschränkung der Variablen und der Testinstrumente erfolgte vor allem unter dem Aspekt der Belastbarkeit der Patienten (siehe oben). Wir meinen inzwischen, ein durchaus akzeptables Verhältnis zwischen aufgegebener Begrenzung (Patientencompliance) und Repräsentanz der Variablen gefunden zu haben. So hatten zum Beispiel gleich zu Anfang weitere geeignete Tests, zum Beispiel zur Kompetenzerwartung, aus Gründen einer zu hohen Konzentrationsbelastung für die Patienten aus dem Arsenal der angewandten Testinstrumente gestrichen werden müssen. Andererseits wurde mit der KASSL ein dezidiert veränderungssensibles Instrument aufgenommen, das Hoffnungslosigkeit, Depressivität, Hemmung, Selbstwertgefühl und soziale Kompetenz im Verlauf der Therapie gut abzubilden vermag. Schließlich werden durch STAI-X-1 und X-2 (Angst als Zustand und Eigenschaft) Persönlichkeitsvariablen erfasst, die als überdauernd gelten und solche, die einem momentanen Zustand entsprechen. Die Hypothese lautete, dass infolge der Behandlung mit Ergotherapie Verbesserungen in den State-Dimensionen erkennbar werden.

Die Erfassung von Persönlichkeitsfaktoren mit dem Trierer Persönlichkeitsfragebogen war intendiert, um Therapieergebnisse mit dem gemessenen Persönlichkeitsprofil im einzelnen Fall zu vergleichen. Die entsprechende Auswertung wird hier aus Gründen der Übersichtlichkeit nicht dargestellt. Dem gleichen Zweck einer möglichen Korrelation zwischen Ergotherapie-Effekt und Persönlichkeitsvariablen diente ein Kurz-IQ-Test (MWT). Um mögliche Behandlungseffekte diagnosebezogen auf den Krankheitsverlauf zu ermitteln, wurden diagnosespezifische und klinische Rating-Scales verwendet (BPRS, Manie- und Depressionsskalen wie oben genannt).

Der d-2-Konzentrationstest, zum Messzeitpunkt 1 durchgeführt, diente zur Feststellung von möglichen Konzentrationseinbußen durch Morbus oder Psychopharmaka. Die Werte gingen als Kovariable in die Auswertung ein.

Ein signifikanter Gruppenunterschied bezüglich der relevanten Kovariablen bestand nicht.

6.2.5 Auswertung

Die statistische Auswertung erfolgte durch Kovarianzanalyse mittels SPSS-Computerprogramm; für die Variablen wurde annähernde Normalverteilung vorausgesetzt. Die multiplen Mittelwertvergleiche jeweils einer Zielvariablen sind Tukey-adjustiert. Signifikanzprüfungen der Mittelwertvergleiche erfolgten mittels F-Test und t-Test (nach Student). Die in Abb. 1 dargestellten Effektstärken berechnen sich nach der Formel

$$\mathrm{ES} = \frac{\overline{\mathrm{X}_1} - -\overline{\mathrm{X}_2}}{\frac{\mathrm{S}}{\sqrt{\mathrm{n}}}} \cdot 100\%$$

wobei
X_1 = Mittelwert der Verumgruppe
X_2 = Mittelwert der Kontrollgruppe
S = Standardabweichung der Kontrollgruppe
n = Stichprobenumfang der Kontrollgruppe

6.2.6 Ergebnisse

Die interessierende zentrale und allgemeine Frage war die nach dem *Unterschied* der beiden Gruppen am Prüfstein definierter Konstrukte, und zwar zu den einzelnen Messzeitpunkten wie auch über die Zeit (im Verlauf). Unterschiede wären zu erwarten, wenn unsere Hypothese stimmte, wonach das Ergotherapieprogramm einen messbaren Beitrag zur Besserung/Heilung von Patienten mit den oben genannten Diagnosen leistet.

Die Ergebnisse sind in den Grafiken 6.**1** bis 6.**41** dargestellt, wobei nicht alle Variablen berücksichtigt sind.

Abb. 6.**1** zeigt die überhaupt maximalen Effekte, die sich statistisch für den Einflußfaktor der Programmmaßnahme Ergotherapie berechnen lassen, und zwar für alle Patienten der Verum- und der Kontrollgruppe ohne Berücksichtigung der Diagnosen.

Nur der Wert Kommunikabilität (SSF) zum Messzeitpunkt 2 erreicht Signifikanzniveau ($p= 0.019$), um dann aber zum Meßzeitpunkt 3 wieder deutlich unter die Signifikanzgrenze zu sinken ($p= 0.26$). Die Effektstärken in Spalte 2,3 und 5 betreffen Unterskalen des Trierer Persönlichkeitsfragebogen, der nur am Ende der Studie

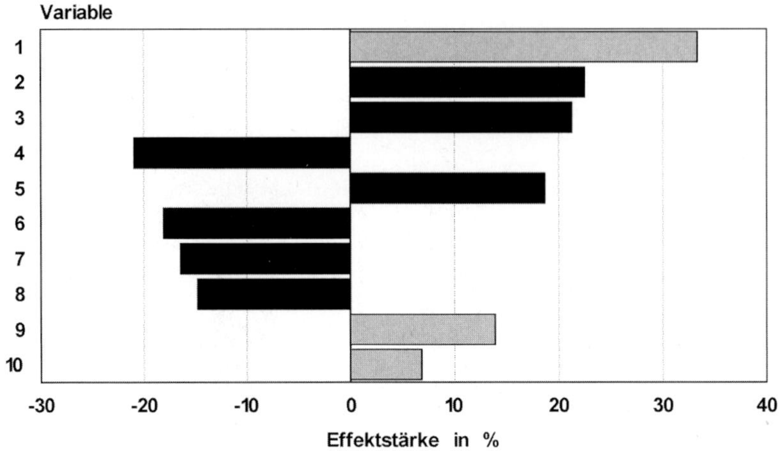

Abb. 1 : Rangfolge der Effektstärken

Variable:

1 Kommunikabilität (SSF, Messpunkt 2)
2 Verhaltenskontrolle (TPF)
3 Liebesfähigkeit (TPF)
4 Konzentration (Test d2, Messpunkt 1)
5 Selbstwertgefühl (TPF)
6 Hoffnungslosigkeit (H-Skalen, Messpunkt 2)
7 Angst als Eigenschaft / trait (STAI / X2, Messpunkt 3)
8 Hoffnungslosigkeit (H-Skalen, Messpunkt 3)
9 Kommunikabilität (SSF, Messpunkt 3)
10 Kommunikabilität (SSF, Messpunkt 1)

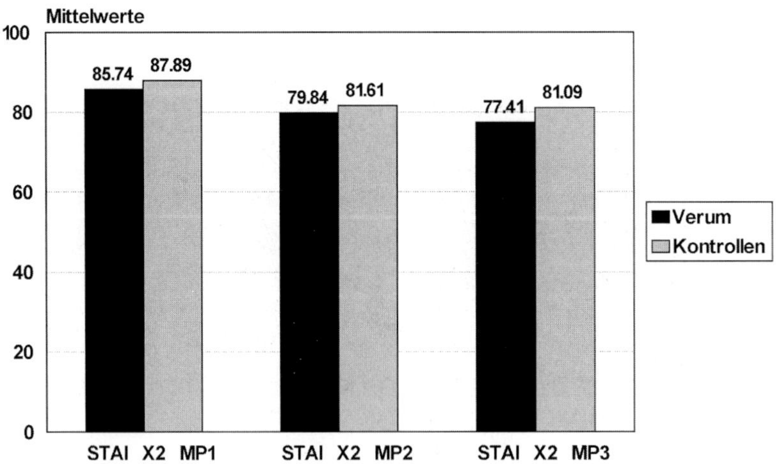

Abb. 2 : Angst als Eigenschaft (STAI, Skala X2)
Prozentränge zu den Messpunkten 1, 2 und 3

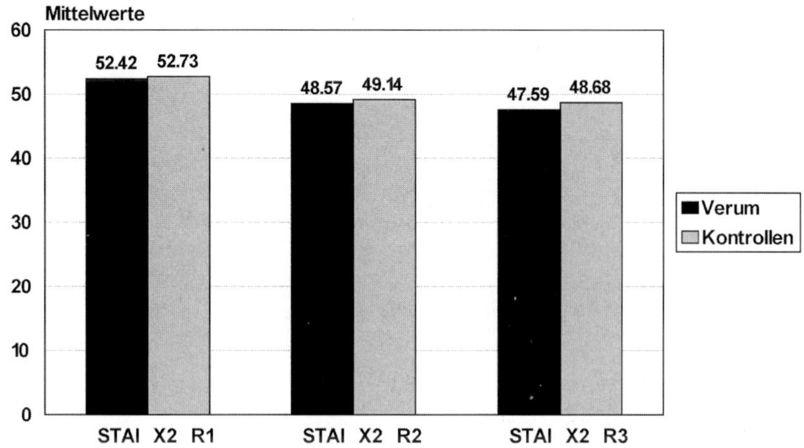

Abb. 3 : Angst als Eigenschaft (STAI, Skala X2)
Rohwerte zu den Messpunkten 1, 2 und 3

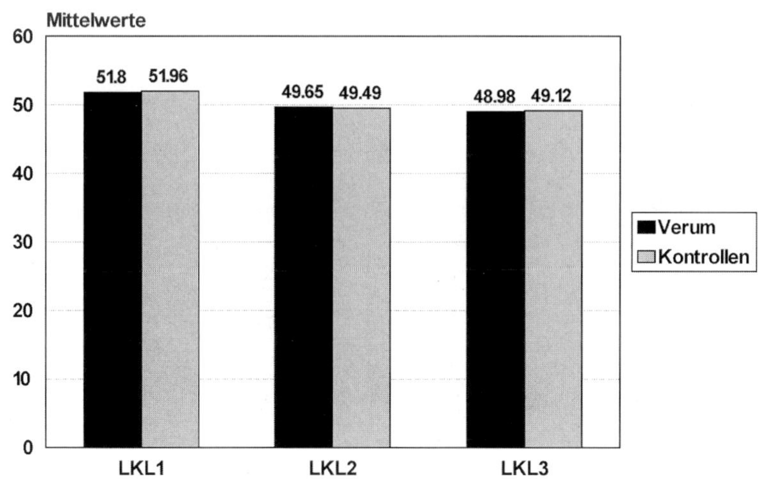

Abb. 4 : Konzentrations- und Leistungsstörungen (KASSL)
zu den Messpunkten 1, 2 und 3

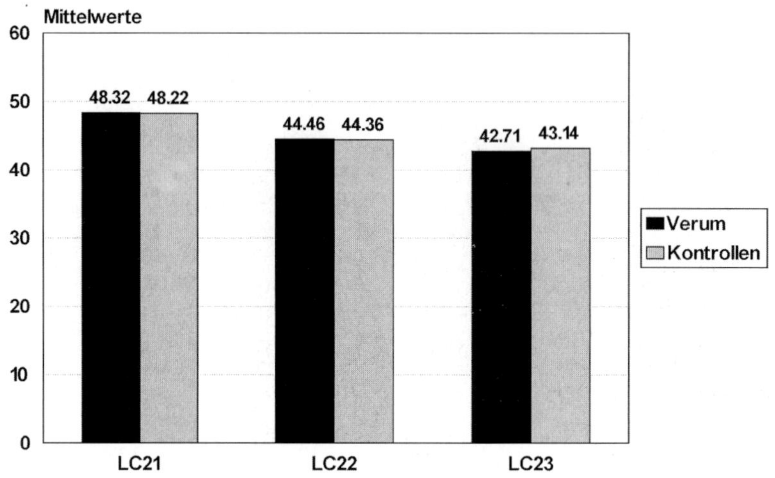

Abb. 5 : Sensitivität (KASSL, Skala C2)

Überwiegend durch Verstimmungsstörungen bedingte Einschränkungen im Leistungs-, Erlebens- und Verhaltensbereich.
Messpunkte 1, 2 und 3.

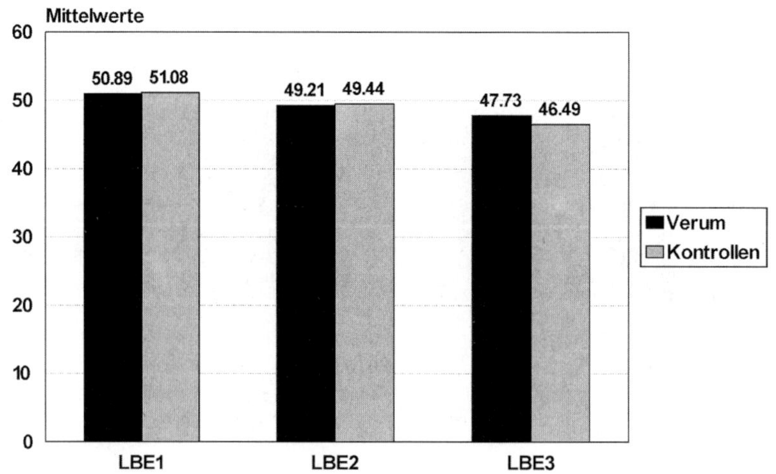

Abb. 6 : Berufsschwierigkeiten (KASSL)
Messpunkte 1, 2 und 3.

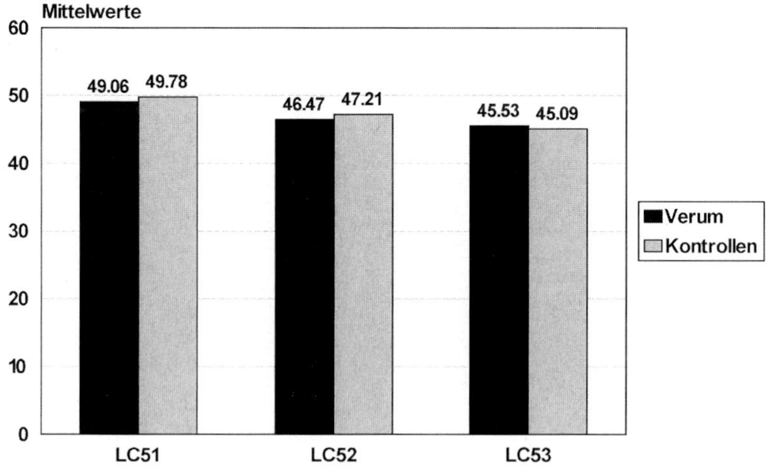

Abb. 7 : Insensitivität (KASSL, Skala C5)
Erfasst berufsbezogene Probleme und Änderungen im Sozialbereich.

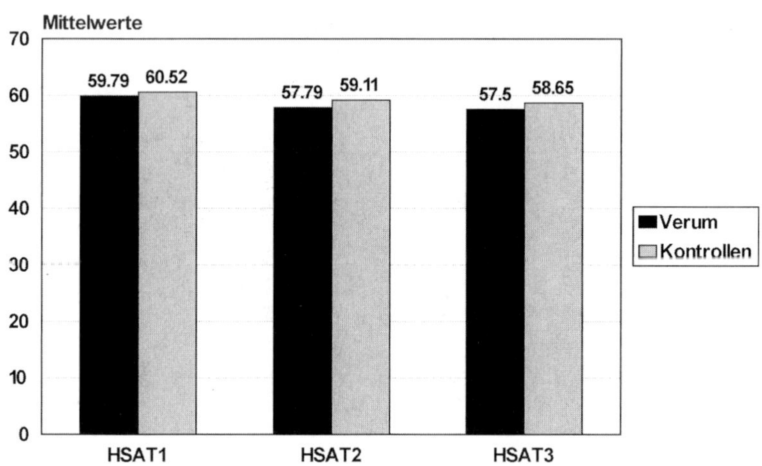

Abb. 8 : Hoffnungslosigkeit (H-Skalen)
T-Werte zu den Messpunkten 1, 2 und 3.

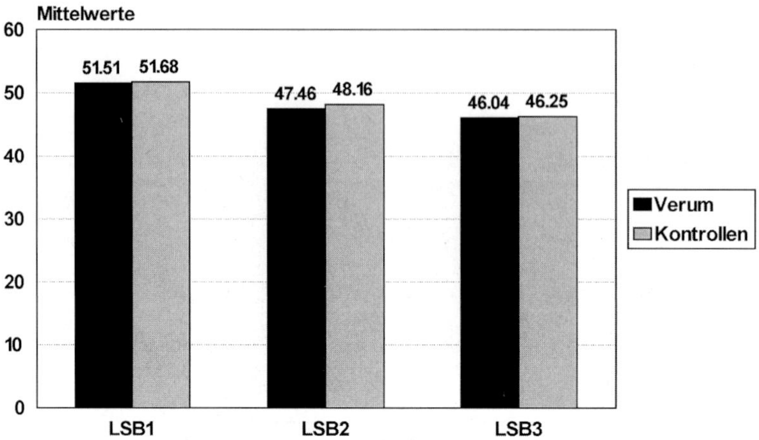

Abb. 9 : Symptombelastung (KASSL)
Messpunkte 1, 2 und 3.

beantwortet wurde und keine Prä-Post -Aussage erlaubt. Spalte 4 beschreibt eine bessere Konzentration (weniger Fehler im d2-Test) in der Programmgruppe zum Meßzeitpunkt 1; diese Messung wurde nur zu Beginn der Studie als Indikator medikamenten-oder krankheitsbedingter Konzentrationsstörung vorgenommen. Aus den Spalten 6 und 8 ist eine geringere Hoffnungslosigkeit in der Verumgruppe ablesbar, allerdings mit abnehmender Tendenz. Auch für Angst als Eigenschaft ist ein geringer Effekt zum Meßzeitpunkt 3 zu verzeichnen im Sinne einer Abnahme in der Verumgruppe. Allerdings ist Angst als Eigenschaft ein gegenüber Veränderung eher stabiles Konstrukt, weshalb der Effekt zurückhaltend interpretiert werden sollte. Und noch einmal: Alle Werte in den Spalten 2–10 liegen unterhalb des Signifikanzniveaus von 0.05.

In den Abbildungen 6.**2–9** ist an einigen klinisch relevanten Variablen die Monotonie ihres jeweils fast gleichen Verhaltens in der Programm-und Kontrollgruppe im Zeitverlauf zu erkennen.

Stets zeigt sich zwar eine Besserung, aber sie betrifft beide Gruppen nahezu gleich; sie ist tendenziell in der ersten Phase der (allgemeinen) Behandlung stärker als in der zweiten und entspricht Prozessverläufen, wie sie in der Psychopharmakotherapie und auch in der Psychotherapie bekannt sind (Lueger 1995).

Die Abbildungen 6.**10–40** zeigen die Veränderungen für die Diagnosen Schizophrenie, Depression und Manie. Auf Stratifizierung innerhalb der Diagnosen wurde dabei zum Zweck übersichtlicher Darstellung und im Interesse größerer statistischer power verzichtet. Fast regelhaft sind die Verläufe sehr ähnlich und anfängliche Gruppenunterschiede halten sich durch. Aus dem Rahmen fällt jedoch die größere Abnahme des Skalenwertes auf der Bech-Rafaelsen-Melancholie-Skala bei Patienten der Programmgruppe mit der Diagnose Depression. Der Unterschied ist allerdings nicht signifikant, wie auch in den anderen Diagrammen kein einziger Unterschied signifikant ausfällt. Ein mit hoher Wahrscheinlichkeit als Wirkung des Ergotherapie-Programms zu interpretierender Unterschied zugunsten der Programmgruppe liegt demnach auch bei den zusammengefaßten Diagnosegruppen nicht vor.

Deutlich anders fallen die Bewertungen von Ergotherapie und Selbstbeschäftigung aus (Abb. 6.**41**):

Von den 40 schizophrenen Patienten in der Verumgruppe beurteilten 43% bzw. 40% das Ergotherapieprogramm mit „sehr gut" bzw. „gut",

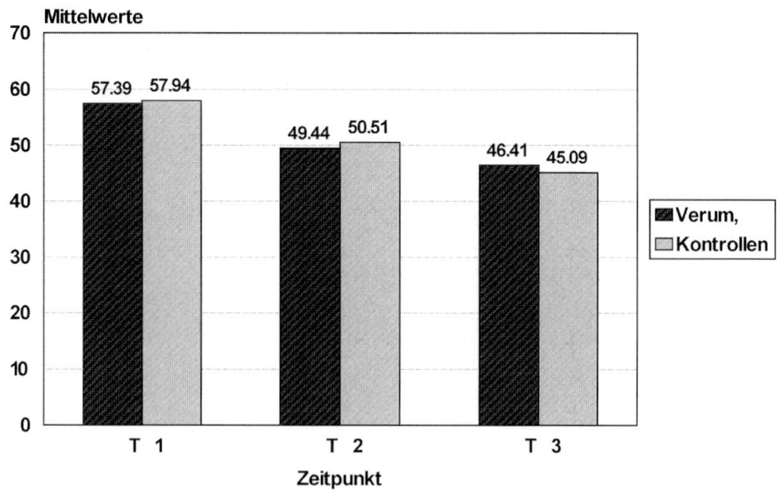

Abb. 10 : Schizophrene Patienten (n = 76), Psychopathologie-Skalen (BPRS)

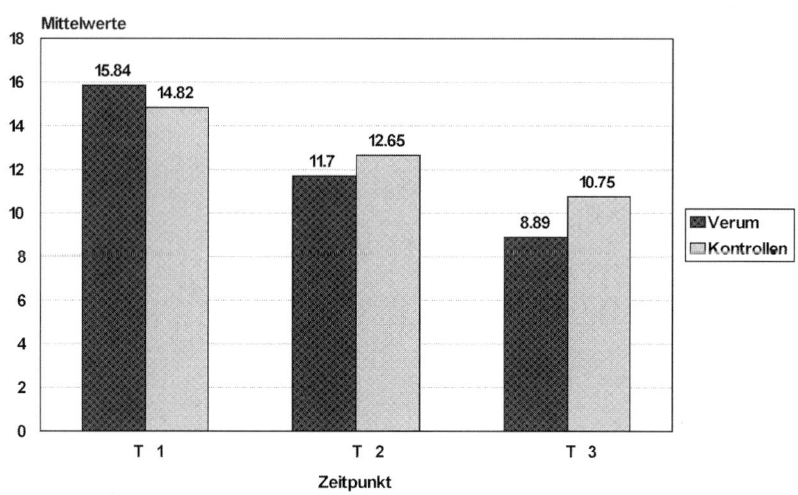

Abb. 11 : Depressive Patienten (n = 114), Psychopathologie-Skalen (BRME)

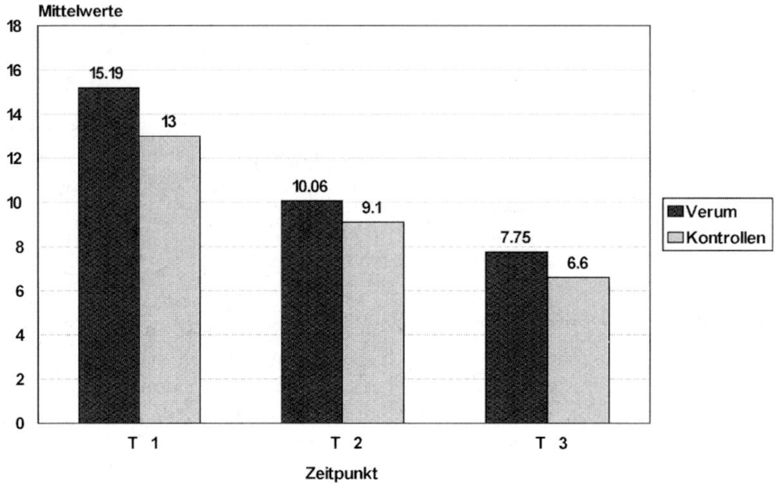

Abb. 12 : Manische Patienten (n = 26), Psychopathologie-Skalen (BRMA)

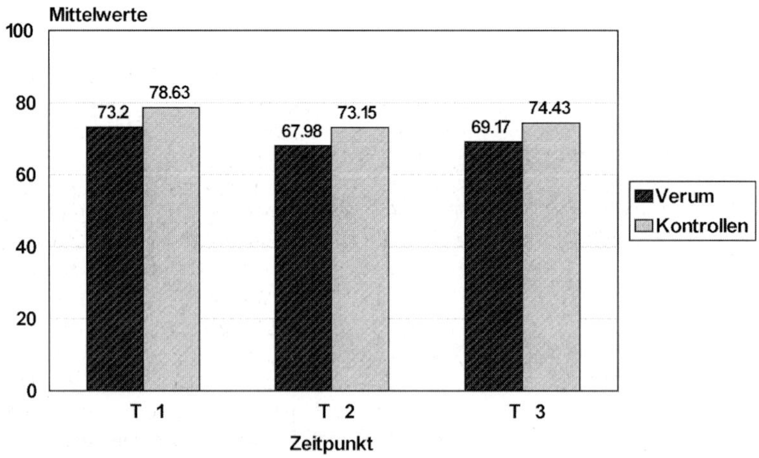

Abb. 13 : Schizophrene Patienten, Hoffnungslosigkeit H-Skalen, Prozentwerte

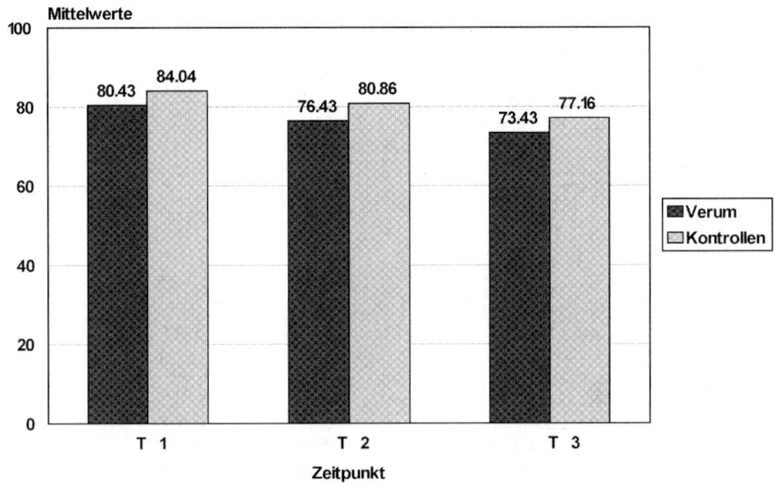

Abb. 14 : Depressive Patienten, Hoffnungslosigkeit
H-Skalen, Prozentwerte

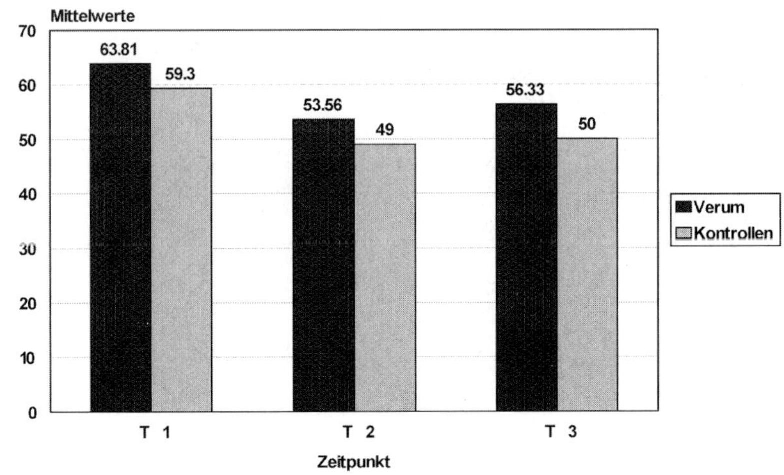

Abb. 15 : Manische Patienten, Hoffnungslosigkeit
H-Skalen, Prozentwerte

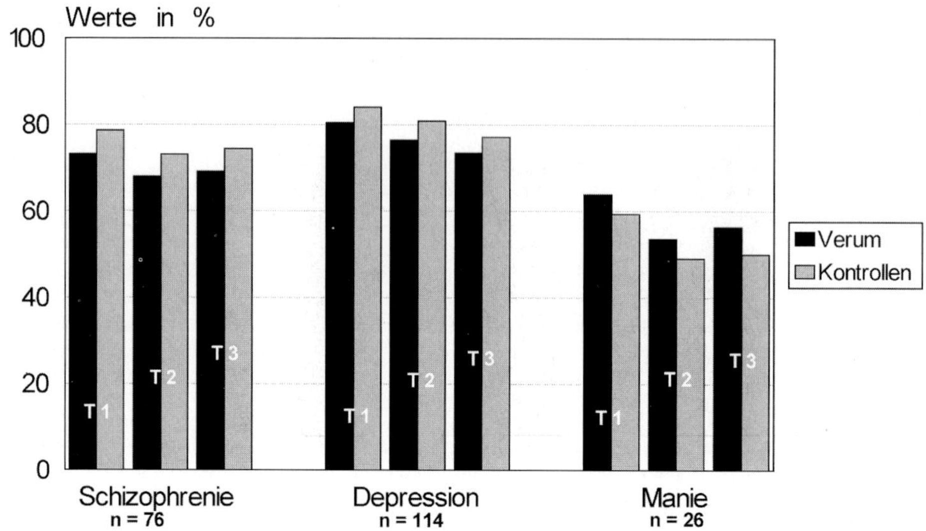

Abb. 16 : Vergleich der Verum- und Kontrollgruppe, Variable Hoffnungslosigkeit. H-Skala, Prozentwerte.

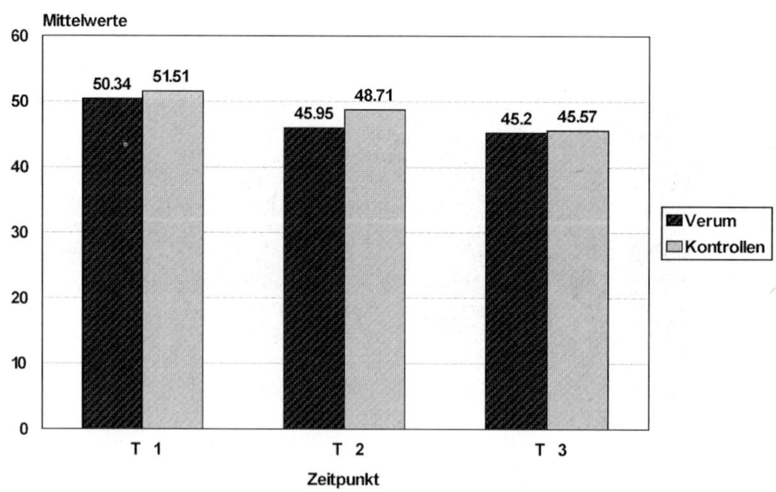

Abb. 17 : Schizophrene Patienten, Angst als Zustand. STAI, Skala X1.

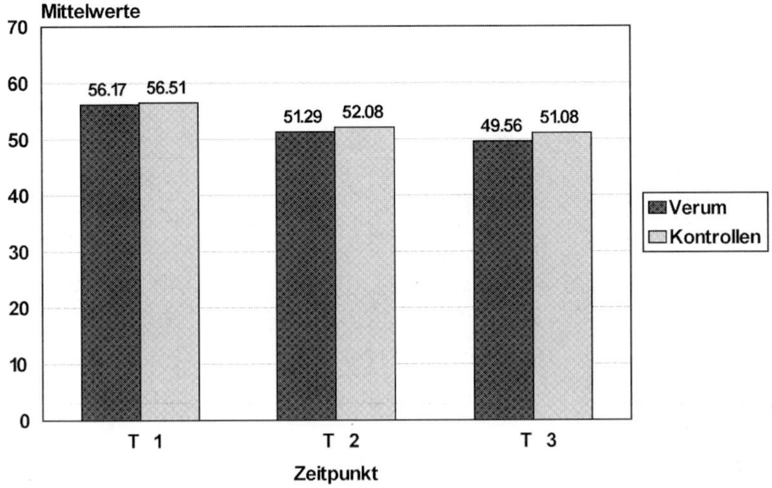

Abb. 18 : Depressive Patienten, Angst als Zustand.
STAI, Skala X 1.

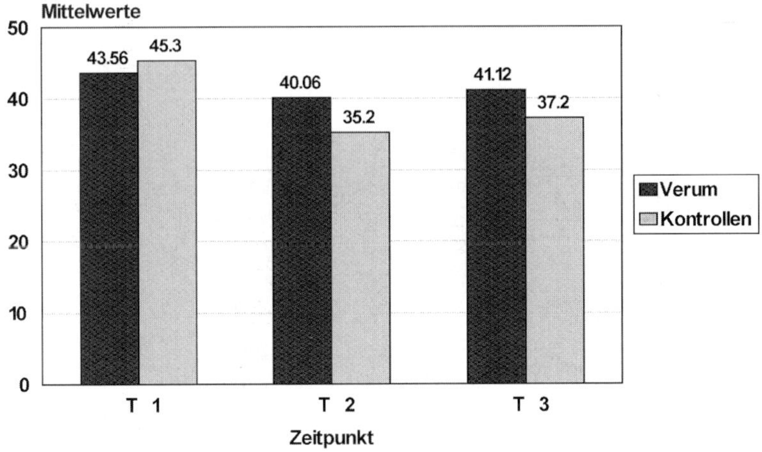

Abb. 19 : Manische Patienten, Angst als Zustand.
STAI, Skala X 1.

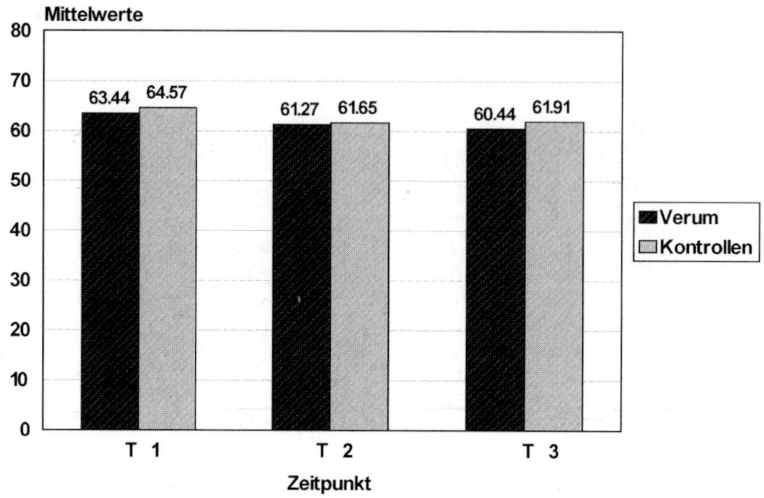

Abb. 20 : Schizophrene Patienten, Angst als Eigenschaft. STAI, Skala X 2, T-Werte.

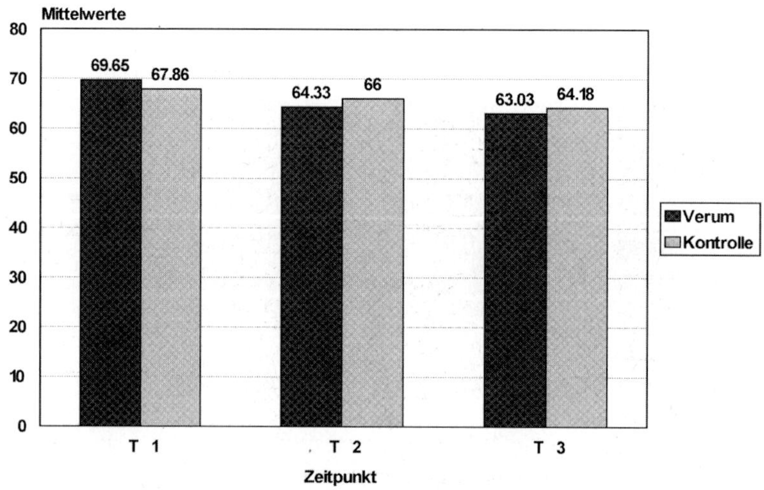

Abb. 21 : Depressive Patienten, Angst als Eigenschaft. STAI, Skala X 2, T- Werte

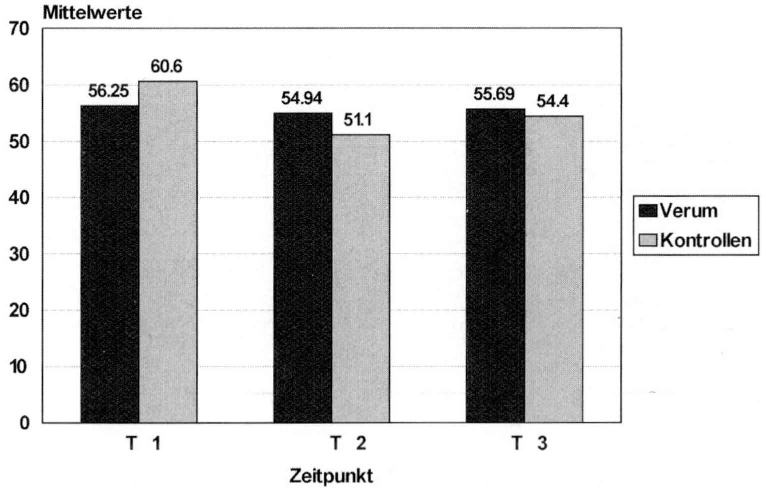

Abb. 22 : Manische Patienten, Angst als Eigenschaft. STAI, Skala X 2, T- Werte

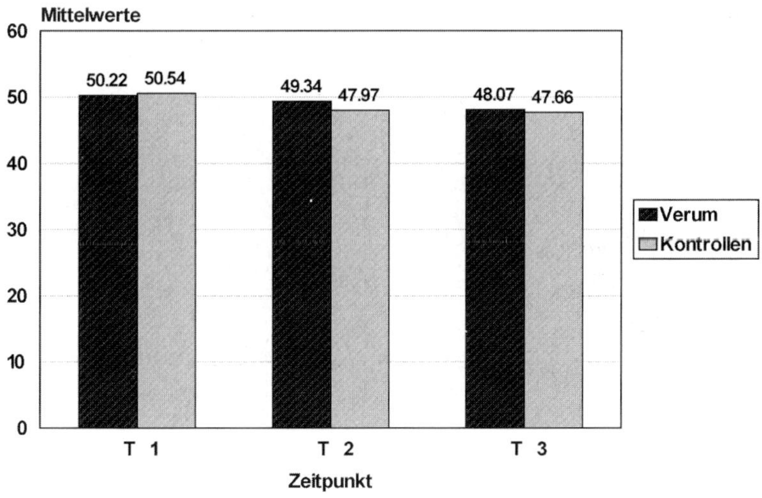

Abb. 23 : Schizophrene Patienten, KASSL, Skala Kontaktstörungen.

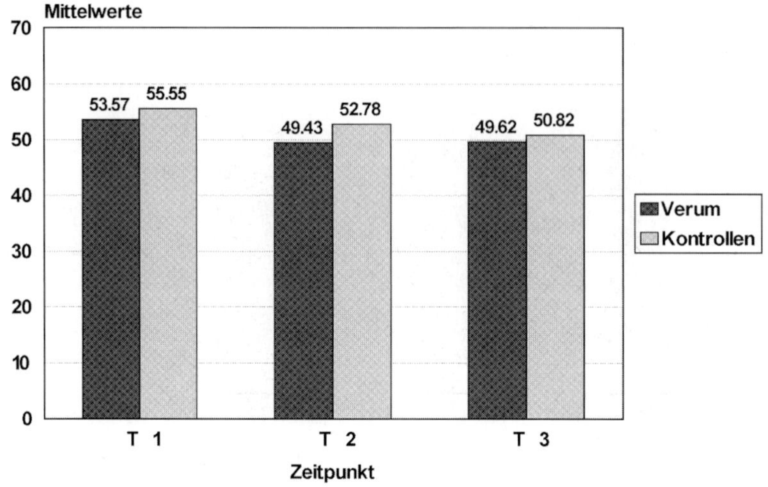

Abb. 24 : Depressive Patienten,
KASSL, Skala Kontaktstörungen.

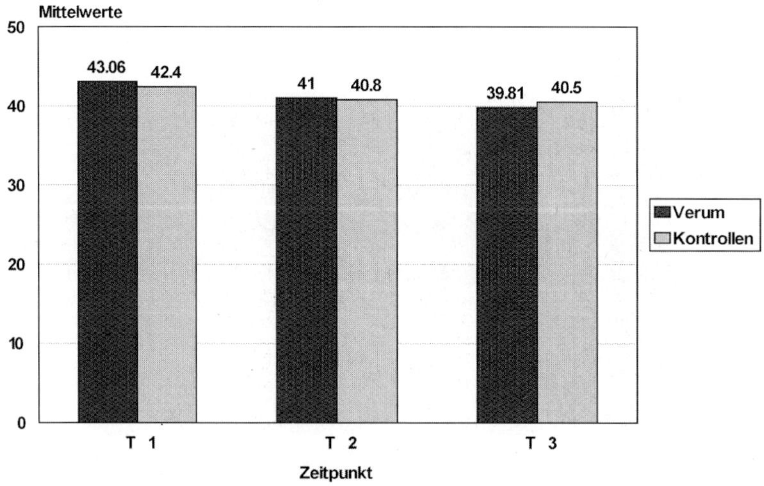

Abb. 25 : Manische Patienten,
KASSL, Skala Kontaktstörungen.

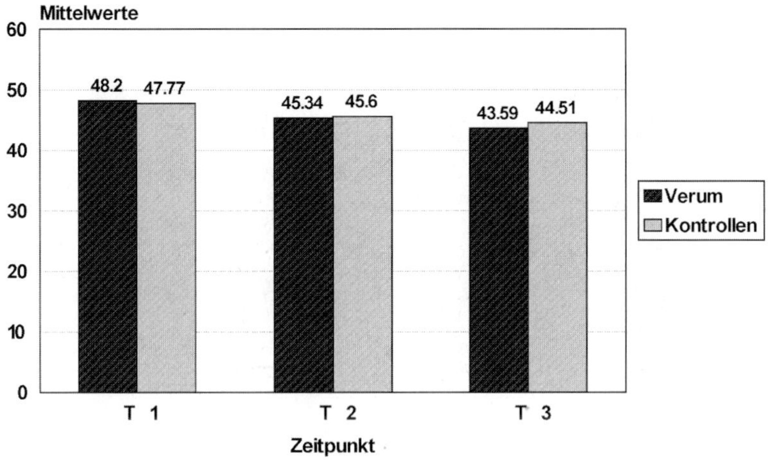

Abb. 26 : Schizophrene Patienten,
KASSL, Skala Verstimmungsstörungen.

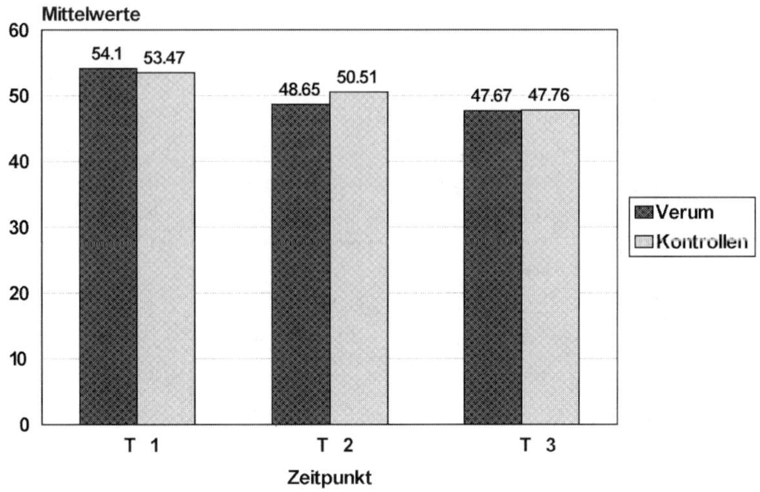

Abb. 27 : Depressive Patienten,
KASSL, Skala Verstimmungsstörungen.

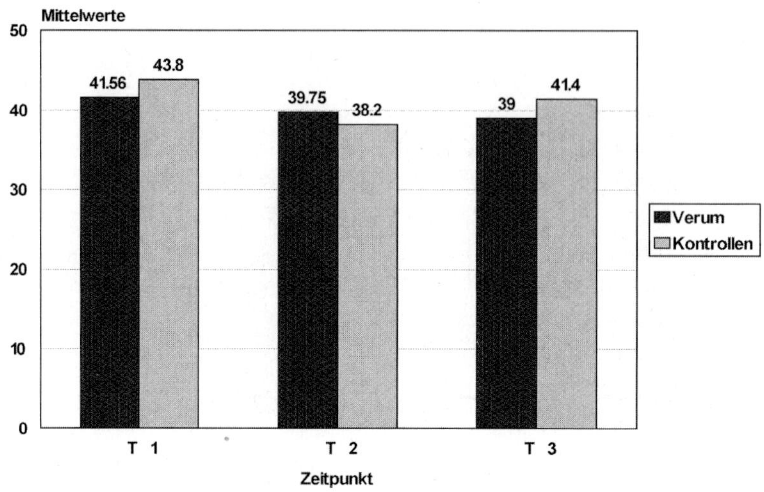

Abb. 28 : Manische Patienten,
KASSL, Skala Verstimmungsstörungen.

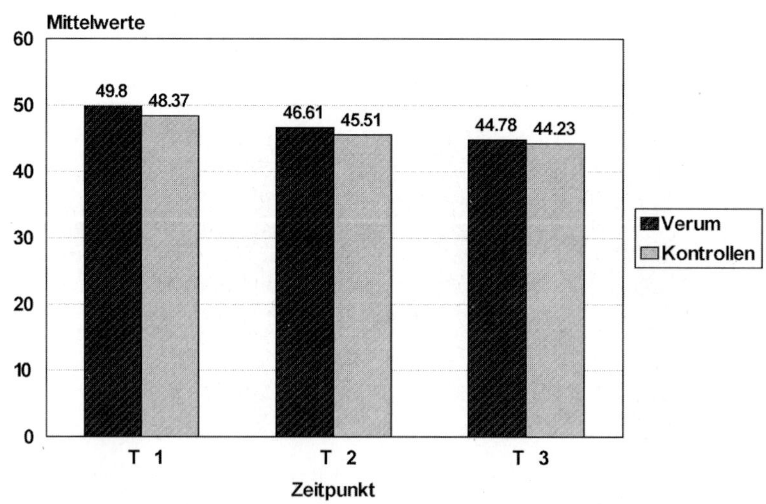

Abb. 29 : Schizophrene Patienten,
KASSL, Skala Symptombelastung.

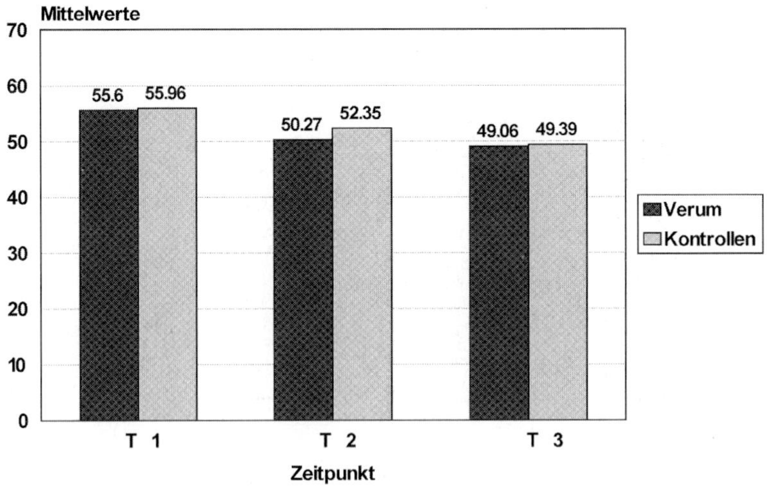

Abb. 30 : Depressive Patienten,
KASSL, Skala Symptombelastung.

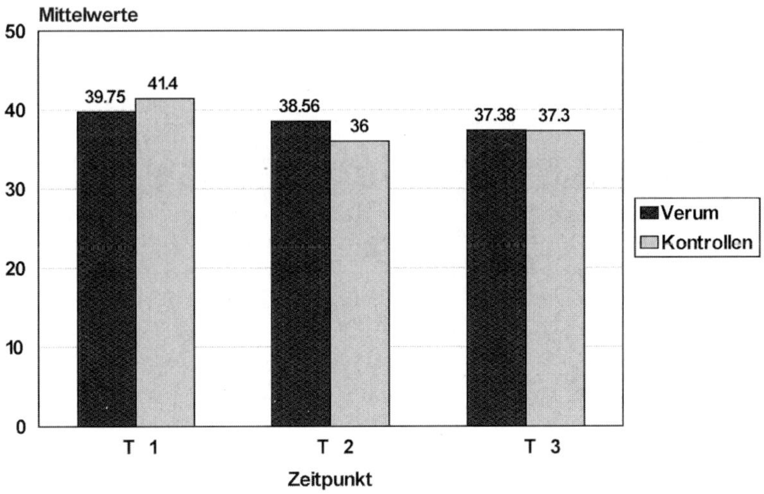

Abb. 31 : Manische Patienten,
KASSL, Skala Symptombelastung.

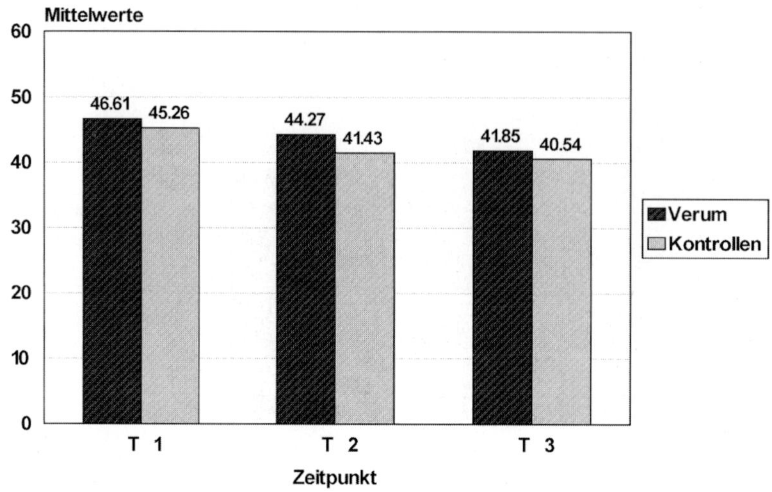

Abb. 32 : Schizophrene Patienten,
KASSL, Skala C 2, Sensitivität.

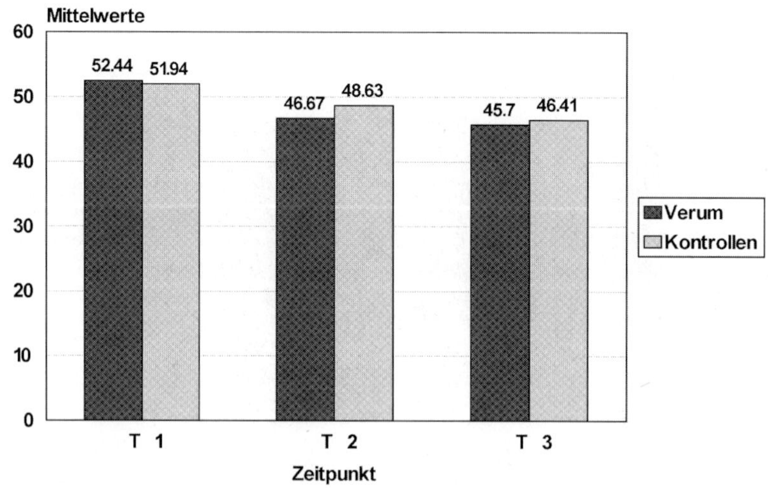

Abb. 33 : Depressive Patienten,
KASSL, Skala C 2, Sensitivität.

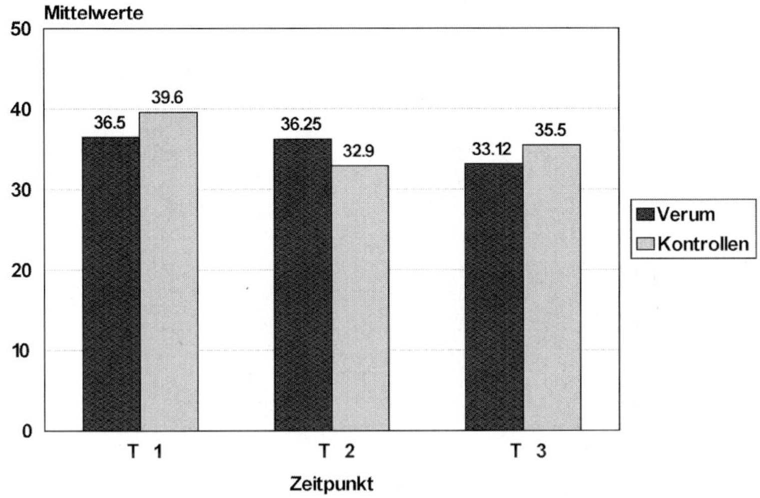

Abb. 34 : Manische Patienten,
KASSL, SkalaC 2, Sensitivität.

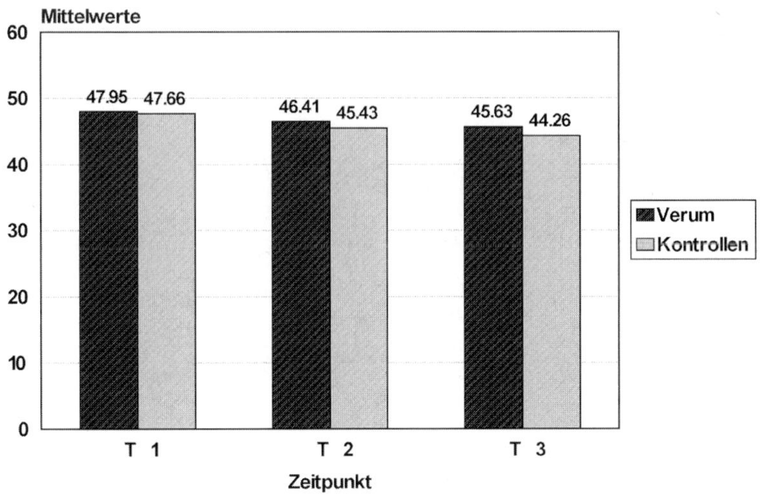

Abb. 35 : Schizophrene Patienten,
KASSL, Skala C 5, Insensitivität.

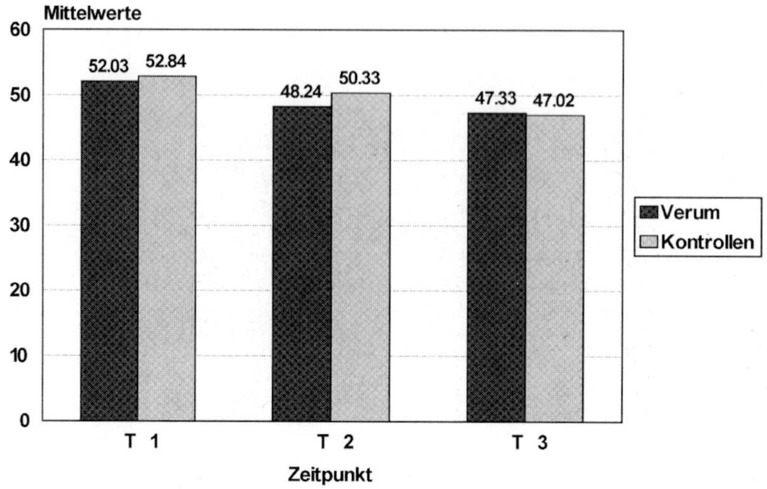

Abb. 36 : Depressive Patienten
KASSL, SkalaC 5, Insensitivität.

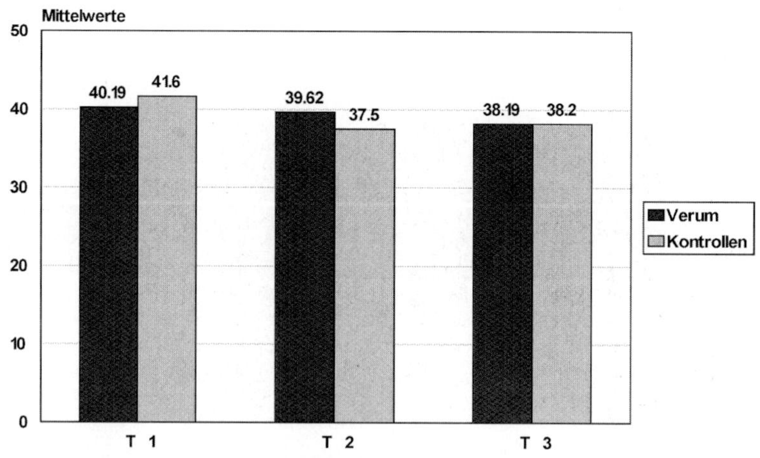

Abb. 37 : Manische Patienten,
KASSL, SkalaC 5, Insensitivität.

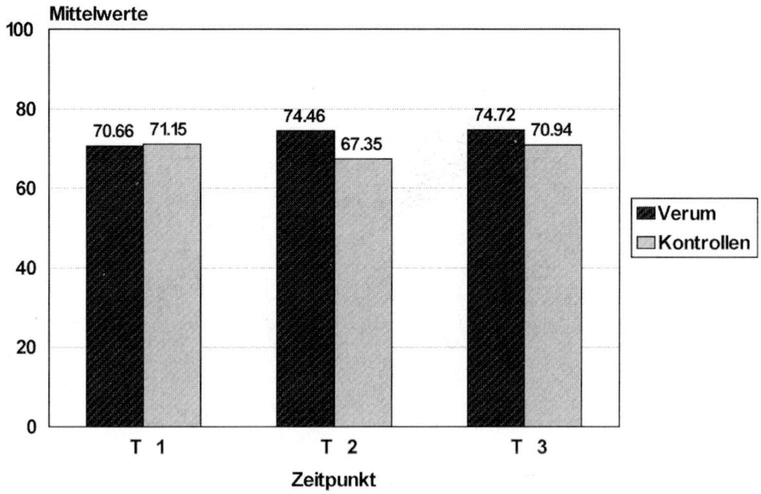

Abb. 38 : Schizophrene Patienten,
SSF, Kommunikabilität.

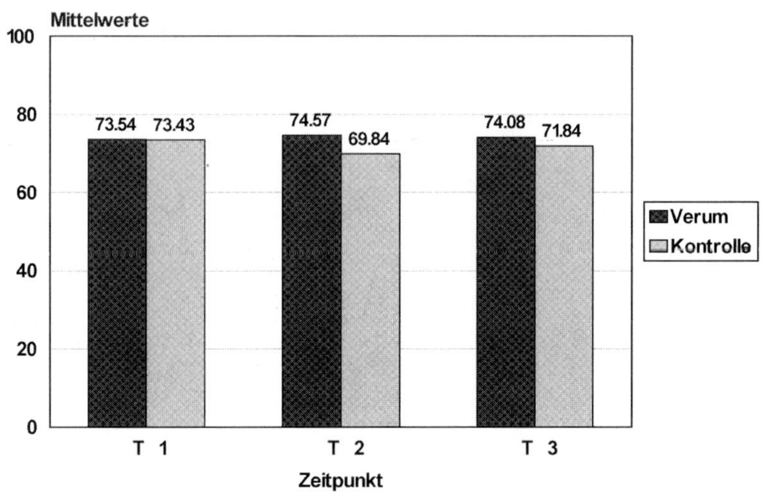

Abb. 39 : Depressive Patienten,
SSF, Kommunikabilität.

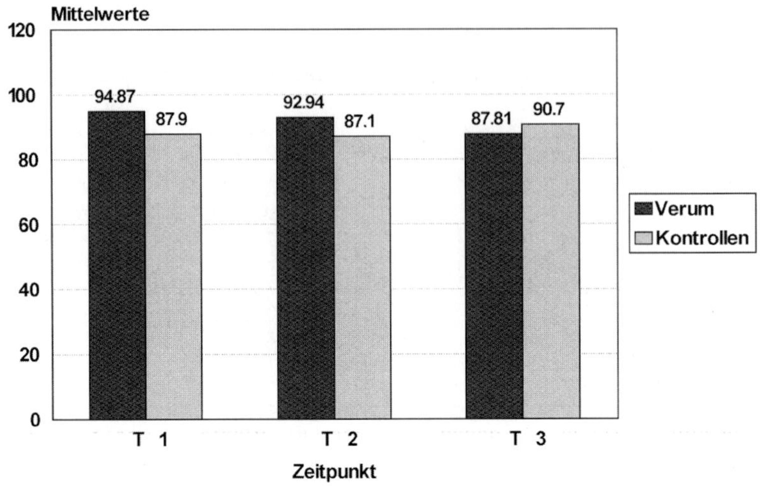

Abb. 40 : Manische Patienten,
SSF, Kommunikabilität.

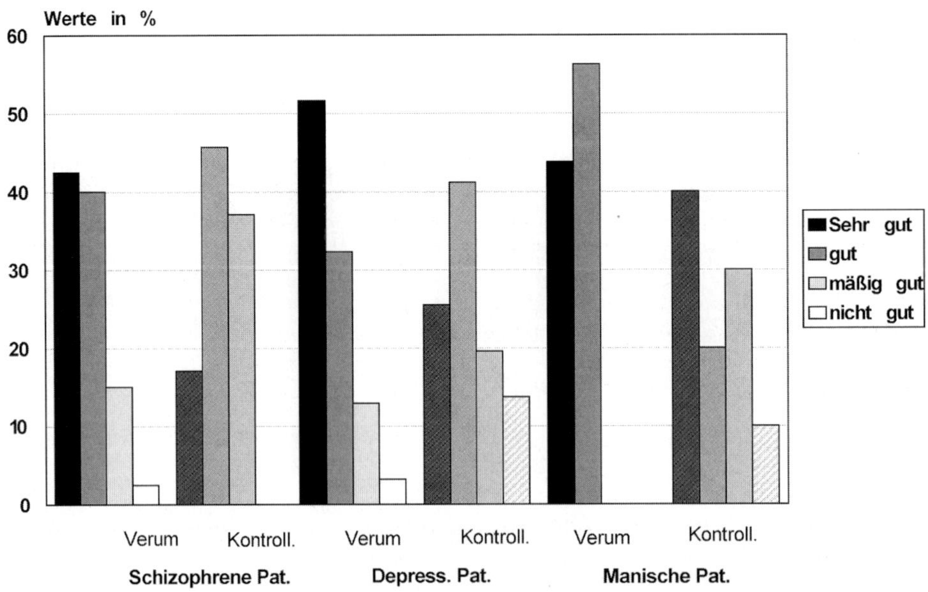

Abb. 41 : Bewertung der Ergotheraphie bzw. Selbstbeschäftigung durch die Patienten

(Selbstbeschäftigung/Kontrollgruppe (KG) n=35: 17% bzw. 46%); von den depressiven Patienten der Verumgruppe (n=62) urteilten 52% bzw. 32% mit „sehr gut" bzw. „gut" (KG n= 51: 26% bzw. 41%) und von den manischen Patienten der Verumgruppe (n= 16) 44% bzw. 56% ebenfalls mit „sehr gut" bzw. „gut" (KG n=10: 40% bzw. 20%).

Die schlechteren Bewertungen („mäßig gut" und „nicht gut" überwiegen deutlich in der Kontrollgruppe; Manische Patienten der Verumgruppe verteilten diese Bewertungen überhaupt nicht; allerdings urteilt auch kein schizophrener Patient der Kontrollgruppe mit „nicht gut" über die Selbstbeschäftigung. Die Gruppenunterschiede innerhalb der Diagnosen sind signifikant.

6.3 Diskussion

Die Ergebnisse der Effektmessung, von denen die wichtigsten in den Abbildungen 6.**1–40** dargestellt sind, scheinen prima vista ernüchternd. Zunächst fällt eine Tendenz zu Symptom- bzw. Beschwerdeabnahme in den meisten Dimensionen auf, die in beiden Gruppen annähernd gleich ist. Hieraus kann nicht auf den Einfluss der Programmmaßnahme geschlossen werden, sondern darauf, dass die unter den übrigen Behandlungsbedingungen des Krankenhauses verbrachte Zeit unter Einschluß des Faktors „Spontanheilung" die entscheidende Einflussgröße für diese Besserung darstellt. Es ist zu vermuten, dass die spezifischen und unspezifischen Therapiestrategien neben unserer Programmmaßnahme Ergotherapie und der Maßnahme „Selbstbeschäftigung" hier wirksam geworden sind. Günstige Wirkungen auf den Krankheitsverlauf sind allgemein für die drei untersuchten Krankheitsgruppen vor allem durch die Pharmakotherapie und (mit Abstand) durch bestimmte Psychotherapieverfahren bekannt und belegt.

Unsere gefundenen Gruppenunterschiede, soweit sie auf dem Faktor Programmmaßnahme (Ergotherapie) beruhen, sind gering und (mit Ausnahme von Kommunikabilität zum Messzeitpunkt 2, vgl. Abb. 6.**1**) von Signifikanz deutlich entfernt. Dieses Ergebnis bestätigt Feststellungen anderer Autoren, wonach signifikante Wirksamkeitsnachweise soziotherapeutischer Maßnahmen häufig nicht zu erbringen sind (Carlson et al. 1996, Craik 1998, Ottenbacher und Maas 1999). Insgesamt kann aus unserer Studie geschlossen werden, dass der Erfolg der stationären Behandlung, wie wir ihn in dieser Studie definiert und gemessen haben, sich durch die Ergotherapie-Maßnahme nicht nennenswert verbessert.

Die Betrachtung der einzelnen Ergebnisse ergibt freilich auch einige Abweichungen von diesem Globalbefund und der Feststellung einer Ergebnis-Monotonie, wie sie die Summe der Abbildungen dokumentiert. Diese Abweichungen sind jedoch entweder von geringer Stärke (z. B. Abnahme der Hoffnungslosigkeit), treten nur zu einem frühen Messzeitpunkt (z. B. Konzentration) auf oder es handelt sich dabei um nur einmalig zu Beginn oder am Ende der Untersuchung erhobene Befunde zugunsten der Programmgruppe (Konzentration, Perspönlichkeitseigenschaften (TPF)). Doch sind z. B. Abnahme von Hoffnungslosigkeit und Zunahme von Kommunikabilität in der Gesamt-Verumgruppe und Abnahme von Depressivität und von Verstimmungsstörungen in der Gruppe depressiver Patienten interessante Details, ebenso wie die Zunahme von Angst als Zustand bei den manischen Patienten in der Verumgruppe, was in dieser Patientengruppe freilich als Abnahme krankhafter Angstfreiheit einen positiven Akzent erhält. Es muss bei all diesen geringen und nichtsignifikanten Effekten aber ihre Unsicherheit und Mehrdeutigkeit im Blick bleiben.

Ein wichtiges, wenngleich nicht unerwartetes Ergebnis ist die eindrucksvolle Wertschätzung der ergotherapeutischen Programmmaßnahme durch die Patienten – und zwar in allen diagnostischen Gruppen – und die häufiger negative Bewertung der Maßnahme „Selbstbeschäftigung" durch die Patienten der Kontrollgruppe.

Die durch Ergotherapie erreichbare Patientenzufriedenheit sollte bei jeder Diskussion um den klinischen Nutzen dieser Maßnahme besonderes Gewicht erhalten.

Heilung und Effektivität einer Heilmaßnahme sind zwar sehr erwünschte Kriterien einer medizinischen Behandlung, doch die Behandlung von Kranken geht darüber hinaus.

Literatur

Bach O, Geyer M, Scholz M. Lehrbuch der Psych-Fächer. Heidelberg, Leipzig: J.A.Barth; 2000.

Becker P. Der Trierer Persönlichkeitsfragebogen TPF. Handanweisung. Göttingen, Toronto, Zürich: Hogrefe; 1989.

Brickenkamp R. Test d2 Aufmerksamkeits-Belastungs-Test. Handanweisung. 8. erweiterte und neu gestaltete Auflage. Göttingen, Bern, Toronto, Seattle: Hogrefe; 1994.

Bustillo JR, Lauriello J, Horan WP, Keith SJ. The Psychosocial Treatment of Schizophrenia: An Update. Am J Psychiatry.2001;158:163–175.

Carlson M, Fanchiang SP et al. A Meta-Analysis of the Effectiveness of Occupational Therapy for Older Persons. Am J Occ Ther. 1996;50:89–89.

Schaal M. Ein Beitrag zur Geschichte der psychiatrischen Beschäftigungs- und Arbeitstherapie. Beschäftigungstherapie und Rehabilitation.1986;5:267–269.

Craik C. Occupational Therapy in Mental Health: A review of the literature. Brit J Occ Ther. 1998;61:186 – 192.

Deutscher Verband der Ergotherapeuten (Beschäftigungs- und Arbeitstherapeuten) e. V. (Hrsg.). Indikationskatalog Ergotherapie. Idstein: Schulz-Kirchner; 1995.

DGPPN (Hrsg.). Praxisleitlinien in Psychiatrie und Psychotherapie. Bd.1: Schizophrenie. Darmstadt: Steinkopff; 1999.

Die Deutsche Bibliothek. Hochschulschriften 1945–1997 (Diss.-CD). Frankfurt a.M.: BuchhändlerVereinigung; 1998

Goldberg SC, Schooler NR, Hogarty GE, Roper M. Prediction of relapse in schizophrenic outpatients treated by drug and sociotherapy. ArchGenPsychiatry 1977;34:171–184.

Gruyters T, Priebe S. Die Bewertung psychiatrischer Behandlung durch die Patienten – Resultate und Probleme der systematischen Erforschung. Psychiatrische Praxis. 1994;21: 88–94.

Häfner H. Das Rätsel Schizophrenie. Eine Krankheit wird entschlüsselt. München: C.H.Beck; 2000.

Krampen G. Skalen zur Erfassung von Hoffnungslosigkeit (H-Skalen). Deutsche Bearbeitung und Weiterentwicklung der H-Skala von A. T. Beck. Handanweisung. Göttingen, Bern, Toronto, Seattle: Hogrefe; 1994.

Kunze H, Kaltenbach L. Psychiatrie-Personalverordnung 3.Aufl. Stuttgart: Kohlhammer; 1996.

Lander HJ. Die Abschätzung von Interventionseffekten mittels einer linearen Prä-Posttest-Analyse (I und II). Z Psychol .1990;198:247–264 (I) und 381–389 (II).

Laux L, Glanzmann P, Schaffner P, Spielberger CD. Das State-Trait-Angstinventar. Theoretische Grundlagen und Handanweisung. Weinheim: Beltz Testgesellschaft; 1981.

Law M, Baptiste S, Carswell-Opzoomer A, McColl M, Polatajko H, Pollock N. Canadian Occupational Performance Measure Manual. Toronto: CAOT Publications; 1991.

Lehrl S. Mehrfach-Wortschatz-Intelligenztest: MWT-B/ Siegfried Lehrl. 2. überarbeitete Auflage. Erlangen: perimed-Fachbuch-Verlagsgesellschaft; 1989.

Linke-Vieten E. Theoretischer Bezugsrahmen ergotherapeutischer Methoden in der Psychiatrie. Idstein: Schulz-Kirchner-Verlag; 1997.

Luderer HJ. Zur Geschichte der psychosozialen Versorgung. In: Baer R (Hrsg.). Themen der Psychiatriegeschichte. Stuttgart: Enke; 1998.Lueger RJ. Ein Phasenmodell der Veränderung in der Psychotherapie. Psychotherapeut.1995;40:267–278.

McGurrin M. An Overview of the Effectiveness of Traditional Vocational Rehabilitation Services in the Treatment of Long Term Mental Illness. Psychosocial Rehabilitation Journal. 1994;17:37–65.

Merguet H. Psychiatrische Anstaltsorganisation. Arbeitstherapie, Milieugestaltung, Gruppentherapie. In: Gruhle HW, Jung R, Mayer-Gross W, Müller M (Hrsg). Psychiatrie der Gegenwart. Bd. III: Soziale und angewandte Psychiatrie. Berlin, Göttingen, Heidelberg: Springer; 1961.

Ottenbacher KJ, Maas F. How to detect effects: statistical power and evidence-based practice in occupational therapy research. Am J Occup Ther. 1999;53:181–188.

Reker T. Arbeitsrehabilitation in der Psychiatrie. Darmstadt: Steinkopff; 1998.

Reuster T, Wadehn P, Bach O. Efficiency of Occupational Therapy for Psychiatric Inpatients
Curr Opin Psychiatry.1999;12, Suppl 1:327.

Scheiber I. Ergotherapie in der Psychiatrie. 2.Auflage. Köln, München: Stam Verlag; Bardtenschläger-Verlag; 1995.

Schröder H. Skalen zur Messung des Selbstbildes sozialer Funktionspotenzen (SSF) In: Petermann H, Rogall T, Schröder H (Hrsg). Datenerfassungsmethoden persönlichkeitspsychologischer Forschung. Karl-Marx-Universität Leipzig: Leipzig. 1985;28–37.

Simon H. Aktivere Krankenbehandlung in der Irrenanstalt. Nachdruck aus dem Jahre 1929. Mit einem Vorwort von Asmus Finzen und Anmerkungen von Christine Teller. In: Finzen A, Kruse G, Plog U, Schädle-Deininger H, Seidel R (Hrsg.). Werkstattschriften zur Sozialpsychiatrie 41. Bonn: Psychiatrie-Verlag; 1986.

Wadehn P. Ergotherapie als ein Element der Soziotherapie in der Psychiatrie. Med.Diss. TU Dresden; 2001.

Williams B. Patients Satisfaction – A valid Concept?. SocSci Med. 1994;38:509–516.

Zielke M. Kieler änderungssensitive Symptomliste. Manual. Weinheim: Beltz Testgesellschaft; 1979.

7 Prozessvariablen stationärer psychiatrischer Ergotherapie – Möglichkeiten und Bedeutung ihrer Erfassung am Beispiel einer empirischen Untersuchung

Matthias Schützwohl

7.1 Einleitung

Mit der zunehmenden Bedeutung der Qualitätssicherung im Bereich der psychiatrischen Versorgung muss sich auch die Ergotherapie der wissenschaftlichen Evaluation stellen und an den gebräuchlichen Bewertungskriterien messen lassen. Unterschieden werden hier seit Donabedian (1969) drei Dimensionen der Qualität, nämlich Strukturqualität, Prozessqualität und Ergebnisqualität.

Strukturqualität (oder Ressourcenqualität) meint die Qualität der Hilfsmittel und der Ressourcen, z. B. den Personalschlüssel und die Personalqualifikation sowie die räumlichen und technischen Voraussetzungen. Die Evaluation der Strukturqualität erfolgt zum einen durch die Erfassung und Bewertung von objektiv erfassbaren Merkmalen. Die Personalqualifikation etwa lässt sich durch die Erfassung der abgeschlossenen Aus- und Weiterbildungen der Mitarbeiter beschreiben. Die Evaluation der Strukturqualität schließt zum anderen aber auch die Bewertung von subjektiven Merkmalen ein, z. B. die Bewertung der Zufriedenheit der Mitarbeiter oder auch die Bewertung der Identifikation der Mitarbeiter mit der Klinik (vgl. z. B. Arbeitsgruppe Qualitätssicherung des Landschaftsverbandes Westfalen-Lippe 1995).

Prozessqualität (oder Ablaufqualität) bezieht sich auf die Qualität der durchgeführten Maßnahmen und Leistungen. Indikation, Frequenz und Dauer der durchgeführten therapeutischen Maßnahmen sind ebenso Gegenstand der Bewertung wie der Ablauf der Patientenaufnahmen, -verlegungen und -entlassungen. Die erforderlichen Informationen erhält der Evaluationsforscher mit den üblichen Methoden der empirischen Sozialforschung, wobei die quantitativen Verfahren wie Fragebogen und Skalen sowie die qualitativen Methoden wie Interview und Gruppendiskussion die Untersuchung der vorliegenden Programmunterlagen ergänzen können.

Unter *Ergebnisqualität* (oder Produktqualität) schließlich wird die Wirkung der Behandlung und Versorgung betrachtet. In der Literatur werden im Wesentlichen drei Bewertungskriterien unterschieden, nämlich erstens die Gesundheit der Patienten, zweitens das Erreichen von Programmzielen sowie drittens Programmbewertungen durch die Patienten (z. B. Biefang 1980, Priebe 1992, Rossi et al. 1988).

Die Untersuchung der Ergebnisqualität psychiatrischer Behandlungsmaßnahmen ist selbstverständlich von herausragender Bedeutung, d. h., man ist natürlich vor allem daran interessiert, ob die in der Versorgungspraxis angebotenen Maßnahmen zur Verbesserung der Gesundheit der Patienten beitragen, ob Zielstellungen der Programmdurchführung erreicht werden und ob die Patienten mit der Behandlung zufrieden sind. Die Beantwortung entsprechender Fragestellungen fällt allerdings in der Forschungspraxis meist schwer, da die entsprechenden Anforderungen nur selten erfüllt sind:

Die Erfassung der Gesundheit, die zur Bewertung der Wirkung von therapeutischen Maßnahmen im Gesundheitswesen zweifellos von zentraler Bedeutung ist, eignet sich vor allem dann zur Evaluation der Ergebnisqualität, wenn erstens Messmethoden zur Erfassung der angezielten Veränderungen vorliegen und zweitens der Einfluss von Störfaktoren empirisch oder statistisch kontrolliert werden kann, d. h. wenn die beobachteten Veränderungen allein auf die zu evaluierenden therapeutischen Maßnahmen zurückgeführt werden können.

Ein Beispiel soll verdeutlichen, dass das Ziel, die gesundheitlichen Wirkungen stationärer psychiatrischer ergotherapeutischer Maßnahmen zu evaluieren, oft mit erheblichen Problemen verbunden ist, und zwar vor allem deshalb, weil die ergotherapeutischen Maßnahmen im Rahmen einer stationären psychiatrischen Behandlung ausschließlich in Ergänzung zur ärztlich-medizinischen Grundversorgung angeboten werden und zudem die angezielten Veränderungen oder Umsetzungen der ergotherapeutischen Maßnahmen häufig erst im häuslichen Rahmen wirksam werden und im klinischen Rahmen daher kaum zu überprüfen sind (Scheepers 1994):

In einer Programmbeschreibung der an der psychiatrischen Klinik am Zentralinstitut für Seelische Gesundheit (ZI) in Mannheim angebotenen ergotherapeutischen Maßnahmen finden sich die folgenden Ausführungen (vgl. Zentralinstitut für Seelische Gesundheit, ohne Datum): *„Ziel der Beschäftigungstherapie ist die Aktivierung und Motivierung der Patienten, Ablenkung von Krankheitssymptomatik ...., Förderung der Selbständigkeit, Entdeckung eigener schöpferischer Kräfte, Gewinnung von Selbstvertrauen und Erwerb sozio-kommunikativer Fähigkeiten. Hauptziel der Arbeitstherapie ist es, die Patienten durch gestufte Leistungsanforderungen mit Realitätsprinzipien des Berufslebens vertraut zu machen. Allgemein vorausgesetzte Berufsfähigkeiten wie Konzentration, Ausdauer, Merkfähigkeit, instrumentelle Geschicklichkeit, Verantwortungsbewusstsein und Initiative sollen entwickelt und trainiert werden.“* Und weiter: *„In der Intervention Freies Gestalten wird den Patienten eine Vielzahl von Arbeiten angeboten (z. B. Stoffmalerei, Laubsägearbeiten), aus denen sie unter therapeutischer Beratung frei auswählen können. In Einzelarbeit können die Patienten mit den zur Verfügung gestellten Materialien die Arbeiten frei gestalten. Die Intervention soll vor allem leistungsschwachen Patienten die Gelegenheit geben, sich mit einer Tätigkeit auseinander zu setzen.“*

Die angezielten Programmwirkungen sind damit zwar definiert, die Formulierung ist aber sehr allgemein gehalten, so dass die Definition und Operationalisierung der Zielvariablen schwer fällt. Zudem sieht man sich vor dem Problem, dass Erhebungsverfahren etwa zur Erfassung der durch die beschäftigungstherapeutischen Maßnahmen angestrebten Programmwirkungen – nämlich die Patienten aktivieren und motivieren sowie von der Krankheitssymptomatik ablenken zu wollen – nicht vorliegen. Und drittens ist festzuhalten, dass die Programmwirkungen, die etwa mit den arbeitstherapeutischen Maßnahmen erzielt werden sollen – nämlich die Förderung von Konzentration, Ausdauer und Merkfähigkeit – sich zwar mit vorhandenen Erhebungsverfahren messen lassen, die definierten Programmwirkungen in der Regel aber auch von anderen therapeutischen Maßnahmen, die der Patient während seiner stationären Behandlung erhält, angezielt werden. Um die Veränderungen, die im Verlauf einer stationären Behandlung in diesen Zielbereichen zu beobachten sind, allein auf die ergotherapeutischen Maßnahmen zurückführen zu können, müssten daher Kontrollgruppen gebildet werden, was häufig ethisch bedenklich ist. Zudem birgt ein solches Bemühen um ein hohes Ausmaß interner Validität die Gefahr, dass das Ausmaß der externen Validität abnimmt, das Ergebnis der Evaluationsuntersuchung auf den alltäglichen Programmablauf nicht zu übertragen ist und die Untersuchung für die in der Praxis Tätigen nur von geringer Bedeutung ist, d. h. an „praktischer Relevanz“ (Bredenkamp 1979) und an „äußerer Relevanz“ (Holzkamp 1972) verliert.

Die Zielerreichungsskalierung als bekanntestes Vorgehen, um das Erreichen von Programmzielen zu erfassen (Kiresuk und Sherman 1968), ist nicht nur mit dem Problem konfrontiert, dass Aussagen über die Wirksamkeit nur möglich sind, wenn die beobachteten Veränderungen allein auf die zu evaluierenden Maßnahmen zurückgeführt werden können, sondern darüber hinaus auch mit erheblichen methodischen Schwierigkeiten (vgl. hierzu Roecken 1984). Im Hinblick auf die Evaluation von stationären psychiatrischen ergotherapeutischen Maßnahmen scheint besonders gravierend, dass es hier kaum möglich erscheint, in den ersten Therapiestunden zuverlässig die für den Patienten relevanten Zielstellungen zu identifizieren und die im weiteren Behandlungsverlauf angestrebten Veränderungen realistisch einzuschätzen, da dessen Dauer in der Regel unbekannt ist.

Angesichts dieser erheblichen methodischen Schwierigkeiten, mit denen die Evaluation von ergotherapeutischen Interventionen durch die Erfassung von Gesundheitsparametern oder durch die Zielerreichungsskalierung konfrontiert ist, ist für den Deutschen Verband der Ergotherapeuten die Befragung der Patienten zum Behandlungserfolg für die Bewertung der Ergebnisqualität wesentlich (Scheepers 1994). Die vorliegenden Untersuchungen zur Patientenzufriedenheit und zur Bewertung der Wirksamkeit durch die Patienten deuten darauf hin, dass vor allem der Vergleich von verschiedenen therapeutischen Interventionen tatsächlich sinnvoll sein kann (z. B. Schützwohl und Olbrich 1999, 2000a, 2000b). Es ist aber gleichzeitig unbestritten, dass Evaluationsuntersuchungen zur Ergebnisqualität sich nicht ausschließlich auf die Erfassung von Patientenbewertungen stützen können.

Vor diesem Hintergrund wird im Folgenden auf der Basis einer eigenen Untersuchung (Schützwohl 2000) auf die Möglichkeiten und die Nützlichkeit der Erfassung von Prozessvariablen psychiatrischer ergotherapeutischer Behandlung eingegangen.

7.2 Gegenstand der Evaluationsuntersuchung

Gegenstand der eigenen Untersuchung war das Angebot ergotherapeutischer Behandlung am Zentralinstitut für seelische Gesundheit (im Folgenden: ZI). Zum Zeitpunkt der Untersuchung wurden die folgenden zehn Maßnahmen angeboten, die sich hinsichtlich Inhalt, Indikation und Eingangsvoraussetzungen unterschieden (vgl. Zentralinstitut für Seelische Gesundheit, ohne Datum).

Beschäftigungstherapeutische Maßnahmen

- *Alltagsbewältigungsgruppe:* Hier werden Tätigkeiten des täglichen Lebens geübt (z. B. Nutzung öffentlicher Verkehrsmittel) und Informationen vermittelt (z. B. Unfallverhütung im Haushalt, Gästebewirtung u. a.). Das Programm folgt einem festen Stundenplan (z. B. werden donnerstags miteinander Lebensmittel eingekauft, die am Freitag zum gemeinsamen Kochen benötigt werden) und soll die Patienten wieder an Aufgaben der Haushaltsführung und der selbständigen Alltagsbewältigung heranführen.
- *Freies Gestalten:* In diesem Programm wird den Patienten ein vielfältiges Angebot an Arbeiten gemacht (z. B. Tonarbeiten), aus dem sie unter therapeutischer Beratung frei auswählen können. In Einzelarbeit können die Patienten mit den zur Verfügung gestellten Materialien die Arbeiten frei gestalten. Das Programm soll vor allem leistungsschwachen Patienten die Gelegenheit geben, sich mit einer Tätigkeit auseinander zu setzen.
- *Kreativgruppe:* Inhalt ist hier das Gestalten mit Farben. Die Patienten einigen sich auf die Technik (z. B. Malen mit Wasserfarben) und auf ein gemeinsames Thema (z. B. „Der Baum in den vier Jahreszeiten"), das anschließend von jedem einzelnen Patienten individuell bearbeitet wird. Zur malerischen Gestaltung stehen den Patienten Montag bis Donnerstag zur Verfügung; am Freitag werden die Bilder von den Patienten unter therapeutischer Anleitung besprochen. Das Programm wendet sich an die eher künstlerisch interessierten oder begabten Patienten, die den Umgang mit Farben und Maltechniken üben können und zu einem Austausch mit anderen Patienten angeregt werden sollen.
- *Kunsttherapie:* Sie dient der Vermittlung künstlerischer Techniken. Angestrebt wird die Auseinandersetzung mit Farbmischungen und Farbkompositionen, bis hin zum gegenständlichen Bildaufbau mit Themen wie Stilleben oder Landschaft in wechselnden Lichtverhältnissen. Zeichentechniken, z. B. exaktes Zeichnen nach Objekten, werden vermittelt. Ziel ist, die Wahrnehmung der Farb- und Formwirkung zu fördern.
- *Materialprojektgruppe:* Die Gesamtheit der am ZI verfügbaren ergotherapeutischen Techniken und Materialien wird hier angeboten (z. B. Ton-, Holz- und Papierarbeiten). Die Patienten entscheiden sich unter therapeutischer Beratung für ein Projekt, das jeweils zwei bis drei Patienten partnerschaftlich und arbeitsteilig innerhalb von ein bis drei Wochen bearbeiten. Das Programm dient vor allem der Kommunikation zwischen den Patienten, die Ideen austauschen und sich bei der Projektausführung gegenseitig unterstützen sollen. Durch den Vergleich der eigenen Leistung mit der anderer Patienten sollen die Patienten Anregung erhalten, sich mit der eigenen Leistungsfähigkeit auseinander zu setzen.
- *Soziotherapeutische Gruppe (abgekürzt: Soziogruppe):* Hier werden den Patienten spielerisch Aufgaben und Übungen zur Förderung der Kommunikations-, Konzentrations-, Merk- und Wahrnehmungsfähigkeit angeboten (z. B. Wissensquiz). Die Patienten können aus verschiedenen vom Therapeuten vorgeschlagenen Übungen auswählen. Das Programm will die Patienten dazu anregen, sich in einem Gruppengeschehen zu erleben, Kontakt zu anderen Patienten aufzunehmen und sich mit anderen auszutauschen.
- *Seniorengruppe:* Das Angebot umfasst Merkfähigkeits- und Konzentrationsübungen (z. B. „Stadt-Land-Fluss"), Denkübungen (z. B. Redewendungen erklären), Quiz- und Ratespiele und Themen-Diskussionen (z. B. Erziehung früher und heute). Gemeinsames Singen und Musizieren ergänzen das Angebot. Das Programm dient dazu, die sozialen Kompetenzen und die geistigen Fähigkeiten älterer Patienten zu erhalten und zu verbessern.

Arbeitstherapeutische Maßnahmen

- *Bürotraining:* Im Bürotraining erhalten die Patienten ein nach Vorschlägen des Therapeuten gestuftes Programm, das der Vermittlung und der Übung von Kenntnissen aus dem kaufmännischen Bereich dient (z. B. Rechtschreibung).
- *Holzwerkstatt:* Die Holzwerkstatt stellt u. a. die Möglichkeit zur Herstellung und Reparatur von Möbelstücken bereit. Die Arbeiten werden unter Anleitung ausgeführt.
- *Werktherapie:* Das Angebot umfasst Tätigkeiten handwerklicher und kunsthandwerklicher Art

(z. B. Holz- und Tonarbeiten). Die Patienten entscheiden, welches Werkstück sie herstellen wollen; allerdings achten die Therapeuten darauf, dass die Leistungsanforderungen im Hinblick auf Schwierigkeitsgrad, Qualität und Arbeitstempo angemessen sind. Die Patienten sollen zu einer realistischen Selbsteinschätzung der eigenen Arbeitsleistung kommen und auf Rehabilitationsmaßnahmen vorbereitet werden.

Zum Untersuchungszeitpunkt waren 12,25 Planstellen von 6,75 Ergotherapeuten, 1,0 Arbeitserziehern, 1,0 Sozialarbeitern, 0,5 kaufmännischen Angestellten und 3,0 Handwerkern besetzt. Die Zuweisungen der Patienten zu den verschiedenen ergotherapeutischen Maßnahmen erfolgten meist im Rahmen der wöchentlich stattfindenden Stationskonferenzen. An diesen nahmen die Ergotherapeuten teil, sodass sie in den Prozess der Zuweisung entsprechend einbezogen waren. Zuweisungen, die nicht im Rahmen der wöchentlichen Stationskonferenzen erfolgten, wurden vom Pflegepersonal der einzelnen Stationen telefonisch an die Ergotherapeuten übermittelt. Umgekehrt wurden Arzt und Pflegepersonal auf den Stationskonferenzen und in wöchentlichen Informationsgesprächen von den Ergotherapeuten über den Therapieverlauf informiert. Besondere Vorkommnisse wurden darüber hinaus telefonisch mitgeteilt. Eine schriftliche Dokumentation des Therapieverlaufs erfolgte nur in Ausnahmefällen.

7.3 Fragestellungen der Evaluation

In der Praxis der Evaluationsforschung ergeben sich die konkreten Fragestellungen aus der wissenschaftlichen Literatur, Gesprächen mit den Programmanbietern (Leitung und Mitarbeitern) und den Programmteilnehmern, Bedürfnissen nach Entscheidungsstrategien oder Streitfragen aus Gesetzen und Verordnungen (vgl. Shadish 1990). In der Regel können die formulierten oder abgeleiteten Fragestellungen nicht vollständig untersucht werden, da die Zeit, die für die Evaluation zur Verfügung steht, meist begrenzt ist und die Finanzmittel in der Regel knapp sind. Fragen der Ethik lassen es nicht immer zu, Fragestellungen wissenschaftlichen Anforderungen entsprechend zu untersuchen. Die richtigen Fragestellungen sind daher letztlich die, deren Beantwortung für die Bewertung praxisrelevant ist und die im jeweiligen Kontext wissenschaftlichen Anforderungen entsprechend beantwortet werden können (vgl. Rossi et al. 1988, Schmidt 1991, Süß 1988). Vor diesem Hintergrund wurden im Rahmen der eigenen Untersuchung die folgenden Fragestellungen formuliert:

1. Zielsetzung der Ergotherapie am ZI ist es, jeden zur stationären Behandlung aufgenommenen Patienten in die Mitbetreuung aufzunehmen. Die ergotherapeutischen Interventionen sollen dabei zielgerichtet angewendet werden und die aktuellen Fähigkeiten, Fertigkeiten und Entwicklungsmöglichkeiten des Patienten berücksichtigen, d. h. die Zuweisungen der Patienten sollen im Hinblick auf die spezifischen Indikationen der unterschiedlichen ergotherapeutischen Interventionen sowie deren Leistungsanforderungen erfolgen.
   Fragstellungen:
   - Welchen ergotherapeutischen Programmen werden die Patienten zugewiesen?
   - Nach welchen Kriterien werden die Patienten nach ärztlicher Meinung und nach Meinung der Ergotherapeuten den ergotherapeutischen Programmen zugewiesen?
   - Inwieweit stimmen ärztliches Personal und Ergotherapeuten in der Einschätzung der spezifischen Indikationen und der Leistungsanforderungen der ergotherapeutischen Maßnahmen überhaupt überein?
   - Inwieweit lassen sich Kriterien, nach denen die Patienten den ergotherapeutischen Interventionen zugewiesen werden, aus der Deskription der Patientengruppen ableiten?
   - Inwieweit stimmen die mit den Zielsetzungen der spezifischen ergotherapeutischen Interventionen überein?
2. Nach erfolgter Zuweisung müssen Dauer und Frequenz der ergotherapeutischen Behandlung gewährleisten, dass Programmwirkungen erwartet werden können, d. h. Patienten sollen möglichst häufig und kontinuierlich an der Ergotherapie teilnehmen und einen für sie reservierten Therapieplatz auch tatsächlich einnehmen.
   Fragestellungen:
   - Wie häufig nehmen die Patienten an den Interventionen teil?
   - Wie häufig nehmen die Patienten einen für sie reservierten Therapieplatz nicht ein?
   - Werden die Ergotherapeuten darüber informiert, dass ein Patient an den Interventionen nicht teilnehmen kann?

7.4 Erhebungsverfahren

Zur Beantwortung der konkreten Fragestellungen wurden die folgenden Variablen zur Beschreibung der Patienten sowie zum Prozess der ergotherapeutischen Versorgung und Behandlung erfasst:

Basisdaten und Diagnosen

Die soziodemographischen und klinischen Basisdaten der Patienten werden am ZI routinemäßig mit der Basisdokumentation für erwachsene Patienten (ZI-BADO; Zi Arbeitsgruppe „Wissenschaftliche Dokumentation" 1993) dokumentiert. Im Rahmen der vorliegenden Untersuchung wurden die Angaben zu Alter, Geschlecht und Erkrankungschronizität sowie die Diagnosenstellungen nach ICD-10 (Dilling et al. 1991) zur Stichprobendeskription herangezogen.

Psychischer Befund und somatischer Befund

Psychischer Befund und somatischer Befund werden am ZI mit der Symptomliste nach AMDP-System erfasst, deren 140 Items dem Belegbogen 4 „Psychiatrie – Psychischer Befund" und dem Belegbogen 5 „Psychiatrie – Somatischer Befund" des AMDP-Systems (Arbeitsgemeinschaft für Methodik und Dokumentation in der Psychiatrie 1981) entnommen sind. Das AMDP-System hat sich in zahlreichen Untersuchungen als reliables und valides Verfahren erwiesen (vgl. zusammenfassend Baumann u. Stieglitz 1983; vgl. Schützwohl 1991). In die Auswertung der vorliegenden Untersuchung wurden die acht nach AMDP verbindlichen AMDP-Skalen aufgenommen, nämlich die Skalen „Paranoid-halluzinatorisches Syndrom", „Depressives Syndrom", „Psychoorganisches Syndrom", „Manisches Syndrom", „Hostilitätssyndrom", „Vegetatives Syndrom", „Apathisches Syndrom" und „Zwangssyndrom" (Gebhardt et al. 1983, Gebhardt u. Pietzcker 1983, Baumann u. Stieglitz 1983).

Verhalten

Das Verhalten der Patienten ist mittels der 30 Item umfassenden Nurses Observation Scale for Inpatient Evaluation NOSIE (Skala zur Beobachtung stationärer Patienten durch das Pflegepersonal; Collegium Internationale Psychiatrae Scalarum 1986) für die sich die Subskalen „Soziale Anpassungsfähigkeit", „Soziales Interesse", „Persönliche Sauberkeit", „Reizbarkeit", „Manifeste Psychose", „Retardierung" und „Depression" berechnen lassen, erhoben worden. In einer Untersuchung zur Reliabilität und Validität der erhobenen Daten erwies sich das Instrument als reliables und valides Verfahren (Schützwohl 2000).

Kompetenzen

Zur Erfassung der Kompetenzen der Patienten ist – in einer leicht modifizierten Form (vgl. Schützwohl 2000) – der Erhebungsbogen zur Erfassung von gesunden Anteilen (EGA) (Haug et al. 1990) eingesetzt worden. Der Erhebungsbogen umfasst 30 Items, die theoretisch vier Bereichen zugeordnet werden können, nämlich den Bereichen „Soziale Beziehungen", „Freizeit", „Alltagsleben" und „Arbeit". Reliabilität und Validität der erhobenen Daten wurden in einer eigenständigen Untersuchung bestätigt (Schützwohl 2000).

Soziale Behinderung

Am ZI wird das Ausmaß der sozialen Behinderung routinemäßig mittels einem Globalwert erhoben. Die Einschätzung erfolgt auf einer 6-stufigen Skala von „0 = gute soziale Anpassung" bis „5 = fehlende soziale Anpassung".

Körperliche Behinderung

Das Ausmaß der körperlichen Behinderung der Patienten wird am ZI ebenfalls routinemäßig mit der *Basisdokumentation für erwachsene Patienten* erfasst. Die Beurteilungen werden mit „0 = Nicht behindert" über „3 = Notwendigkeit einer Hilfsperson" bis „7 = Völlige Unfähigkeit" verrechnet.

Anwesenheitszeiten der Patienten in den ergotherapeutischen Programmen

Diese wurden mit einem vom Autor in Zusammenarbeit mit den am ZI beschäftigten Ergotherapeuten entwickelten Erhebungsbogen erfasst (vgl. Schützwohl 2000).

Einschätzungen zu den Zuweisungskriterien

Auch hier wurde der oben genannte im ZI entwickelte Erfassungsbogen angewandt (vgl. Schützwohl 2000).

Einschätzungen zur Indikation der ergotherapeutischen Interventionen und deren Leistungsanforderungen

Einschätzungen zur Indikation der ergotherapeutischen Interventionen und zu den von ihnen ausgehenden Leistungsanforderungen wurden mittels einem eigens hierfür entwickelten Fragebogen erfasst (Schützwohl 2000). Dieser umfasst in einem ersten Abschnitt 30 Items analog dem oben beschriebenen Erhebungsbogen zur Erfassung von gesunden Anteilen EGA sowie 14 Items analog den Sektionen 1 und 2 der Mannheimer Skala zur Erfassung sozialer Behinderung DAS-M (Jung et al. 1989). Dieser Abschnitt dient dazu, Einschätzungen zu erheben, inwieweit die einzelnen ergotherapeutischen Interventionen auf den Aufbau von Kompetenzen in den Bereichen „Soziale Beziehungen", „Freizeit", „Alltagsleben" und „Arbeit" abzielen und inwieweit auf den Abbau von sozialen Behinderungen. Die Skala reicht von „0 = überhaupt nicht (indiziert)" bis „3 = in hohem Maße (indiziert)".

In einem zweiten Abschnitt enthält der Erfassungsbogen Fragen hinsichtlich der in den ergotherapeutischen Programmen an die Patienten gestellten Anforderungen. Dabei wird unterschieden zwischen dem körperlichen, dem kognitiven und dem sozialen/emotionalen Bereich. Die Antwortskala reicht von „1 = sehr geringe (Anforderungen)" bis „5 = sehr hohe (Anforderungen)".

7.5 Stichprobenbeschreibung

In die Untersuchung aufgenommen wurden 84 Patienten (56 Frauen, 28 Männer) im Alter zwischen 19 und 82 Jahren (Durchschnittsalter: 45,8 ± 13,6), die konsekutiv auf die offenen Stationen am ZI aufgenommen worden waren. Patienten mit einer Behandlungsdauer von weniger als sieben Tagen wurden aus der Untersuchung ausgeschlossen. In der Mehrzahl waren die Patienten schizophren oder affektiv erkrankt (vgl. Schützwohl, 2000), bei einer Erkrankungschronizität von durchschnittlich 12 Jahren (Bereich: 0–61).

Tabelle 7.**1** Zuweisungen zu den ergotherapeutischen Interventionen

			davon gleichzeitig in										
	N	%	keine	AG	BT	FG	HW	KG	KT	MP	SE	SO	WT
keine	3	3.6											
Alltagsbewältigungsgruppe	8	9.5				5				1	1	2	1
Bürotraining	5	5.9	1			3		1				1	2
Freies Gestalten	44	52.4	10	5	3		1	6	2		6	16	9
Holzwerkstatt	4	4.8				1			1			1	2
Kreativgruppe	17	20.3			1	6			2			8	9
Kunsttherapie	7	8.3				2	1	2		2			4
Materialprojektgruppe	6	7.1	1	1					2			1	3
Seniorengruppe	8	9.5	2	1		6						2	
Soziogruppe	35	41.7	3	2	1	16	1	8		1	2		16
Werktherapie	30	35.7		1	2	9	2	9	4	3		16	

Anmerkung: Die Prozentangaben beziehen die Zuweisungen auf die Anzahl der in die Untersuchung aufgenommenen Patienten

Abkürzungen: AG = Alltagsbewältigungsgruppe. BT = Bürotraining. FG = Freies Gestalten. HW = Holzwerkstatt. KG = Kreativgruppe. KT = Kunsttherapie. MP = Materialprojektgruppe. SE = Seniorengruppe. SO = Soziogruppe. WT = Werktherapie.

7.6 Ergebnis

7.6.1 Zuweisungen und Zuweisungskriterien

Für die 84 in die Untersuchung aufgenommenen Patienten wurden insgesamt 164 Zuweisungen zu den verschiedenen beschäftigungs- und arbeitstherapeutischen Maßnahmen am ZI ausgesprochen. Im Durchschnitt wurden die Patienten damit zwei ergotherapeutischen Programmen zugewiesen. Tabelle 7.**1** zeigt, dass im Untersuchungszeitraum nur 3 der 84 Patienten nicht ergotherapeutisch behandelt wurden – zwei dieser drei Patienten waren aufgrund der absehbar kurzen Dauer der stationären Behandlung keinem ergotherapeutischen Programm zugewiesen, ein Patient nahm im Rahmen der stationären Behandlung an anderen therapeutischen Programmen teil, weswegen die Behandlung in einem ergotherapeutischen Programm aus terminlichen Gründen nicht möglich war.

Die Zuweisungen zu den ergotherapeutischen Programmen erfolgten in den unterschiedlichsten Kombinationen. Tabelle 7.**1** zeigt für den Beobachtungszeitraum für 84 Patienten 33 Behandlungsmuster.

Die Zuweisungen von einzelnen Ärzten zeigen ebenfalls ein sehr heterogenes Zuweisungsspektrum (vgl. Tab. 7.**2**). Dies deutet darauf hin, dass die Zuweisungen der Patienten individuell erfolgen und vor allem Fragen der Indikation und der Kontraindikation in den Zuweisungsprozess eingehen.

Tabelle 7.**3** zeigt, dass dies nach ärztlicher Meinung tatsächlich der Fall ist und die Zuweisungen zu den ergotherapeutischen Programmen ihrer Meinung nach ganz wesentlich von diesen beiden Faktoren bestimmt werden, aus ärztlicher Sicht aber auch das Angebot an freien Therapieplätzen, Anregungen der Therapeuten und Neigungen oder Interessen der Patienten für die Zuweisungen von Bedeutung sind. Die Formulierung, dass die „Macht der Gewohnheit" die Zuweisungen beeinflusst, findet unter den Ärzten hingegen kaum Zustimmung.

Die ärztlichen Einschätzungen korrespondieren im wesentlichen mit den Einschätzungen der Ergotherapeuten. Die Auswertung (Mann-Whitney U-Test) zeigt, dass sich die Beurteilungen über die

Tabelle 7.**2** Die Zuweisungen von einzelnen Ärzten

Arzt	N1	N2	AG	BT	FG	HW	KG	KT	MP	SG	SO	WT
A	8	11	1	1	2	2	1		1	1	2	
B	5	6			4		1	1				
C	8	22		1	8		3			1	5	4
D	4	7			3						4	
E	11	25		1	6		4			1	7	6
F	8	19	1		2		3	1	1	2	4	5
G	2	4			2					1	1	
H	9	13			4	1	1				2	5
J	5	11	2		2	1	1	1	1		1	2
K	14	26	1	1	4		3	1	1		9	6
L	8	16	3	1	5			3	2			2
M	2	4			2					2		
$\sum$	84	164	8	5	44	4	17	7	6	8	35	30

Anmerkung: N1 bezeichnet die Anzahl der von dem jeweiligen Arzt behandelten Patienten, N2 die Anzahl der Zuweisungen zu den einzelnen ergotherapeutischen Interventionen

Abkürzungen: AG = Alltagsbewältigungsgruppe. BT = Bürotraining. FG = Freies Gestalten. HW = Holzwerkstatt. KG = Kreativgruppe. KT = Kunsttherapie. MP = Materialprojektgruppe. SE = Seniorengruppe. SO = Soziogruppe. WT = Werktherapie.

Tabelle 7.**3** Kriterien der Zuweisung zu den ergotherapeutischen Programmen: Meinung von Ärzten und Ergotherapeuten im Vergleich

	Ärzte (n=12) M ± SD		Ergotherapeuten (n=8) M ± SD		p	ε
Indikation	1.5	± 0.7	1.9	± 0.6	0.19	0.57
Kontraindikation	1.5	± 0.9	3.3	± 1.2	**0.00**	**1.64**
Angebot an freien Therapieplätzen	2.1	± 1.2	2.0	± 1.1	0.94	0.07
Anregungen der Therapeuten	2.1	± 1.1	2.0	± 1.3	0.74	0.07
Wünsche des Patienten	2.5	± 0.9	2.5	± 0.5	0.87	0.00
"Macht der Gewohnheit"	3.6	± 1.2	3.4	± 0.9	0.69	0.19

Anmerkung: Die Signifikanzprüfungen erfolgten mit dem Mann-Whitney U-Test. Ein Signifikanzniveau von $p < 0{,}05$ und Effektgrößen, die einen starken Effekt widerspiegeln, sind durch Fettdruck markiert. Eine α-Adjustierung ist nicht vorgenommen. Die Beurteilung erfolgt auf einer Skala von 0 = „wesentlich" bis 5 = „unwesentlich".

Tabelle 7.**4** Einschätzungen zur Indikation der ergotherapeutischen Interventionen

		Soziale Beziehungen M ± SD		Freizeitgestaltung M ± SD		Alltagsleben M ± SD		Arbeit M ± SD	
Alltagsbewältigungsgruppe	A	1.8	± 0.8	1.5	± 0.9	2.4	± 0.4	2.0	± 0.6
	E	1.6	± 0.6	1.6	± 1.1	2.3	± 0.8	2.4	± 0.5
Bürotraining	A	0.8	± 0.5	0.7	± 0.7	0.9	± 0.8	2.0	± 0.5
	E	0.7	± 0.1	0.6	± 0.6	0.7	± 0.7	2.6	± 0.4**
freies Gestalten	A	1.1	± 0.6	1.3	± 0.9	0.7	± 0.8	1.8	± 0.5
	E	1.0	± 0.2	1.2	± 1.0	0.5	± 0.4	2.2	± 0.6
Holzwerkstatt	A	1.0	± 0.8	0.9	± 0.7	0.7	± 0.7	2.0	± 0.5
	E	0.7	± 0.2	0.5	± 0.5	0.3	± 0.3	2.5	± 0.3**
Kreativgruppe	A	1.1	± 0.7	1.4	± 0.8	0.7	± 0.7	1.8	± 0.4
	E	1.3	± 0.5	1.1	± 1.0	0.3	± 0.4	1.7	± 0.7
Kunsttherapie	A	1.1	± 0.8	1.2	± 0.9	0.7	± 0.8	1.6	± 0.6
	E	1.1	± 0.3	1.1	± 0.9	0.2	± 0.3	1.4	± 0.6
Marterialprojektgruppe	A	1.4	± 0.7	1.2	± 0.6	0.9	± 0.8	2.2	± 0.3
	E	1.4	± 0.4	0.9	± 0.8	0.3	± 0.3**	2.4	± 0.4
Seniorengruppe	A	1.9	± 0.7	1.5	± 0.8	1.7	± 0.6	1.8	± 0.6
	E	1.7	± 0.5	1.5	± 1.1	1.2	± 1.0	1.6	± 0.5
Soziogruppe	A	2.2	± 0.7	1.5	± 0.7	1.9	± 0.6	2.1	± 0.6
	E	2.1	± 0.6	1.7	± 1.0	1.2	± 0.7*	2.2	± 0.6
Werktherapie	A	1.1	± 0.7	1.1	± 0.9	0.8	± 0.9	2.2	± 0.5
	E	0.9	± 0.2	0.8	± 0.7	0.4	± 0.4	2.6	± 0.5

* = $p < 0{,}10$ und $\varepsilon > 0{,}80$, ** = $p < 0{,}05$, *** = $p < 0{,}01$

Anmerkung: Die Signifikanzprüfungen erfolgten mit dem Mann-Whitney U-Test. Eine α-Adjustierung ist nicht vorgenommen. Die Beurteilung erfolgt auf einer Skala von 0 = „überhaupt nicht (indiziert)" bis 3 = „in hohem Ausmaß" (indiziert). Abkürzungen: A = Beurteilung durch Ärzte (n=11), E = Beurteilung durch Ergotherapeuten (n=8)

Bedeutung, die dem Angebot an freien Therapieplätzen (U=47,0), der „Macht der Gewohnheit“ (U=43,0), der Indikation (U=32,5), den Wünschen der Patienten (U=46,0) und den Anregungen der Therapeuten (U=44,0) zukommt, statistisch nicht unterscheiden. In der Einschätzung, inwieweit Kontraindikationen der ergotherapeutischen Interventionen in den Zuweisungen Berücksichtigung finden, unterscheiden sich die Ergotherapeuten allerdings signifikant von den behandelnden und die Zuweisungen veranlassenden Ärzten (U=9,0). Im Gegensatz zur ärztlichen Beurteilung findet die Kontraindikation nach Meinung der Ergotherapeuten in den Zuweisungen eher wenig Beachtung.

Der Vergleich der ärztlichen und ergotherapeutischen Einschätzungen zur Indikation und speziell zur Kontraindikation der einzelnen ergotherapeutischen Interventionen ist vor diesem Hintergrund besonders interessant: Im Hinblick auf die wahrgenommenen Indikationen finden wir, dass sich die ärztlichen und die ergotherapeutischen Einschätzungen weitgehend decken und nur in wenigen Ausnahmen statistisch signifikant unterscheiden (Tab. 7.**4**).

Im Vergleich der vermuteten Leistungsanforderungen (vgl. Tab. 7.**5**) findet sich dagegen häufig ein statistisch signifikanter Unterschied in den Einschätzungen der professionellen Helfer, wobei die an die Patienten gestellten Leistungsanforderungen durchgängig nach Meinung der Ergotherapeuten höher sind als nach ärztlicher Einschätzung. Dies trifft z. B. im Hinblick auf die körperlichen Anforderungen auf die Interventionen „Alltagsbewältigungsgruppe“ (U=25,5, $p<0,10$, $\varepsilon=0,80$), „Freies Gestalten“ (U=22,5, $p<0,05$, $\varepsilon=1,06$), „Holzwerkstatt“ (U=18,0, $p<0,05$, $\varepsilon=1,25$), „Materialprojektgruppe“ (U=17,0, $p<0,05$, $\varepsilon=1,20$)

Tabelle 7.**5** Einschätzungen zu den Leistungsanforderungen der ergotherapeutischen Interventionen

		körperlich M ± SD		kognitiv M ± SD		sozial/emotional M ± SD	
Alltags-bewältigungsgruppe	A	2.5	± 1.1	2.8	± 0.9	2.8	± 1.0
	E	3.5	± 1.1*	3.6	± 1.2	3.8	± 1.0*
Bürotraining	A	3.5	± 1.5	3.9	± 1.1	2.6	± 0.7
	E	2.9	± 1.5	4.5	± 1.1	3.1	± 0.6*
freies Gestalten	A	2.4	± 1.1	2.3	± 0.7	2.1	± 0.7
	E	3.6	± 1.2**	3.3	± 1.2*	3.3	± 0.7***
Holzwerkstatt	A	3.6	± 0.8	2.8	± 0.9	2.5	± 0.7
	E	4.5	± 0.5**	3.6	± 1.1	2.6	± 0.5
Kreativgruppe	A	2.8	± 1.1	2.8	± 0.6	2.4	± 0.7
	E	2.1	± 1.2	2.8	± 1.0	3.4	± 1.1**
Kunsttherapie	A	2.7	± 0.8	2.6	± 0.7	2.0	± 0.8
	E	2.5	± 1.5	2.6	± 0.7	2.9	± 0.8**
Marterialprojekt-gruppe	A	2.9	± 0.5	2.6	± 0.7	2.7	± 0.9
	E	3.9	± 1.0**	3.5	± 1.1**	3.6	± 1.1*
Seniorengruppe	A	1.8	± 0.9	2.3	± 0.8	2.7	± 1.1
	E	2.1	± 0.8	3.8	± 1.4**	3.4	± 1.3
Soziogruppe	A	1.8	± 1.0	2.9	± 0.7	3.5	± 1.2
	E	2.0	± 1.1	4.4	± 1.1***	4.1	± 1.1
Werktherapie	A	3.3	± 0.6	3.0	± 0.9	2.5	± 0.8
	E	4.1	± 1.0**	3.6	± 1.1	3.0	± 0.5

* = $p<0,10$ und $\varepsilon > 0,80$, ** = $p<0,05$, *** = $p<0,01$

Anmerkung: Die Signifikanzprüfungen erfolgten mit dem Mann-Whitney U-Test. Eine α-Adjustierung ist nicht vorgenommen. Die Beurteilung erfolgt auf einer Skala von 0 = „sehr geringe (Anforderungen)“ bis 3 = „sehr hohe (Anforderungen)“.

Abkürzungen: A = Beurteilung durch Ärzte (n=11), E = Beurteilung durch Ergotherapeuten (n=8) und „Werktherapie" ($U=18{,}5$, $p<0{,}05$, $\varepsilon=1{,}01$) zu, im kognitiven Bereich auf die Interventionen „Freies Gestalten" ($U=26{,}0$, $p<0{,}05$, $\varepsilon=0{,}97$), „Materialprojektgruppe" ($U=20{,}5$, $p<0{,}05$, $\varepsilon=1{,}06$), „Seniorengruppe" ($U=22{,}0$, $p<0{,}05$, $\varepsilon=1{,}26$) und „Soziogruppe" ($U=12{,}5$, $p<0{,}01$, $\varepsilon=1{,}29$) und im Bereich der sozial-emotionalen Kompetenz der Patienten schließlich auf die Interventionen „Alltagsbewältigungsgruppe" ($U=25{,}0$, $p<0{,}10$, $\varepsilon=0{,}89$), „Bürotraining" ($U=26{,}0$, $p<0{,}10$, $\varepsilon=0{,}88$), „Freies Gestalten" ($U=12{,}5$, $p<0{,}01$, $\varepsilon=1{,}70$), „Kreativgruppe" ($U=23{,}0$, $p<0{,}05$, $\varepsilon=1{,}08$), „Kunsttherapie" ($U=21{,}0$, $p<0{,}05$, $\varepsilon=1{,}09$) und „Materialprojektgruppe" ($U=24{,}0$, $p<0{,}10$, $\varepsilon=0{,}91$).

Die Untersuchung der Zuweisungen abschließen soll ein Blick auf die im Beobachtungszeitraum erfolgten Zuweisungen, und zwar beispielhaft auf die Zuweisungen in das Programm „Freies Gestalten" und in das Programm „Werktherapie":

Tabelle 7.**6** ist zu entnehmen, dass die dem Programm „Freies Gestalten" zugewiesenen Patienten mit einem Durchschnittsalter von etwa 50 Jahren signifikant (T-Test) älter sind als die nicht diesem Programm zugewiesenen Patienten ($t_{(82)}=2{,}59$). Sie verfügen gleichzeitig über ein geringeres Ausmaß an Fähigkeiten in den Bereichen „Freizeitgestaltung" ($t_{(79)}=2{,}44$) und „Arbeit" ($t_{(72)}=2{,}20$) und werden diagnostisch vor allem den affektiven Stö-

Tabelle 7.**6** Zuweisungskriterien im Spiegelbild der Zuweisungen
I. Zuweisungen in das Programm „Freies Gestalten"

	Freies Gestalten (n=44) M ± SD		*Restgruppe* (n=40) M ± SD		p	ε
Alter	50.4	± 18.1	40.6	± 16.3	**.01**	0.57
Geschlecht (% w)	75.0		57.5		.14	0.16
Psychischer Befund (AMDP)						
paranoid-halluzinatorisches Syndrom	47.6	± 8.6	45.5	± 6.7	.20	0.28
depressives Syndrom	54.1	± 8.9	50.4	± 10.9	.09	0.37
psychoorganisches Syndrom	49.2	± 8.0	50.5	± 8.4	.45	0.16
manisches Syndrom	48.3	± 8.6	48.9	± 8.6	.74	0.07
Hostilitätssyndrom	48.9	± 10.6	48.0	±7.9	.68	0.09
vegetatives Syndrom	50.8	± 11.0	47.4	± 8.7	.13	0.34
apathisches Syndrom	52.2	± 9.7	49.9	± 9.9	.29	0.24
Zwangssyndrom	0.2	± 0.5	0.7	± 2.0	.11	0.37
Verhalten (NOSIE)						
soziale Anpassungsfähigkeit	4.5	± 0.5	4.7	± 0.4	.06	0.41
soziales Interesse	2.9	± 0.7	3.1	± 0.8	.26	0.25
persönliche Sauberkeit	4.4	± 0.7	4.6	± 0.6	.24	0.26
Reizbarkeit	1.5	± 0.6	1.6	± 0.7	.91	0.03
manifeste Psychose	1.2	± 0.4	1.1	± 0.2	.11	0.35
Retardierung	2.1	± 0.8	1.8	± 0.7	20	0.29
Depression	1.8	± 0.6	1.7	± 0.6	.45	0.17
Kompetenzen (EGA-M)						
soziale Beziehungen	1.4	± 0.5	1.6	± 0.5	.09	0.41
Freizeit	1.2	± 0.6	1.5	± 0.7	**.02**	0.54
Alltagsleben	1.6	± 0.6	1.8	± 0.5	.07	0.41
Arbeit	1.1	± 0.5	1.3	± 0.4	**.03**	0.51
Körperliche Behinderung (ZI-BADO)	0.2	± 0.6	0.1	± 0.4	.46	0.17
Soziale Behinderung (ZI-BADO)	1.5	± 0.9	1.4	± 1.1	.66	0.09

Anmerkung: Die Signifikanzprüfungen erfolgten mit t-Test bzw. χ^2-Test. Ein Signifikanzniveau von $p < 0{,}05$ und Effektgrößen, die einen starken Effekt widerspiegeln, sind durch Fettdruck markiert. Eine α-Adjustierung ist nicht vorgenommen.

rungen (F3, n=27, 61,4%) und den Schizophrenien (F20, n=7, 15,9%) zugeordnet. Im Vergleich der diagnostischen Zuordnungen zeigt sich, dass sie überdurchschnittlich häufig schizophren (ICD-10 F2) und überdurchschnittlich selten an neurotischen oder somatoformen Störungen (ICD-10 F4) erkrankt sind ($\chi^2_{(2,n=74)}=11{,}9$, $p<0{,}01$). Inwieweit hier tatsächlich Kriterien der Zuweisung zum Ausdruck kommen, muss selbstverständlich offen bleiben. Dennoch ist festzuhalten, dass das Programm „Freies Gestalten" sich laut Programmplanung an die leistungsschwachen Patienten wendet und sich dies in den Mittelwertsvergleichen widerzuspiegeln scheint.

Tabelle 7.**7** zeigt umgekehrt, dass die dem Programm „Werktherapie" zugewiesenen Patienten im Durchschnitt signifikant jünger sind als die nicht diesem Programm zugewiesenen Patienten ($t_{(82)}=2{,}62$). Im Vergleich der Beurteilungen durch das Pflegepersonal erweisen sie sich in ihrem Verhalten als eher sozial anpassungsfähig ($t_{(82)}=3{,}62$), sozial interessiert ($t_{(82)}=3{,}57$) oder „persönlich sauber" ($t_{(82)}=2{,}18$) und seltener als reizbar ($t_{(82)}=2{,}29$) und retardiert ($t_{(82)}=2{,}12$). Die ärztlichen Angaben lassen darauf schließen, dass sie mehr Kompetenzen im Bereich der Freizeitgestaltung aufweisen ($t_{(79)}=2{,}31$) und in geringerem Ausmaß körperlich ($t_{(82)}=2{,}42$) oder so-

Tabelle 7.**7** Zuweisungskriterien im Spiegelbild der Zuweisungen
II. Zuweisungen in das Programm „Werktherapie"

	Werktherapie (n=30) M ± SD		*Restgruppe* (n=54) M ± SD		p	ε
Alter	39.1	± 10.6	49.4	± 20.0	**.00**	0.64
Geschlecht (% w)	56.7		72.2		.23	0.13
Psychischer Befund (AMDP)						
paranoid-halluzinatorisches Syndrom	45.7	± 7.7	47.1	± 7.9	.45	0.17
depressives Syndrom	51.2	± 10.7	52.9	± 9.7	.45	0.17
psychoorganisches Syndrom	50.4	± 8.1	49.5	± 8.3	.65	0.10
manisches Syndrom	49.5	± 9.1	48.0	± 8.3	.43	0.18
Hostilitätssyndrom	48.2	± 7.6	48.6	± 10.3	.83	0.03
vegetatives Syndrom	47.6	± 9.9	50.1	± 10.2	.28	0.25
aphatisches Syndrom	51.6	± 9.9	50.8	± 9.8	.72	0.08
Zwangssyndrom	0.6	± 2.0	0.3	± 1.1	.47	0.18
Verhalten (NOSIE)						
soziale Anpassungsfähigkeit	4.8	± 0.3	4.4	± 0.5	**.00**	0.77
soziales Interesse	3.4	± 0.8	2.8	± 0.7	**.00**	**0.81**
persönliche Sauberkeit	4.7	± 0.5	4.4	± 0.7	**.03**	0.51
Reizbarkeit	1.4	± 0.4	1.6	± 0.8	**.03**	0.47
manifeste Psychose	1.1	± 0.4	1.1	± 0.3	.78	0.06
Retardierung	1.7	± 0.6	2.1	± 0.8	**04**	0.50
Depression	1.6	± 0.5	1.8	± 0.6	.13	0.35
Kompetenzen (EGA-M)						
soziale Beziehungen	1.6	± 0.5	1.5	± 0.5	.39	0.20
Freizeit	1.6	± 0.8	1.2	± 0.6	**.04**	0.52
Alltagsleben	1.8	± 0.6	1.6	± 0.5	.25	0.27
Arbeit	1.3	± 0.6	1.1	± 0.4	.06	0.43
Körperliche Behinderung (ZI-BADO)	0.0	± 0.2	0.2	± 0.6	**.02**	0.48
Soziale Behinderung (ZI-BADO)	1.1	± 1.0	1.7	± 1.0	**.02**	0.54

Anmerkung: Die Signifikanzprüfungen erfolgten mit t-Test bzw. χ^2-Test. Ein Signifikanzniveau von $p < 0{,}05$ und Effektgrößen, die einen starken Effekt widerspiegeln, sind durch Fettdruck markiert. Eine α-Adjustierung ist nicht vorgenommen.

zial ($t_{(82)}$=2,38) behindert sind. Das Ergebnis, dass im Rahmen einer logistischen Regression neben der Altersvariablen (Wald w=4,95, df=1, $p<0{,}05$) nur die NOSIE-Subskala „Soziales Interesse" (Wald w=8,11, df=1, $p<0{,}01$) einen signifikanten eigenständigen Erklärungsbeitrag zur Prädiktion der Gruppenzugehörigkeit aufweist, lässt schlussfolgern, dass diesem Programm, das sich eher an die leistungsstärkeren Patienten richtet, offensichtlich vor allem die jüngeren Patienten zugewiesen werden, die in ihrem Sozialverhalten wenig beeinträchtigt sind. Auch hier zeigt sich also, dass sich in der Praxis der Zuweisungen Zuweisungskriterien erkennen lassen, die in Übereinstimmung mit der Programmplanung stehen.

7.6.2 Dauer und Frequenz der ergotherapeutischen Behandlung

Tabelle 7.**8** zeigt, dass die Patienten im Verlauf ihrer stationären Behandlung an den einzelnen Programmen ganz unterschiedlich häufig teilnehmen konnten. Im Durchschnitt waren die Patienten am längsten dem Programm „Alltagsbewältigungsgruppe" zugewiesen, am kürzesten dem Programm „Kreativgruppe".

Erwartungsgemäß findet dies entsprechenden Niederschlag in der Häufigkeit, in der die Patienten an den verschiedenen ergotherapeutischen Programmen tatsächlich teilnahmen (vgl. Tabelle 7.**9**). Die dem Programm „Alltagsbewältigungsgruppe" zugewiesenen Patienten etwa wurden an durchschnittlich ca. 30 Tagen und damit etwa an jedem dritten Tag ihrer stationären Behandlung an Aufgaben der Haushaltsführung und der Alltagsbewältigung herangeführt. Demgegenüber konnten zum Beispiel die dem Programm „Kreativgruppe" zugewiesenen Patienten durchschnittlich nur an ca. sieben Tagen und damit etwa an jedem fünften Tag, an dem sie stationär aufgenommen waren, den Umgang mit Farben und Maltechniken üben.

Tabelle 7.**9** zeigt weiterhin, dass die Patienten durchschnittlich zwischen 65,9% und 90,0% der Therapiestunden, in denen sie von den Ergotherapeuten erwartet wurden, besuchten. Umgekehrt lässt sich daraus ableiten, dass die Patienten im Durchschnitt zwischen 34,1% und 10,0% der Therapiestunden, in denen für sie ein Therapieplatz reserviert war, nicht aufsuchten.

Tabelle 7.**8** Dauer der Zuweisungen zu den ergotherapeutischen Programmen

		Dauer der Zuweisung (in Tagen)			Dauer der Zuweisung bezogen auf die Dauer der stationären Behandlung (in %)			Dauer der Zuweisung bezogen auf die Anzahl an Werktagen in stationärer Behandlung (in %)		
	N	M	± SD	*(Bereich)*	M	± SD	*(Bereich)*	M	± SD	*(Bereich)*
Alltagsbewältigungsgruppe	8	42.9	±17.3	*(21-77)*	50.2	±14.2	*(18.9-62.6)*	74.8	±21.5	*(28.4-91.7)*
Holzwerkstatt	4	39.3	±26.2	*(23-78)*	51.0	±12.1	*(38.7-66.1)*	72.9	±16.4	*(55.8-94.0)*
Kunsttherapie	7	31.3	±8.5	*(15-44)*	48.3	±13.9	*(23.6-61.2)*	71.2	±20.7	*(33.3-89.8)*
Bürotraining	5	24.8	±28.2	*(5-73)*	32.4	±17.0	*(13.2-58.9)*	46.3	±24.4	*(18.5-84.9)*
Materialprojektgruppe	6	24.3	±10.9	*(10-36)*	40.1	±9.0	*(32.1-56.7)*	60.7	±11.6	*(48.0-81.0)*
Seniorengruppe	7	22.1	±24.8	*(5-74)*	41.2	±17.4	*(18.2-61.2)*	62.7	±26.7	*(25.0-91.7)*
Soziogruppe	35	20.8	±18.3	*(1-76)*	44.2	±16.0	*(4.0-64.7)*	64.8	±22.7	*(5.7-96.2)*
Freies Gestalten	41	19.0	±13.8	*(1-52)*	33.5	±15.2	*(1.4-64.9)*	49.9	±22.7	*(2.1-96.0)*
Werktherapie	30	16.7	±14.8	*(1-61)*	36.0	±15.7	*(1.4-66.7)*	52.3	±22.4	*(2.0-95.2)*
Kreativgruppe	16	8.7	±6.6	*(1-27)*	26.5	±14.3	*(3.7-50.0)*	39.8	±21.8	*(5.6-72.7)*

Anmerkung: Die ergotherapeutischen Maßnahmen sind sortiert nach der Dauer der Zuweisung (in Tagen)

Tabelle 7.9 Teilnahmen an den ergotherapeutischen Interventionen

		Häufigkeit der Teilnahmen (in Tagen)		Häufigkeit der Teilnahmen bezogen auf die Dauer der stationären Behandlung (in %)		Häufigkeit der Teilnahmen bezogen auf die Anzahl der möglichen Teilnahmen (in %)	
	N	M ± SD	*(Bereich)*	M ± SD	*(Bereich)*	M ± SD	*(Bereich)*
Alltags-bewältigungs-gruppe	8	30.1 ± 12.9	*(18-58)*	36.1 ± 13.0	*(16.1-47.5)*	72.4 ± 15.8	*(37.5-90.5)*
Holzwerkstatt	4	27.8 ± 10.1	*(19-42)*	38.9 ± 4.3	*(35.6-45.2)*	79.2 ± 17.9	*(53.9-95.8)*
Materialprojekt-gruppe	6	22.0 ± 10.0	*(8-35)*	36.3 ± 10.4	*(29.1-56.7)*	90.0 ± 8.4	*(80.0-100.0)*
Kunsttherapie	7	20.0 ± 7.3	*(13-34)*	33.0 ± 15.2	*(10.6-51.9)*	65.9 ± 19.9	*(44.8-93.3)*
Bürotraining	5	16.4 ± 15.1	*(4-41)*	23.4 ± 8.9	*(10.5-33.1)*	76.4 ± 13.8	*(56.2-93.8)*
Soziogruppe	35	15.5 ± 13.9	*(1-66)*	33.9 ± 14.7	*(3.0-57.7)*	76.3 ± 17.9	*(27.3-100.0)*
Seniorengruppe	7	15.0 ± 15.6	*(1-46)*	27.4 ± 13.8	*(5.0-43.6)*	66.2 ± 24.3	*(20.0-100.0)*
Werktherapie	30	14.3 ± 12.4	*(0-52)*	31.3 ± 13.9	*(0.0-56.0)*	83.6 ± 20.3	*(0.0-100.0)*
Freies Gestalten	41	14.1 ± 11.3	*(0-45)*	24.2 ± 14.6	*(0.0-54.1)*	67.1 ± 31.0	*(0.0-100.0)*
Kreativgruppe	16	7.3 ± 6.0	*(0-22)*	22.2 ± 13.3	*(0.0-38.9)*	81.0 ± 29.6	*(0.0-100.0)*

Anmerkung: Die ergotherapeutischen Interventionen sind sortiert nach der Häufigkeit der Teilnahmen.

Tabelle 7.10 Häufigkeit der „entschuldigten" und der „unentschuldigten" Abwesenheit von Patienten

		Häufigkeit der entschuldigten Abwesenheiten in % bezogen auf die Dauer der Zuweisung		Häufigkeit der unentschuldigten Abwesenheiten in % bezogen auf die Dauer der Zuweisung	
	N	M ± SD	*(Bereich)*	M ± SD	*(Bereich)*
Materialprojektgruppe	6	8.2 ± 7.7	*(0.0 - 20.0)*	1.9 ± 3.4	*(0.0 - 8.3)*
Alltagsbewältigungsgruppe	8	23.3 ± 13.5	*(9.5 - 54.2)*	4.3 ± 4.1	*(0.0 - 9.5)*
Holzwerkstatt	4	16.0 ± 17.1	*(0.0 - 39.7)*	4.8 ± 3.7	*(0.0 - 8.7)*
Bürotraining	5	17.2 ± 13.7	*(0.0 - 31.5)*	5.1 ± 8.7	*(0.0 - 20.0)*
Werktherapie	30	8.8 ± 10.4	*(0.0 - 37.5)*	7.8 ± 18.8	*(0.0 - 100.0)*
Kunsttherapie	7	25.9 ± 18.1	*(0.0 - 42.4)*	8.2 ± 7.9	*(0.0 - 20.7)*
Kreativgruppe	16	8.1 ± 24.9	*(0.0 - 100.0)*	11.0 ± 19.9	*(0.0 - 75.0)*
Soziogruppe	35	12.9 ± 10.9	*(0.0 - 37.5)*	11.7 ± 14.9	*(0.0 - 63.6)*
Seniorengruppe	7	14.8 ± 15.4	*(0.0 - 40.0)*	19.1 ± 17.5	*(0.0 - 40.0)*
Freies Gestalten	41	9.1 ± 9.9	*(0.0 - 42.9)*	23.4 ± 31.0	*(0.0 - 100.0)*

Anmerkung: Die ergotherapeutischen Interventionen sind sortiert nach der Häufigkeit der unentschuldigten Abwesenheit.

Tabelle 7.**10** ist zu entnehmen, dass die zugewiesenen Patienten bezogen auf die Anzahl der im Verlauf der stationären Behandlung angebotenen Therapiestunden besonders häufig in den Programmen „Freies Gestalten“ und „Seniorengruppe“ vergeblich erwartet wurden.

7.7 Beantwortung der Fragestellungen, Transfer und Bewertung

Die Fragestellungen der eigenen Untersuchung können zusammenfassend wie folgt beantwortet werden:

1. Das Ziel, jeden zur stationären Behandlung aufgenommenen Patienten ergotherapeutisch zu versorgen, wird erreicht.
2. Die Zuweisungen zu den ergotherapeutischen Maßnahmen scheinen individuell zu erfolgen. Die ärztlichen Zuweisungen berücksichtigen vermutlich die von diesen vermuteten Indikationen und Kontraindikationen der einzelnen Maßnahmen.
3. Nach Meinung der Ergotherapeuten werden die Leistungsanforderungen, die in den Programmen an die Patienten gestellt werden, von den Ärzten allerdings häufig unterschätzt. Dies deutet darauf hin, dass nach Meinung der Ergotherapeuten die zugewiesenen Patienten in den ergotherapeutischen Programmen häufig kognitiv, körperlich oder sozial-emotional überfordert werden.
4. Die Zielsetzung, dass die Patienten möglichst häufig und kontinuierlich an den einzelnen ergotherapeutischen Maßnahmen teilnehmen, wird nicht durchgängig erreicht. Die Untersuchung liefert für diesen Befund drei Erklärungen:
   - *Erstens* ist die Verweildauer der Patienten in der psychiatrischen Klinik oft kurz, sodass Patienten zum Teil allein aus diesem Grund nur selten an ergotherapeutischen Programmen teilnehmen.
   - *Zweitens* werden Patienten nicht selten einem ergotherapeutischen Programm zugewiesen, um schon nach wenigen Tagen einem anderen ergotherapeutischen Programm zugeteilt zu werden. Ursachen für diesen Sachverhalt wurden im Rahmen der vorliegenden Untersuchung nicht erhoben. Es ist denkbar, dass Patienten durch das Behandlungsprogramm über- oder unterfordert werden und die Patienten deswegen aus individuellen klinischen Gründen aus einem Programm genommen werden. Möglich ist auch, dass die häufig kurzfristigen Veränderungen in den ergotherapeutischen Zuweisungen organisatorisch begründet sind, d. h. z. B. im Zusammenhang mit der Durchführung von anderen Behandlungsmaßnahmen erforderlich werden.
   - *Drittens* schließlich nehmen Patienten einen für sie reservierten Therapieplatz häufig nicht ein. Der Befund, dass die Ergotherapeuten meist vom Pflegepersonal vorab darüber informiert werden, lässt darauf schließen, dass die Fehlzeiten in der Regel aufgrund von organisatorischen Bedingungen auftreten.

Ein wesentliches Kriterium zur Beurteilung einer Evaluationsuntersuchung ist, inwieweit sich aus der Beantwortung der Fragestellungen tatsächlich Handlungsanleitungen für Maßnahmen der Qualitätssicherung und -verbesserung ableiten lassen. Mit Blick auf dieses Kriterium ist zu konstatieren, dass aus der Untersuchung folgendes abgeleitet werden kann:

1. Die Untersuchung der Zuweisungskriterien führt zu der Empfehlung, dass Psychiater und Ergotherapeuten sich regelmäßig über die konkreten Behandlungsmaßnahmen und speziell über deren Leistungsanforderungen austauschen sollten. Dies schließt selbstverständlich ein, dass erörtert wird, inwieweit die zugewiesenen Patienten den jeweiligen Leistungsanforderungen gerecht werden.
2. Die Untersuchung der Behandlungsdauer und -frequenz führt zu der Empfehlung, die Ursachen für die häufigen Abwesenheiten in einem nächsten Schritt näher zu untersuchen. Um das Ziel, die in den ergotherapeutischen Programmen verfügbaren Kapazitäten auszuschöpfen, zu erreichen, scheint es aber auch sinnvoll, zum Teil deutlich über die Anzahl der berechneten Kapazitäten hinaus Patienten einen Therapieplatz zuzusagen.
3. Der Befund einer häufig sehr kurzen Dauer der ergotherapeutischen Behandlung weist darüber hinaus darauf hin, dass – auch im Zusammenhang mit einer vermutlich zunehmend kurzen stationären Behandlungsdauer – der Ergotherapie mehr und mehr die Aufgabe zukommen wird, Behandlungen anzubieten, die intensiv und möglichst kurzfristig wirksam sind. Zweckmäßig scheint darüber hinaus auch die Kooperation zwischen stationären, teilstationären und ambulanten Programmen der Ergotherapie.

Die Bewertung der vorliegenden empirischen Untersuchung muss berücksichtigen, dass Störfaktoren die Validität herabsetzen und zum Beispiel die Populationsvalidität eingeschränkt ist, da die Stichproben zum Teil sehr klein sind und die getroffenen Aussagen daher nur bedingt auf Personen anderer Populationen von Ärzten, Ergotherapeuten und Patienten übertragen werden können. Insgesamt kann aber wohl dennoch festgehalten werden, dass mit der vorliegenden Untersuchung die wesentlichen Zielstellungen und Aufgaben von Evaluationsuntersuchungen erreicht wurden, nämlich die Beantwortung von relevanten evaluativen Fragestellungen und die Bereitstellung von Wissensgrundlagen für Entscheidungen (vgl. Rossi et al. 1988, Wottawa und Thierau 1990). Dabei sind die Antworten auf die Fragestellungen für die in der Praxis Tätigen von Bedeutung, da im Rahmen der vorliegenden Untersuchung die evaluativen Fragestellungen aus Gesprächen mit den Programmanbietern (Leitung und Mitarbeitern) abgeleitet wurden. Die Untersuchung ist daher in hohem Ausmaß von „äußerer Relevanz" (Holzkamp 1972).

Gegenstand der Untersuchung war aufgrund der evaluativen Fragestellungen das Praxisgeschehen, d. h., die Evaluationsuntersuchung ist nicht auf einen künstlich bestimmten zeitlichen oder situationalen Geltungsbereich beschränkt. Die Untersuchung ist daher auch von „praktischer Relevanz" (Bredenkamp 1979) und erlaubt vor allem aufgrund der Präferenz der externen Validität Empfehlungen für Maßnahmen zur Sicherung und Verbesserung der Prozessqualität auszusprechen.

7.8 Schlussfolgerung

Die Heterogenität der an psychiatrischen Krankenhäusern durchgeführten ergotherapeutischen Maßnahmen macht es selbstverständlich nicht möglich, Fragestellungen und Vorgehensweisen für die Evaluation stationär-psychiatrischer ergotherapeutischer Maßnahmen allgemeingültig zu formulieren, sondern sie sind vielmehr in jedem Einzelfall programmspezifisch festzulegen, wobei die Fragestellungen in der Regel aus Gesprächen mit den Programmanbietern und den Programmteilnehmern der zu evaluierenden Ergotherapie abzuleiten sind.

Die vorgelegte Untersuchung belegt die Nützlichkeit von Prozessevaluationen und liefert Informationen, aus denen sich Empfehlungen ableiten lassen:

In den letzten Jahren hat sich die Verweildauer der Patienten in stationären psychiatrischen Einrichtungen immer mehr verkürzt, sodass die Aufenthaltsdauern häufig zu kurz sind, um die klassischen ergotherapeutischen Zielstellungen verwirklichen zu können (Scheepers 1994, Weig 1994). Im Rahmen einer formativen Evaluation der Prozessqualität der Ergotherapie am psychiatrischen Krankenhaus ist daher die Untersuchung der Dauer und der Frequenz der ergotherapeutischen Interventionen von ganz wesentlicher Bedeutung. Die erhobenen Daten liefern nicht nur Wissen über den ergotherapeutischen Prozess, sondern stellen darüber hinaus Informationen zur Verfügung, aus denen sich Überlegungen zu realistischen Zielstellungen der ergotherapeutischen Versorgung ableiten lassen (Scheepers 1994). Der Vergleich der Zahl der in den einzelnen Therapiesitzungen anwesenden Patienten mit der Zahl an theoretisch vorhandenen Therapieplätzen informiert darüber hinaus über den Grad der Auslastung der ergotherapeutischen Interventionen und kann somit Informationen für die Verbesserung der Organisation der Versorgung liefern. Die genannten Daten lassen sich – wie die Untersuchung zeigt – relativ einfach und ökonomisch erheben.

Veränderungswissen steht nach Beantwortung dieser Fragestellung allerdings nur bedingt zur Verfügung, da mit dem gewonnenen Datenmaterial die Ursachen für IST-SOLL-Differenzen und deren Handhabung im Prozess unbekannt bleiben. Zwingend erforderlich scheint daher die Erhebung von weiteren Informationen, d. h. von Daten, die differenziert über An- oder Abwesenheit sowie über die Ursachen von Abwesenheit informieren.

Falls ein ausdifferenziertes Angebot an ergotherapeutischen Programmen vorliegt – und dies ist seit Hermann Simon ein wesentliches Qualitätsmerkmal psychiatrischer Ergotherapie (vgl. Oberle und Müller-Breidenbach 1995, Weig 1994) –, so ist ein weiteres wichtiges Kriterium zur Bewertung der Prozessqualität der ergotherapeutischen Versorgung die Qualität der Zuweisungen der Patienten zu diesen unterschiedlichen Programmen. Allerdings können Fragen nach der Qualität der Zuweisungen von Patienten zu bestimmten ergotherapeutischen Maßnahmen meist nur hypothesengenerierend beantwortet werden, da Informationen über den SOLL-Zustand selten vorliegen oder aber sehr allgemein definiert sind und ein IST-SOLL-Vergleich damit in der Regel nur eingeschränkt möglich ist. Die Definition von solchen SOLL-Werten bedarf sicherlich – ebenso wie die Definition von angestrebten Programmwirkungen – noch erheblicher Forschungsanstrengungen.

Veränderungswissen liefert ein solcher IST-SOLL-Vergleich jedoch wiederum nicht, weswegen ergänzend nach den Gründen von potentiellen IST-SOLL-Differenzen in den Zuweisungen zu suchen ist. Im Rahmen der vorliegenden Untersuchung hat sich etwa gezeigt sich, dass IST-SOLL-Differenzen das Resultat von unterschiedlichen Einschätzungen über die Indikationen und die Leistungsanforderungen der Interventionen und damit über die Zuweisungskriterien sein können.

Literatur

Arbeitsgemeinschaft für Methodik und Dokumentation in der Psychiatrie. Das AMDP-System: Manual zur Dokumentation psychiatrischer Befunde. Berlin: Springer 1981.

Arbeitsgruppe Qualitätssicherung des Landschaftsverbandes Westfalen-Lippe. Qualitätssicherung und -kontrolle in den Kliniken des LWL: Rahmenkonzept für die psychiatrische Behandlung, Pflege und Versorgung. In: M. Hermer W, Pittrich W, Spöhring, Trenckmann U (Hrsg.). Evaluation der psychiatrischen Versorgung in der Bundesrepublik. Opladen: Leske + Budrich; 1995: 117.

Baumann U, Stieglitz RD. Testmanual zum AMDP-System. Empirische Studien zur Psychopathologie. Berlin: Springer; 1983

Bengel J, Strittmatter R. Evaluation und Qualitätssicherung in der Ergotherapie. Ergotherapie und Rehabilitation. 1995; 34: 383

Biefang S. Evaluationsforschung in Medizin und Gesundheitswesen. In: Biefang S (Hrsg.). Evaluationsforschung in der Psychiatrie: Fragestellungen und Methoden. Stuttgart: Enke; 1980

Bredenkamp J. Das Problem der externen Validität pädagogisch-psychologischer Untersuchungen. In: Brandtstätter J, Reinert G, Schneewind KA (Hrsg.). Pädagogische Psychologie: Probleme und Perspektiven. Stuttgart: Klett; 1979.

Dilling H, Mombour W, Schmidt MH. Internationale Klassifikation psychischer Störungen. ICD-10 Kapitel V(F). Klinisch-diagnostische Leitlinien. Bern: Huber; 1991.

Donabedian A. Evaluating the quality of medical care. In: Schulberg HC, Sheldon A, Baker F (Hrsg.). Program evaluation in the mental health fields. New York: Behavioral Publications; 1969.

Gebhardt R, Pietzcker A, Strauss A, Stöckel M, Langer C, Freudenthal K. Skalenbildung im AMDP-System. Archiv für Psychiatrie und Nervenkrankheiten. 1983; 233: 223.

Gebhardt R, Pietzcker A. Zur Validierung der AMDP-Syndromskalen. Archiv für Psychiatrie und Nervenkrankheiten. 1983; 233: 509.

Haug H-J, Meya U, Stieglitz R-D, Ermer A, Nather J, Schüssler G. Erhaltene Kompetenzen bei psychisch Kranken. Neuer Erhebungsbogen zur Erfassung gesunder Anteile (EGA). TW Neurologie Psychiatrie. 1990; 1: 162.

Holzkamp K. Kritische Psychologie. Frankfurt: Fischer; 1972

Jung E, Krumm B, Biehl H, Maurer K, Bauer-Schubart C. Mannheimer Skala zur Einschätzung sozialer Behinderung (DAS-M). Weinheim: Beltz Test; 1989.

Kiresuk TJ, Sherman RE. Goal Attainment Scaling: a general method for evaluating comprehensive community mental health programs. Community Mental Health Journal. 1982; 4: 443.

Oberle S, Müller-Breidenbach E. Ergotherapie (Beschäftigungs- und Arbeitstherapie). In: Faust V (Hrsg.). Psychiatrie. Ein Lehrbuch für Klinik, Praxis und Beratung. Stuttgart: Fischer; 1995.

Priebe S. Die Bedeutung der Patientenmeinung. Initiale Bewertung und Verlauf psychiatrischer Therapie. Göttingen: Hofgrefe; 1984.

Roecken S. Goal Attainment Scaling: Eine Methode zur Evaluation psychotherapeutischer Maßnahmen (Forschungsbericht Nr.14). Freiburg i.Br.: Albert-Ludwigs-Universität, Psychologisches Institut; 1984

Rossi PH, Freeman HE, Hofmann G. Programm-Evaluation. Einführung in die Methoden angewandter Sozialforschung. Stuttgart: Enke; 1988.

Scheepers C. Qualitätssichernde Maßnahmen in der Ergotherapie. Im Spannungsfeld von Chancen und Grenzen. Ergotherapie und Rehabilitation. 1994; 33: 569.

Schmidt J. Evaluation einer Psychosomatischen Klinik. Frankfurt: Verlag für Akademische Schriften; 1991.

Schützwohl M Bewertung der Anwendung einer Symptomliste nach AMP-System. Unveröffentlichtes Manuskript, Zentralinstitut für Seelische Gesundheit Mannheim; 1991

Schützwohl M. Evaluation der Ergotherapie am psychiatrischen Krankenhaus. Ein empirischer Beitrag zum Qualitätsmanagement. Berlin: Wissenschaftlicher Verlag; 2000

Schützwohl M & Olbrich R. Patienten bewerten Maßnahmen der stationären psychiatrischen Ergotherapie. Krankenhauspsychiatrie, 1999; 10: 56

Schützwohl M & Olbrich, R. Patientenzufriedenheit mit stationärer psychiatrischer Ergotherapie. Zum Zusammenhang zwischen Selbst- und Fremdbeurteilung. Krankenhauspsychiatrie. 2000a; 11: 3

Schützwohl M & Olbrich R. Patientenbewertungen stationärer psychiatrischer Ergotherapie: Bedingungsfaktoren der berichteten Patientenzufriedenheit. Psychiatrische Praxis. 2000b; 27: 401.

Shadish WR. Amerikanische Erfahrungen mit der Evaluation von Sozial- und Gesundheitsprogrammen. In: Koch U, Wittmann WW (Hrsg.). Evaluationsforschung. Bewertungsgrundlage von Sozial- und Gesundheitsprogrammen. Berlin: Springer; 1990.

Süß HM. Evaluation von Alkoholismustherapie. Freiburg: Universitätsverlag Freiburg Schweiz; 1988.

Weig W. Überlegungen zum Entwicklungsstand und den theoretischen Grundlagen der Ergotherapie in der Psychiatrie. Sozialpsychiatrische Informationen, 1994; 24: 5.

Wottawa H, Thierau H. Lehrbuch Evaluation. Bern: Huber; 1990

Zentralinstitut für Seelische Gesundheit (ohne Datum). Psychiatrische Rehabilitation. Mannheim: ZI.

ZI Arbeitsgruppe Wissenschaftliche Dokumentation (1993). Basisdokumentation für erwachsene Patienten. 3. rev. Fassung. Mannheim: Zentralinstitut für Seelische Gesundheit.

8 Der Stellenwert der Ergotherapie im stationären psychiatrischen Therapiekonzept – Ergebnisse einer Befragung von Patienten und Angestellten

Götz-Hendrik Ziemann

8.1 Einführung

An der Universitätsklinik für Psychiatrie und Psychotherapie der Technischen Universität Dresden stellt die Soziotherapie als eine Säule der psychiatrischen Behandlung einen Schwerpunkt in der Forschungsarbeit dar. Die Ergotherapie ist als ein wichtiger Bestandteil der Soziotherapie aufzufassen. Eingebettet darin beschäftigt sich die vorliegende Arbeit mit den subjektiven Aussagen zu dieser Therapiemethode.

Unter diesem Begriff werden Aspekte der Arbeits- und Beschäftigungstherapie zusammengefasst. Der Arbeitstherapie ist in der Vergangenheit große wissenschaftliche Aufmerksamkeit entgegengebracht worden, wohingegen der beschäftigungstherapeutische Anteil der Ergotherapie relativ wenig wissenschaftlich fundierte Betrachtung fand.

Dem gegenüber steht die Entwicklung der letzten Jahre, dass bei kürzer werdenden Verweildauern der Patienten auf den psychiatrischen Stationen der eher rehabilitative Ansatz der Arbeitstherapie zunehmend in dem ambulanten, außerklinischen Bereich angesiedelt wird (Reker 1998).

Im stationären psychiatrischen Setting vertritt nunmehr überwiegend die Beschäftigungstherapie den Ansatz der Ergotherapie. Aus diesen Gründen erfährt die Beschäftigungstherapie im Rahmen der Soziotherapieforschung der Universität Dresden besondere Beachtung.

In diesem Zusammenhang soll diese Arbeit den Stellenwert der Beschäftigungstherapie in den Meinungen der Patienten und Therapeuten untersuchen. Im Mittelpunkt stehen die subjektiven Einstellungen.

Theoretische Grundlage für die vorliegende Untersuchung ist der Ansatz der Lebensqualitätsforschung, welcher auf den Einfluss der Behandlungszufriedenheit der Patienten auf die Behandlungsqualität eingeht.

In einer 1992 veröffentlichten Studie zur Lage der Ergotherapie in der Psychiatrie (Scheepers u.a 1992) wird herausgestellt, dass im Bundesdurchschnitt 49,7% der stationär behandelten Patienten ergotherapeutisch betreut werden. Im Bundesdurchschnitt behandelt ein Mitarbeiter der Ergotherapie täglich ca. 12,7 Patienten, auf 100 belegte Betten kommen 3,9 Mitarbeiter, welches einem Stellenschlüssel von 1 : 25,6 entspricht.

Ebenfalls an dieser Stelle wird auf die verschiedenen Berufsgruppen hingewiesen, aus denen sich die Mitarbeiter der Ergotherapie rekrutieren. Nur 27,1% waren ausgebildete Ergotherapeuten, weitere 28,1% der Mitarbeiter kamen aus dem Pflegebereich. Weiterhin fanden sich Handwerker, Erzieher und zu 14,0% Praktikanten und Zivildienstleistende unter den in der Ergotherapie Beschäftigten.

Gemessen an dem hohen therapeutischen Anspruch der Ergotherapie eine ärztlich verordnete, in das Gesamttherapiekonzept integrierte Behandlungsmethode zu sein, erscheint die in dem Artikel von Scheepers et al. gestellte Forderung nach mehr staatlich anerkannten Ergotherapeuten nur gerechtfertigt, um eine suffiziente Behandlung in oben genanntem Umfang und unter therapeutischen Gesichtspunkten auf den psychiatrischen Stationen anbieten zu können.

Nach Eikelmann (1997) gehört die Ergotherapie zum Basisprogramm der psychiatrischen Akuttherapie, sie ist erste nonverbale Ausdrucksmöglichkeit, dann aktivierend, Kommunikation, Konzentration und Selbstbewusstsein fördernd, schließlich der beruflichen Rehabilitation dienend. Ergotherapie ist somit in jeder Therapiephase einer psychiatrischen Behandlung präsent. Presber und de Neve (1997) sprechen in ihrem Buch „Ergotherapie – Grundlagen und Techniken" von einer schöpferischen, einer kommunikativen und nützlichen (dem positiven Erlebnis dienen) Komponente einer sinnvollen und ansprechenden Tätigkeit – der Ergotherapie. Grundprinzip sei die physische und psychische Aktivierung, die zu einer Steigerung des Leistungsvermögens und zu einer sozialen Adaptation führt. Therapieziel ist die gesellschaftliche Eingliederung des psychisch erkrankten Menschen.

Vergleicht man diese eben gemachten Aussagen mit Inhalten des soziotherapeutischen Aspektes der psychiatrischen Therapie, so werden viele Parallelen deutlich:

Bach (1987) definiert die Soziotherapie als eine Behandlungsstrategie, die sich unterschiedlicher Medien bedient, um handlungsorientiert zu besseren kommunikativen, allgemeinsozialen, aber auch körperlichen Kompetenzen zu gelangen. Über diese soll das Selbstkonzept gefördert, die Weltsicht realer sowie pathologisches Denken und Handeln zurückgedrängt werden. Erkennen von sozialen Regeln wird angezielt. Dies geschieht unter anderem über das Training körperlicher Fertigkeiten, über das Üben interpersonellen Kontaktverhaltens, über eine Erweiterung des ästhetischen Erlebnisbereiches.

Es erscheint nun sinnvoll, die Ergotherapie neben der Behandlung in Milieugruppen, neben körperlich trainierenden Therapien und neben konfliktzentrierten Gruppen- und Familientherapien als Bestandteil der Soziotherapie aufzufassen.

8.2 Demographische Angaben

In den Jahren 1997 und 1998 wurden Befragungen an Patienten und Angestellte verschiedener psychiatrischer Kliniken gerichtet. Anonymisierte Fragebögen zu Beginn und am Ende einer stationären psychiatrischen Behandlung wurden von insgesamt 242 Patienten der Universitätsklinik für Psychiatrie und Psychotherapie Dresden (106) sowie der Klinik für Psychiatrie und Psychotherapie am Klinikum Niederlausitz Klettwitz (136) beantwortet. Parallel dazu ist eine ebenfalls anonymisierte Befragung an insgesamt 189 Angestellte der Universitätsklinik für Psychiatrie und Psychotherapie Dresden (55), der Klinik für Psychiatrie am Städtischen Krankenhaus Dresden Neustadt (27), der Psychiatrischen Klinik Wiesen (52) und der Klinik für Psychiatrie und Psychotherapie am Klinikum Niederlausitz Klettwitz (55) gerichtet worden.

Die Auswahl der Kliniken erfolgte unter dem Gesichtspunkt, möglichst Patienten und Angestellte der gesamten Bandbreite der stationären psychiatrische Behandlung zu berücksichtigen.

Alle in die Studie einbezogenen Standorte erfüllen sektorielle Aufgaben. Es wurden zwei Kliniken aus ländlicher und zwei Kliniken aus städtischer Umgebung ausgewählt: Erstere sind die Psychiatrische Klinik Wiesen und jene in Klettwitz, Letztere ist die Universitätsklinik Dresden und die Klinik des Krankenhauses Dresden Neustadt.

Unter den vier Standorten der Befragung befindet sich eine Universitätsklinik, die Klinik Wiesen ist ein eigenständiges psychiatrisches Krankenhaus, wohingegen psychiatrische Abteilungen an Allgemeinkrankenhäusern die Kliniken Dresden Neustadt und Klettwitz sind.

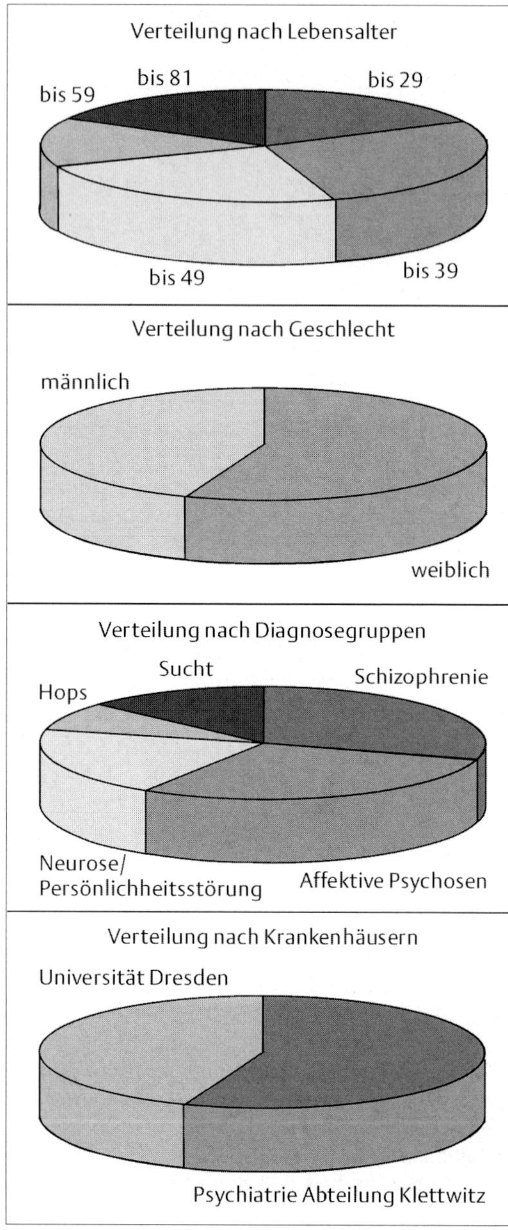

Abb. 8.**1**

8.2.1 Demographische Beschreibung der Patienten

An der Befragung nahmen 134 weibliche und 108 männliche Patienten teil. Das minimale Alter betrug 18, das maximale Alter 81 Jahre. In der Altersgruppe bis 29 Jahre befanden sich 46 Patienten, in der bis 39 Jahre 65 Patienten, 56 bzw. 31 Patienten vertraten die Altersgruppen bis 49 bzw. bis 59 Jahre. Die Altersgruppe bis 81 Jahre war mit 44 Patienten belegt.

Es gab Zuordnungen zu den Diagnosen Schizophrenie (71), Affektive Psychosen (72), Neurosen/ Persönlichkeitsstörungen (51), Hirnorganische Psychosyndrome (18) und zu der Diagnose der Suchterkrankung (30).

Die Gruppe der Patienten wurde weiterhin nach Behandlungszufriedenheiten unterteilt. Die Behandlungszufriedenheit, gemessen mit dem Klientenbogen zur Behandlungsbewertung (KliBB s. u.), gliederte sich hierbei in drei große Bereiche – in den Bereich der niedrigen, der mittleren und der hohen Zufriedenheit.

Dazu erfolgte die Berechnung eines individuellen Mittelwertes der KliBB-Skalen und dessen Einordnung in die Bereiche „bis 5" - niedrige, „bis 8" - mittlere und „bis 10" - hohe Zufriedenheit (Abb. 8.**1**).

8.2.2 Demographische Beschreibung der Angestellten

An der Befragung nahmen 23 Fachärzte, 30 Assistenzärzte und Psychologen, 102 Angehörige des Pflegepersonals sowie 34 Ergotherapeuten teil.

Bis zu einer Beschäftigungszeit von 4 Jahren waren 87 Angestellte in der Klinik tätig, bis zu 9 Jahren 51 Angestellte. Ab einer Beschäftigungszeit von 10 Jahren nahmen ebenfalls 51 Mitarbeiter an der Befragung teil.

Die maximale Beschäftigungszeit betrug 34 Jahre, die minimale weniger als ein Jahr.

In der Altersgruppe bis 29 befanden sich 41, in der bis 39 Jahren 74 Angestellte. 44 Mitarbeiter waren bis 49 Jahre alt. Die Altersgruppe ab dem 50. Lebensjahr vertraten 30 Angestellte.

Das maximale Lebensalter der Befragten betrug 69 Jahre, das minimale 21 Jahre (Abb. 8.**2**).

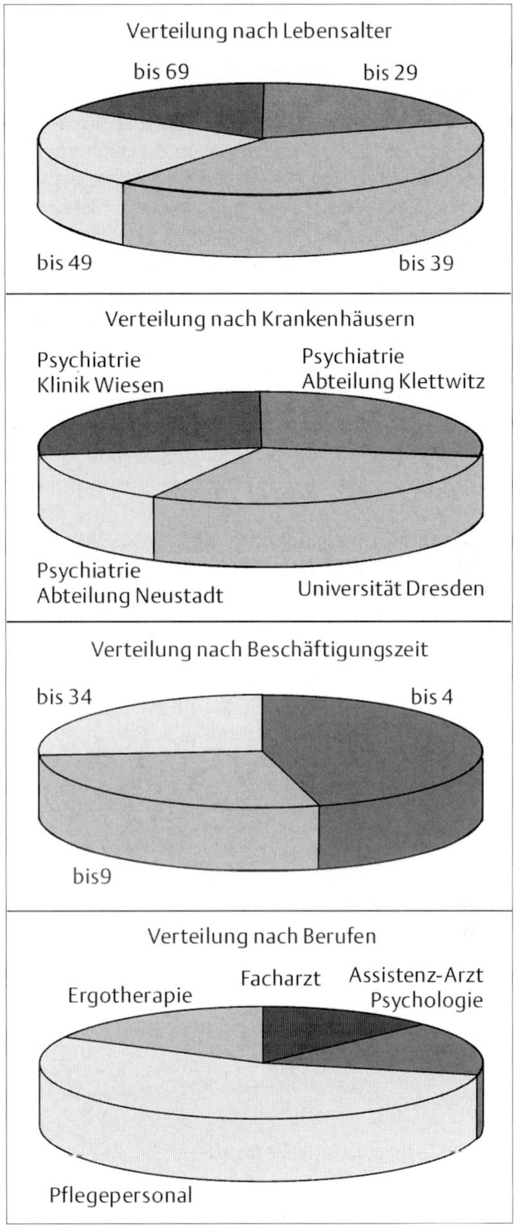

Abb. 8.**2**

8.3 Methodik

Das Erhebungsdesign entstand nach Befragungen von Experten. Es wurde darauf Wert gelegt, dass die Fragebögen in einer solchen Neutralität ausgearbeitet wurden, welche den zu Befragenden das Anliegen, nämlich die Meinungen über den Stellenwert einer einzelnen Therapiemethode zu erfahren, nicht offensichtlich darlegt. Damit sollten tendenzielle Antworten möglichst vermieden werden.

Sowohl die Patienten- als auch die Angestelltenfragebögen wurden in einer Pilotstudie von je zwanzig Exemplaren auf Praktikabilität und Aussagefähigkeit geprüft.

Patienten und Angestellte erhielten die Aufgabe, die Bögen selbständig auszufüllen. Vor Beginn der Untersuchung wurden die Teilnehmer über den formalen Ablauf und die gewährleistete Anonymität unterrichtet.

Statistisch ausgewertet wurden die Fragebögen, welche zu Beginn und am Ende der Behandlung an die Patienten gerichtet waren und die Erstellung einer Rangreihe zum Inhalt hatten (Patientenfragebogen 1 und 2) sowie der am Ende der Behandlung vorgelegte KliBB (Klientenbogen zur Behandlungsbewertung, Priebe 1995) einerseits und der an die Angestellten gerichtete Fragebogen (Angestelltenfragebogen) anderseits.

Zur Auswertung wurden den Methodenvariablen Rangplätze zugeordnet, deren Mittelwerte errechnet und mittels T- und Wilcoxon-Tests (Sachs 1999) auf signifikante Unterschiede untersucht.

Die so entstandenen Rangreihen konnten daraufhin einem Vergleich in Abhängigkeit von Gruppenvariablen zugeführt werden.

Gruppenvariable der Patienten waren Alter, Geschlecht, Berufsgruppe, behandelnde Klinik, Diagnose sowie Untersuchungszeitpunkt (Prä- und Post-Untersuchung).

Variable der Therapeuten waren Alter, Beruf, Berufszugehörigkeit in Jahren und Arbeitsstätte.

Unter dem Gesichtspunkt der einzelnen Variablen wurden Gruppen von hinreichender Größe zusammengefasst, um diese einer statistischen Auswertung zuführen zu können.

Mit Hilfe des Konkordanzkoeffizienten nach Kendall (Bortz 1990) erfolgten Konkordanzprüfungen unter folgendem Gesichtspunkt:

Sind die Meinungen der Individuen einer Variablen einander ähnlicher im Vergleich zu denen anderer Variablen? Hier wurde geprüft, ob in den festgelegten Variablen und Gruppen ähnliche Meinungen vorherrschen und diese sich somit von anderen Variablen und Gruppen unterscheiden.

Geringe Konkordanzen zwischen den einzelnen Gruppen wiesen auf Unterschiede hin. Diese Unterschiede wurden im Friedman-Test (Bortz 1990) unter Berücksichtigung der Gruppengrößen auf Signifikanz geprüft. Parallel dazu kam der H-Test nach Krushal und Wallis (Sachs 1999) zum Einsatz, um unabhängig von den vorhergehenden Prüfungen Unterschiede in der Bewertung der Methoden zu lokalisieren.

8.4 Ergebnisse der statistischen Auswertung

8.4.1 Patientenmeinungen

Die folgende Rangreihe ist das Ergebnis der Befragung aller 242 Patienten.

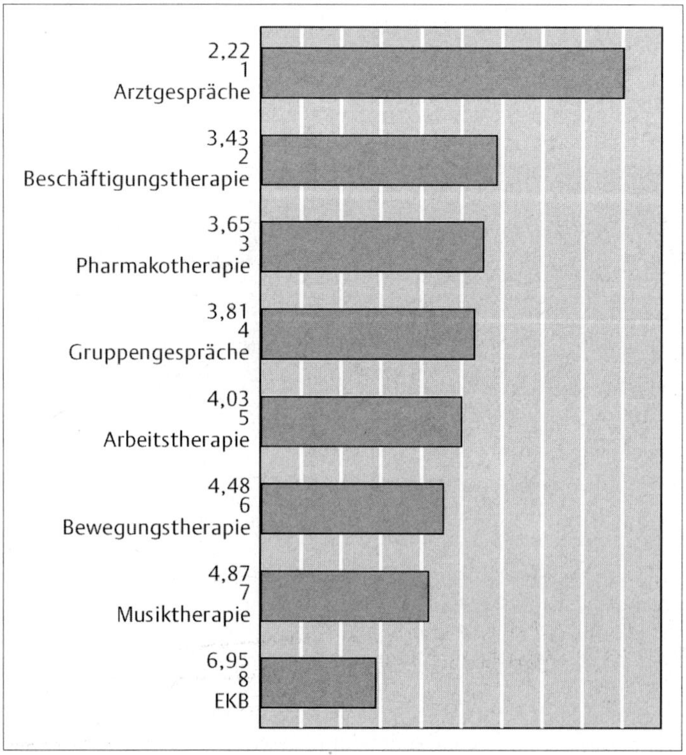

Abb. 8.3

Hierbei ist zu bemerken, dass sowohl zu Beginn als auch am Ende der Behandlung diese Rangreihe aufgestellt wurde – die Einstellungen zu den unterschiedlichen Therapieformen veränderten sich nicht während der Therapie. Es bestand eine Konkordanz zwischen den Prä- und Post-Untersuchungen, die keinen Anhalt für signifikante Unterschiede bot.

In Folgendem kann somit auf die Unterscheidung von Patientenfragebogen 1 und 2 verzichtet und die Patientenmeinungen anhand der Post-Untersuchung ausgewertet werden.

Die Rangreihe ergibt sich aus den Mittelwerten der den einzelnen Therapieformen zugeordneten Rängen. Eine anschließende Prüfung gibt Auskunft über signifikante Unterschiede der Mittelwerte, die zu dieser Rangreihe führten und nimmt so Stellung zu den Abständen der Ränge untereinander.

Die Rangreihe lautet wie folgt:

- An *erster* Stelle standen Gespräche mit dem behandelnden Arzt,
- die *zweite* Stelle nahm die Beschäftigungstherapie ein,
- die *dritte* Stelle die Psychopharmakotherapie,
- die *vierte* Stelle die therapeutischen Gruppengespräche,
- die *fünfte* Stelle belegte die Arbeitstherapie,
- an *sechster* Stelle wurde Bewegungstherapie genannt,
- an *siebenter* Stelle die Musiktherapie,
- die Elektroheilkrampfbehandlung nahm den *achten* und letzten Rang ein.

Signifikante Unterschiede ergaben sich zwischen den Mittelwerten der Ränge 1 und 2 sowie zwischen denen der Ränge 5, 6, 7 und 8. Als annähernd gleichwertig sind somit die Ränge 2, 3, 4 und 5 aufzufassen. Ungeachtet dessen ist die absolute Rangreihe in ihrer Aussage gültig (Abb. 8.**3**).

Signifikante Unterschiede in der Bewertung gab es in Abhängigkeit vom *Geschlecht*, hier wurde die Beschäftigungstherapie durch weibliche Patienten höher eingestuft als vom Durchschnitt der Patienten.

Diesem Ergebnis könnte eine vordergründige Ausrichtung auf Hand- und Bastelarbeiten innerhalb der Ergotherapie zu Ungunsten von handwerklichen Tätigkeiten zugrunde liegen.

Gemeinsam mit dem Faktor der Geschlechterrolle führt dies zu oben genanntem signifikanten Unterschied (Abb. 8.**4**).

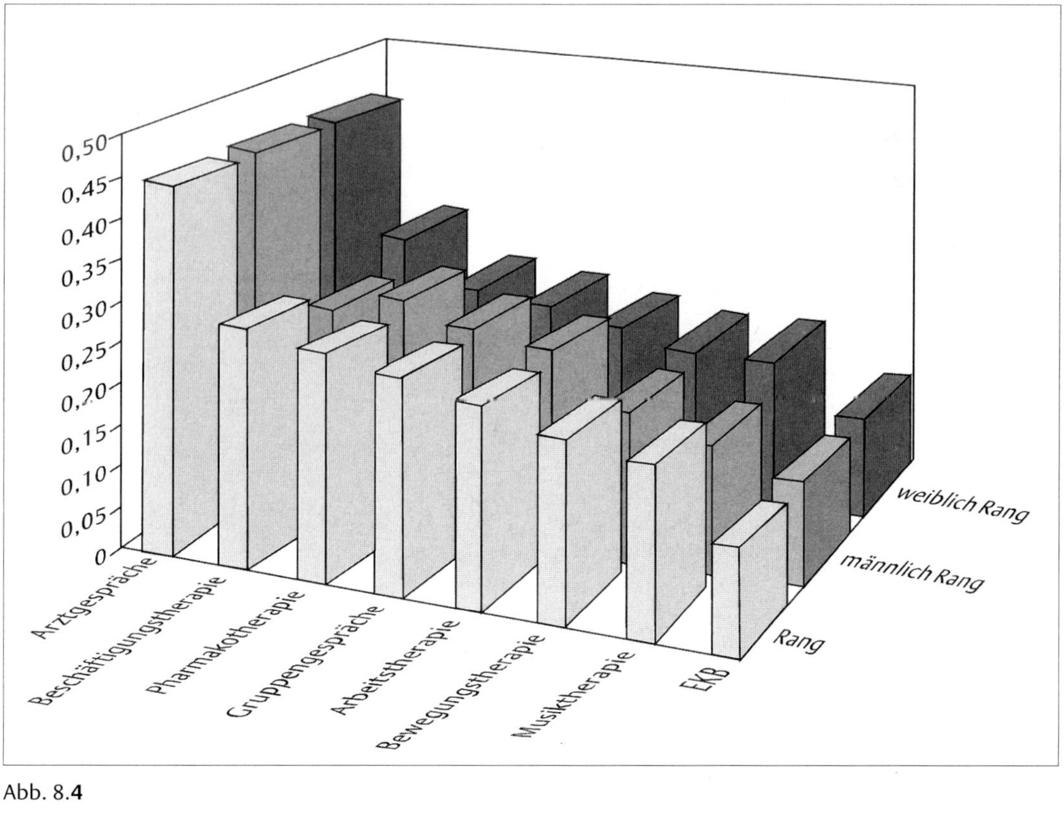

Abb. 8.**4**

In Abhängigkeit vom *Alter* war festzustellen, dass Pharmakotherapie von jungen Patienten weniger, von älteren mehr geschätzt wurde.

Es gab signifikante Unterschiede in Abhängigkeit vom *behandelnden Krankenhaus*, hier war festzustellen, dass Gruppengesprächen in Klettwitz mehr Gewicht zuerkannt wurde als in Dresden.

Eine mögliche Ursache dafür kann das an der tiefenpsychologisch fundierten Gruppenpsychotherapie orientierte Therapiekonzept der Psychiatrischen Klinik Klettwitz sein. Dies hätte sich dann auch in der Patientenmeinung niedergeschlagen, indem jene Gewichtungen der angebotenen Therapien übernähmen (Abb. 8.**5**).

Hinsichtlich der mit dem KliBB geprüften Patientenzufriedenheit ergab sich ein signifikanter Unterschied in der Bewertung der Therapieformen.

Es wurde festgestellt, dass Patienten mit niedrigerer Behandlungszufriedenheit Maßnahmen, welche unter dem Begriff „Therapie durch Sport und Gymnastik" subsumiert waren, höher einschätzten als der übrige Teil der Patienten. Eine mögliche Konsequenz daraus könnte das stärkere Einbeziehen solcher Therapieverfahren zu Behandlungsbeginn sein, um diese als Einstieg in eine weitergehende Therapie zu nutzen.

Die *Diagnosen* wirkten sich in der Weise aus, dass schizophrene, neurotische und persönlichkeitsgestörte Patienten die Psychopharmakotherapie niedriger einstuften als der Durchschnitt (Abb. 8.**6**).

8.4.2 Angestelltenmeinungen

Die folgende Rangreihe ist das Ergebnis der Befragung aller 189 Mitarbeiter. Am Beispiel eines jungen, zum 3. Mal wegen einer schizophrenen Psychose eingewiesenen Patienten war es Aufgabe, eine Rangreihe von zwölf zur Verfügung stehenden Behandlungsmethoden zu erstellen.

Die Rangreihe ergibt sich aus den Mittelwerten der den einzelnen Therapieformen zugeordneten Rängen. Eine anschließende Prüfung gibt Auskunft über signifikante Unterschiede der Mittelwerte, die zu dieser Rangreihe führten und nimmt so Stellung zu den Abständen der Ränge untereinander.

- An *erster* Stelle in der Rangreihe rangiert hier die Psychopharmakotherapie.
- Beschäftigungstherapie, i.R. die Ergotherapie, nimmt den *zweiten* Platz ein.

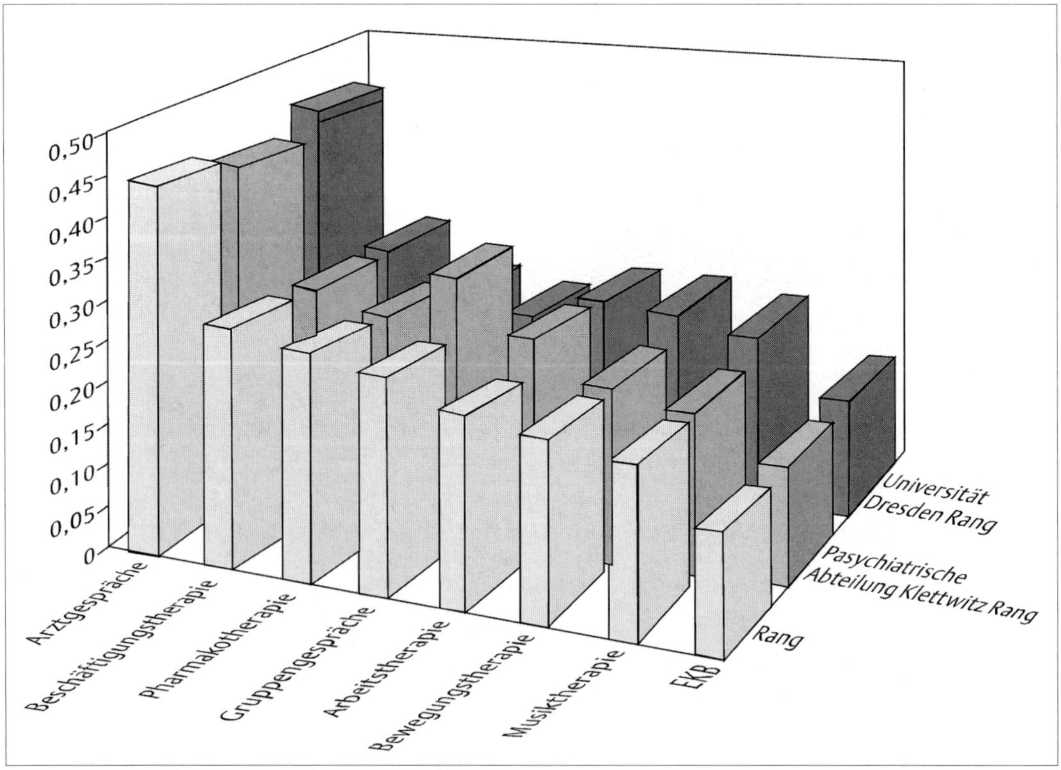

Abb. 8.**5**

- Angehörigenarbeit und Psychotherapie werden an *dritter* und *vierter* Stelle genannt.
- Arbeitstherapie i.R. der Ergotherapie wird mit dem *fünften* Rang belegt.
- Die Bewegungstherapie, physiotherapeutische Maßnahmen, Musik-, Mal- und Entspannungstherapien sowie Möglichkeiten der Patientenselbstverwaltung verteilen sich auf die Plätze *Sechs bis Zehn.*
- Elektroheilkrampfbehandlung wird vor der Rubrik „sonstige somatische Therapieverfahren" an *elfter* und damit vorletzter Stelle genannt.

Signifikante Unterschiede ergaben sich zwischen den Mittelwerten der Ränge 1, 2 und 3, zwischen den Mittelwerten der Ränge 5 und 6 sowie zwischen denen der Ränge 9 bis 12. Als annähernd gleichwertig sind somit die Ränge 3, 4, 5 einerseits und 6, 7, 8 anderseits aufzufassen (Abb. 8.**7**).

Signifikante Unterschiede bestehen in Abhängigkeit vom *Lebensalter*, dass Mitarbeiter ab dem fünfzigsten Lebensjahr arbeitstherapeutische Maßnahmen höher, Entspannungstherapien niedriger als der Durchschnitt bewerten.

Eigene Berufserfahrungen können eine Rolle spielen, indem die positive Wirkung der arbeitstherapeutischen Maßnahmen an vielen Erkrankten beobachtet und so die Arbeitstherapie in die eigenen Therapiekonzepte integriert wurde.

Weiterhin bestanden Unterschiede in Abhängigkeit von der *Arbeitsstätte*, Mitarbeiter der Klinik in Wiesen bewerteten die Elektroheilkrampfbehandlung signifikant höher als der Durchschnitt (Abb. 8.**8**).

Unterschiede zwischen den einzelnen Kliniken ergeben sich zum größten Teil aus den Differenzen der Therapiekonzepte.

Die *Berufszugehörigkeit in Jahren* wirkt sich so auf die Rangfolge aus, dass Mitarbeiter mit einer Berufszugehörigkeit von weniger als fünf Jahren

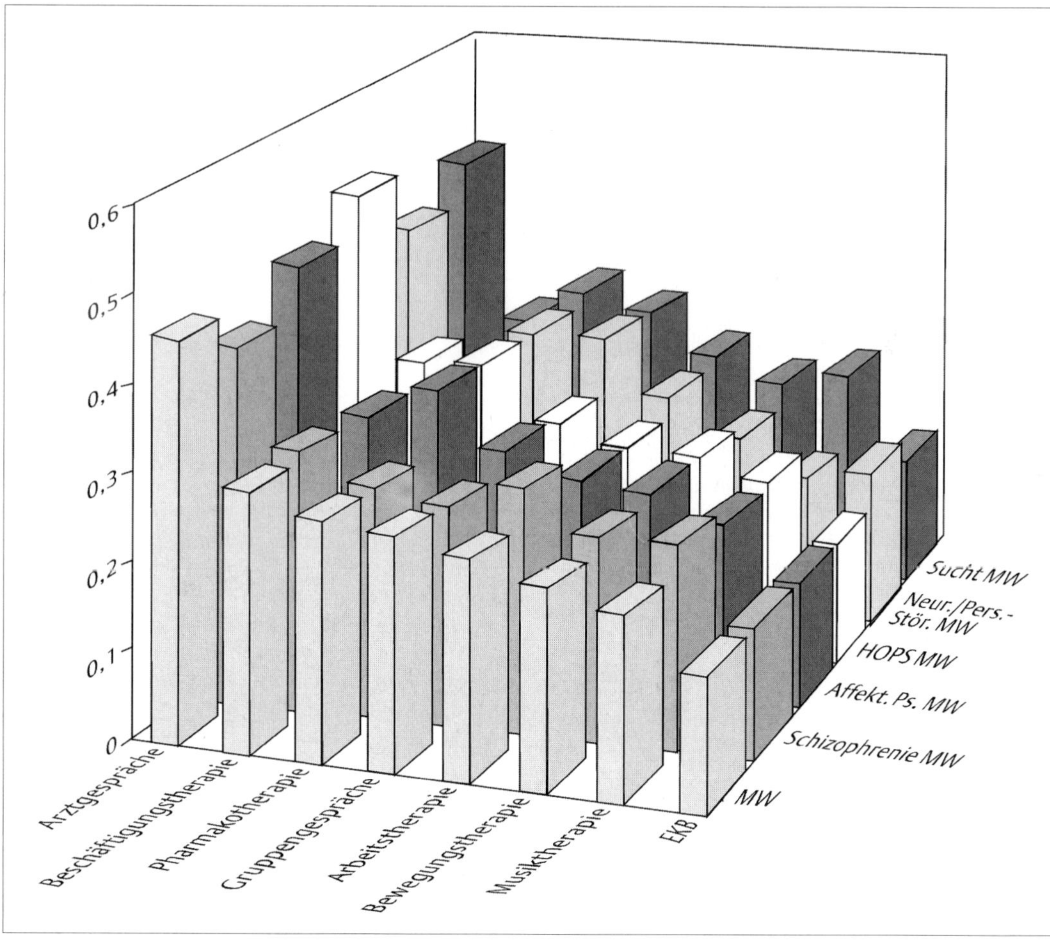

Abb. 8.**6**

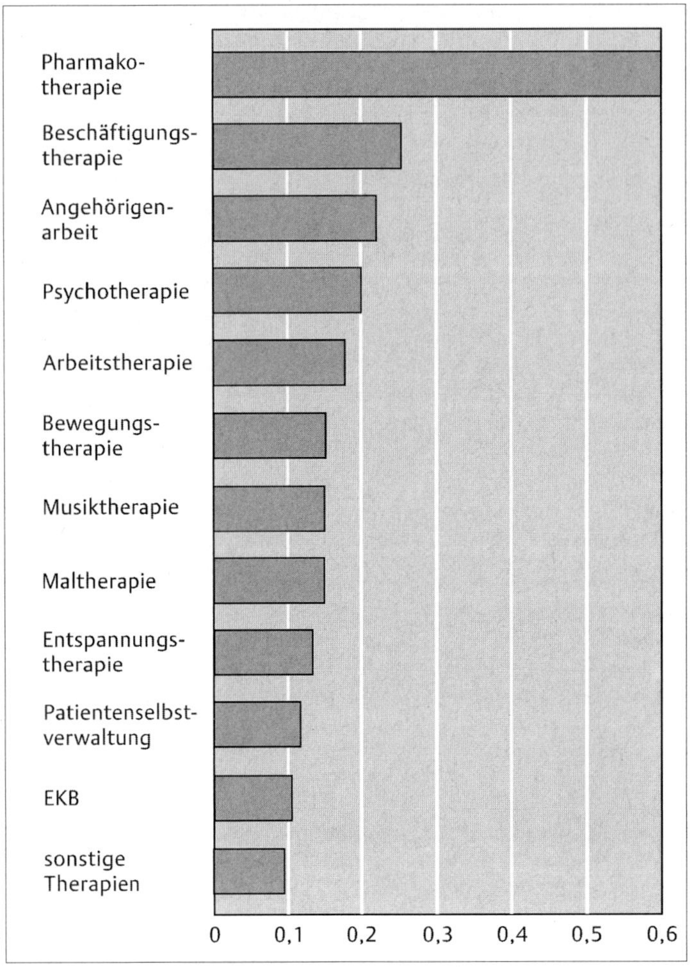

Abb. 8.**7**

der Psychotherapie größere Bedeutung bemessen, als der Durchschnitt der Angestellten.

Abhängig von der *Berufsgruppe* wurde in der Befragung festgestellt, dass Ergotherapeuten Entspannungsverfahren und Psychotherapie höher, Angehörigenarbeit niedriger als der Durchschnitt einschätzen (Abb. 8.**9**).

8.5 Betrachtung unter dem Aspekt der Ergotherapie

Betrachtet man die Ergebnisse der Befragungen von Patienten und Mitarbeitern ist festzustellen, dass der Ergotherapie ein hoher Stellenwert in der stationären psychiatrischen Behandlung zugeschrieben wird. Innerhalb beider Populationen erreicht der Teil der Ergotherapie, welcher vordergründig im stationären Setting durchgeführt wird, nämlich die Beschäftigungstherapie den zweiten Rang. Diese Aussage zeichnet sich durch ein hohes Maß an Stabilität aus. Signifikante Unterschiede in der Bewertung wurden in der Gruppe der Therapeuten nicht, in der Gruppe der Patienten nur nach dem Merkmal „Geschlecht" herausgearbeitet.

Der Beschäftigungstherapie wird insgesamt positiv gegenübergestanden.

In dieser Bewertung herrscht Konsens zwischen Patienten und Therapeuten.

Dieser Konsens ist besonders vor dem Hintergrund der unterschiedlichen Beurteilung der Psychopharmakotherapie und Psychotherapie hervorzuheben. Diese Therapieformen erfahren sowohl im Vergleich der beiden Gruppen als auch innerhalb dieser sehr differierende Urteile.

Die Beschäftigungstherapie erscheint allgemein akzeptiert und kann so als Ausgangspunkt für eine differenzierte psychiatrische Therapie dienen, indem darauf aufbauend andere Therapieverfahren mit in die Behandlung einbezogen werden können.

8.6 Ergebnisse der qualitativen Auswertung

Neben der statistischen Auswertung der im Rahmen der Befragung entstandenen Skalierungen und Rangreihen erfolgte eine qualitative Auswertung der Antworten der Patienten.

Die theoretischen Grundsatzüberlegungen zu inhaltsanalytischen Auswertungen wurden von Priebe et al. angestellt (Priebe 1995). Dabei fasst man die verbalen Reaktionen als schlichte Meinungsäußerungen auf, die man dokumentiert. Überprüfungen finden in Richtung logischer Konsistenz und inhaltlicher Plausibilität statt, ansonsten seien korrekt dokumentierte Meinungsäußerungen per definitionem gültig.

Offenen Fragen waren in dem Fragebogen 2 der Patienten enthalten, d. h., zum Abschluss der Behandlung erhielten die Patienten die Möglichkeit, sich über den stationären Aufenthalt insgesamt sowie über einzelne Therapiemethoden zu äußern.

In dem Fragebogen zur Patientenzufriedenheit KliBB waren allgemeine Fragen gestellt, die frei beantwortet werden konnten. Dem hinzugefügt wurden frei zu beantwortende Fragen über Therapiemethoden, im Zusammenhang mit dem Anliegen der vorliegenden Arbeit unter anderem über die Ergotherapie.

Von der Möglichkeit der Meinungsäußerung außerhalb der vorgegebenen Skalen wurde individuell Gebrauch gemacht, oft enthielten die Fragebögen keine oder nur sehr kurze freie Antworten, teils wurde von den Patienten sehr ausführlich auf die Fragen eingegangen. Wortwörtlich und inhaltlich gleiche Antworten gelangten nur jeweils einmal zur Erfassung in das Datenmaterial.

Im Rahmen der qualitativen Auswertung geschah zunächst die Registrierung der einzelnen Aussagen unter der betreffenden Fragestellung.

Die Fragen im Einzelnen lauteten:
- Was empfinden Sie hier als eher angenehm?

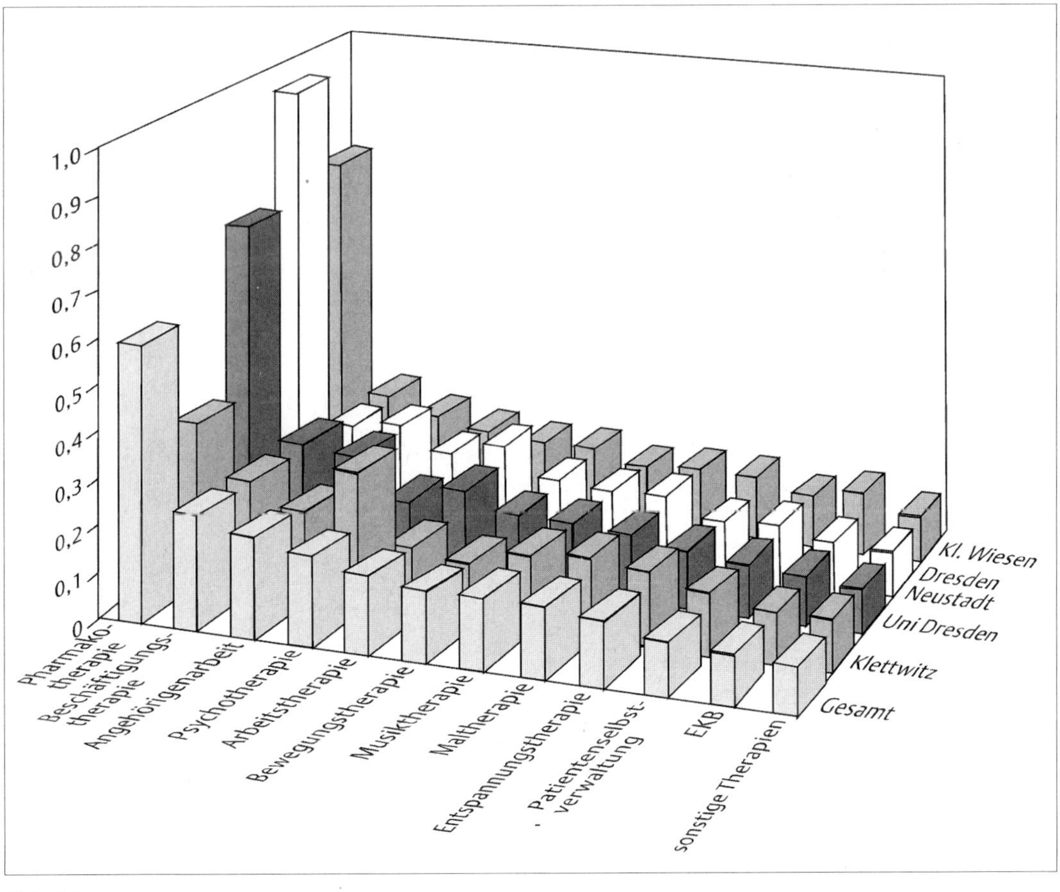

Abb. 8.**8**

- Was empfinden Sie hier als eher unangenehm?
- Haben Sie das Gefühl, dass Ihnen die Behandlung hilft?
- Wenn ja, was ist es konkret, dass Ihnen hilft?
- Würden Sie gerne hier etwas nach Ihren Wünschen verändern wollen?
- Wenn ja, was würden Sie gerne konkret verändern?

Die vorangegangenen Fragen waren Inhalt des KliBB, die nun Folgenden sind die im engeren Zusammenhang mit dem Thema dieser Arbeit stehenden:

- Schreiben Sie bitte in zwei bis drei Sätzen Ihre Meinung zu folgenden Therapieformen auf:
  - Therapie mit Medikamenten,
  - Beschäftigungstherapie (Ergotherapie),
  - Musiktherapie.

Um die gewonnenen Daten einer Auswertung zugänglich zu machen musste daraufhin eine Sortierung erfolgen. In einer 1999 veröffentlichten Studie zur „idealen" stationär-psychiatrischen Behandlung aus Sicht der Patienten (Spießl 1999) wurden die verschiedenen Items vier Faktoren zugeordnet, die sich als bedeutsam für die Einschätzung des stationären psychiatrischen Aufenthaltes herausstellten.

Diese Faktoren stehen auch in engem inhaltlichen Zusammenhang mit den bei Kissling genannten Qualitätsindikatoren zur Beurteilung der Behandlungsqualität (Kissling 1994).

Hier wurden die freien, die Station allgemein betreffenden Antworten der Patienten den Faktoren:

- Therapiefaktor,
- Autonomiefaktor,

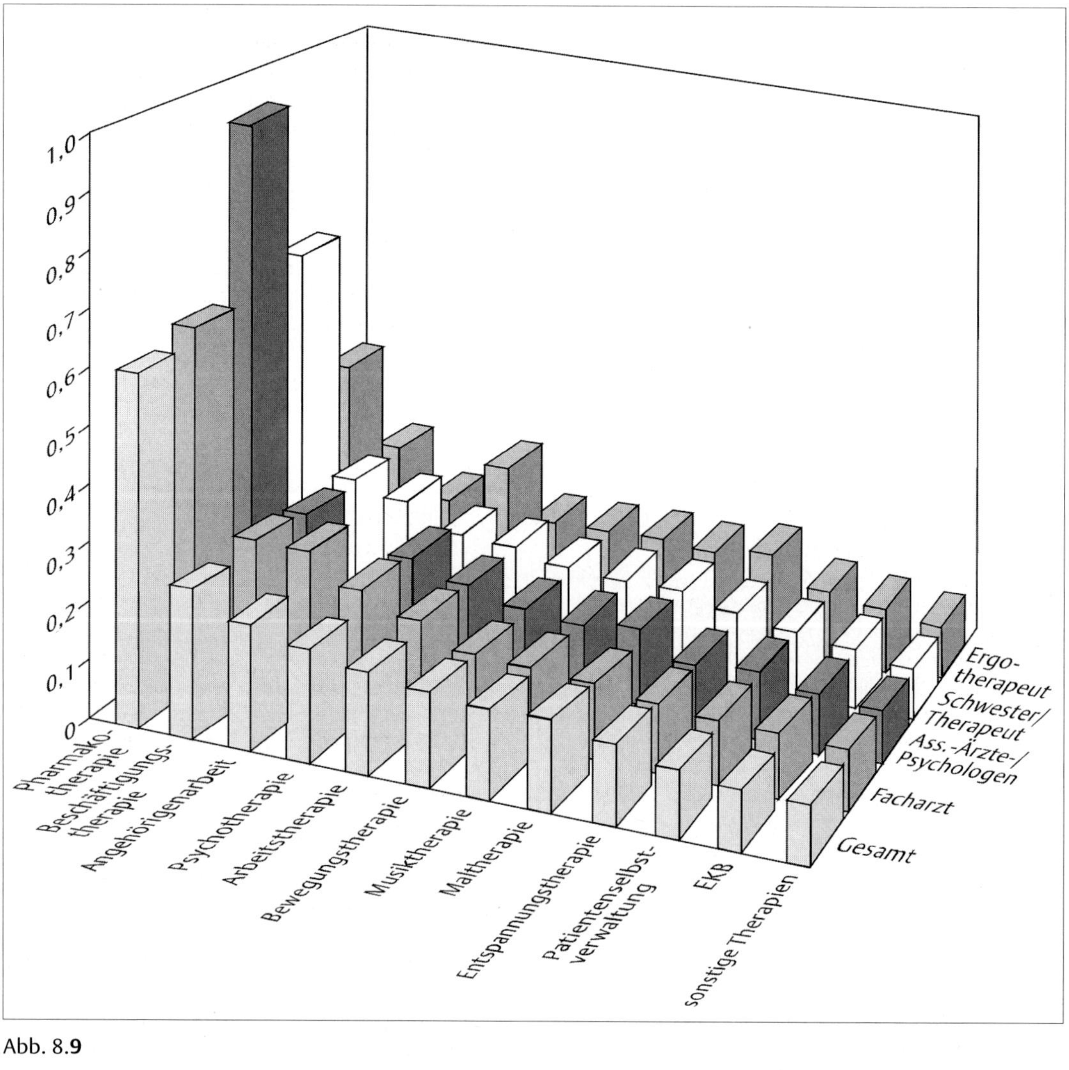

Abb. 8.**9**

- Kompetenzfaktor und
- Hotelfaktor zugeordnet.

Angaben zur Ergotherapie fanden ihren Platz in der Rubrik des Therapiefaktors.

Die Ergotherapie erhielt eine große Anzahl verschiedenster Rückmeldungen, die Patienten schienen sich hier am ehesten in der Lage zu sehen, kompetente Antworten zu geben.

Geht man nun der Frage nach, ob viel Rückmeldung auch mit viel Zustimmung einhergeht, kann man zumindest an dieser Stelle feststellen, dass insgesamt positive Meinungen die kritischen übertreffen.

Klärung zum Anliegen der Ergotherapie scheint bei dieser mehr am Alltag und u. a. auf Alltagskompetenz orientierte bzw. orientierende Therapie nicht so sehr notwendig, um bei den Patienten Akzeptanz zu erzielen. Diese Aussage zur Akzeptanz deckt sich mit den Ergebnissen der statistischen Auswertung.

Nach Meinung der Patienten unterstützte die Therapie:

- Selbständigkeit und Selbstwert,
- weckte Interesse an verschiedenen Tätigkeiten,
- bestärkte das Selbstbewusstsein innerhalb der Therapiegruppe und
- sorgte letztlich auch für Ablenkung.

Als Beispiel seien hier einige Aussagen aufgeführt:

- „Ich konnte mich neu entdecken."
- „Therapie beseitigt innere Verkrampfung."
- „Therapie schult Konzentration und Ausdauer"
- " Ich habe Möglichkeit gefunden, mich auszudrücken"
- „Ich konnte mich gut dabei mit Mitpatienten unterhalten."
- „Ich hab mich über den Erfolg gefreut."
- „Ich lernte meine Grenzen kennen."

Kritische Rückmeldungen gab es unter dem Aspekt des beinah klischeehaften Bildes der „Bastelstunde". Aussagen wie „hat kaum geholfen" und „zu kindertümlich gehaltet" spiegeln diesen Aspekt wieder. Dies muss zum Anlass genommen werden, um noch einmal zu betonen, dass der Untersuchungsgegenstand dieser Arbeit die Beschäftigungstherapie auf den psychiatrischen Stationen ist. Wie in der Einführung dargelegt, handelt es sich dabei parallel zur ausgesprochenen Arbeitstherapie lediglich um einen Teil der Ergotherapie.

Diese formale, aber auch auf den Stationen gelebte Trennung ist mit dafür verantwortlich zu machen, dass das Klischee einer „Bastelstunde" entstehen kann, wenn es um die Akutbehandlung kranker Menschen geht.

In der Beantwortung der offenen Fragen des KliBB gehen die Patienten ebenfalls auf die angebotenen ergotherapeutischen Behandlungen ein.

Wie oben genannt, wird die Ergotherapie neben den Arztgesprächen als angenehm empfunden.

Bei der Frage: „Was hat geholfen?" erfährt die Ergotherapie häufige Nennungen, wohingegen unter dem Aspekt „ Was war unangenehm?" ergotherapeutische Methoden keinen Platz finden.

Veränderungswürdig erschien den Patienten die Ausrichtung am Berufsleben. Diese Aussage deckt sich mit den kritische Bemerkungen, die im Rahmen der konkreten Befragung zu den einzelnen Therapien gemacht wurden.

Wie auch in der quantitativen Auswertung sichtbar, stehen die Patienten im Allgemeinen der medikamentösen Therapie ambivalent gegenüber. Diese wird als hilfreich akzeptiert, jedoch getreu der Volksweisheit „Medizin muss bitter schmekken, damit sie hilft" nicht als angenehm deklariert.

Die ergotherapeutischen Methoden hingegen erscheinen den Patienten im Anliegen durchsichtiger und gelangen dadurch zu ihre Akzeptanz in der Patientengruppe.

Auf dieser Grundlage können sie ihre therapeutischen Wirkungen entfalten, ohne auf prinzipielle Ablehnung zu stoßen. Eventuell kann es so dazu kommen, dass die Ergotherapie in Einzelfällen zu Beginn schwieriger Behandlungen den ersten therapeutischen Kontakt bietet, auf dem eine weiterführende Therapiebeziehung aufgebaut werden kann. Dementsprechend kann auch eine Studie zur Beurteilung psychiatrischer Berufsgruppen durch Angehörige herangezogen werden, in deren Verlauf Ergotherapeuten zu 34,4% sehr gute, im Vergleich dazu Psychiater und Pflegepersonal lediglich zu 20,5% sehr gute Beurteilungen fanden (Kramer 1996).

Einschränkend muss an dieser Stelle die kritische Einstellung genannt werden, wenn Beschäftigungstherapie als „Bastelstunde" verstanden, vielleicht auch teilweise so durchgeführt wird.

Nur professionell durchgeführte Therapie kann diesen Kritikpunkt entkräften. Vorausgesetzt, sie ist in professionelle Hände gelegt, kann im Rahmen der qualitativen Auswertung zusammenfassend gesagt werden, dass die Ergotherapie ein wichtiger Bestandteil der stationär-psychiatrischen Behandlung ist.

8.6.1 Fehlerdiskussion

Methodenbedingt ist es nicht möglich gewesen, Effekte der Ergotherapie objektiv zu messen bzw. Kontrollgruppen heranzuziehen. Es handelt sich bei den der Auswertung zugrunde liegenden Daten durchgehend um subjektive Meinungen von Patienten und Personal. Das Meinungsbild hängt jedoch von mehreren Faktoren ab. Besonders kritisch wird in der Literatur der Sachverhalt der Abhängigkeit der Patienten vom jeweiligen Behandelnden diskutiert. Fähndrich und Smolka verweisen auf daraus möglicherweise resultierende positive Antworttendenzen durch eine durch den Patienten vermutete Erwünschtheit bestimmter Antworten (Fähndrich 1998). Empfohlen wird daher eine im zeitlichen Abstand von der stationären Behandlung stattfindende Briefbefragung.

Der Einfluss der sozialen Erwünschtheit konnte bei der vorliegenden Arbeit jedoch reduziert werden, indem eine Rangfolge von angebotenen Therapien ermittelt wurde. Unabhängig, ob sich die Patienten mit der Behandlung grundsätzlich zufrieden oder unzufrieden zeigten, stellten sie Rangfolgen auf. Es kam so auf die „innere Gewichtung" der einzelnen Therapie untereinander an. Suggestionen über das Studienziel und damit Nährboden für bestimmte Antworttendenzen fehlten auf den vorgelegten Fragebögen. Kritik an Suggestivfragen innerhalb einer Erfassung von Patientenmeinungen übten in der Literatur unter anderem Frischenschlager et al. (1992).

Ein weiterer Kritikpunkt an der Methode bezieht sich auf den Einfluss bestimmter Krankheitsstadien, in denen die Patienten befragt werden könnten. Bei der vorliegenden Studie wurde dem Rechnung getragen, indem Prä- und Postuntersuchungen stattfanden. Die Patienten erhielten zu Beginn und am Ende der Behandlung die Aufgabe, Rangreihen aufzustellen. Die statistische Auswertung ergab darüberhinaus, dass sich die Rangreihen nicht veränderten. Sowohl deutlich erkrankte (Behandlungsbeginn) als auch weitgehend gesundete Menschen (Behandlungsende) schätzten die Wichtigkeit der einzelnen Therapien in gleicher Weise ein.

Als grundsätzliches Manko von Befragungen gilt eine Selektion von positiven Meinungen, die in die statistische Auswertung einfließen. Dabei wird vermutet, dass potentiell negative Äußerungen von denjenigen Befragten gemacht würden, welche die Beantwortung der Fragen insgesamt ablehnen. Ein Nachteil der vorliegenden Arbeit besteht in diesem Zusammenhang darin, dass Patienten, welche die Antworten verweigerten, nicht durchgehend statistisch erfasst wurden. Lediglich sechs Patienten sind dokumentiert worden, die zu Beginn der Behandlung die Beantwortung der Fragen ablehnten. Folglich kam es am Behandlungsende auch nicht zur Befragung dieser Patienten.

Dieser Stichprobe gehörten vier männliche und zwei weibliche Patienten an, es waren gleichermaßen schizophrene Psychosen und wahnhaft ausgeweitete Depressionen beteiligt. Das Alter der Patienten konzentrierte sich um das zwanzigste und sechzigste Lebensjahr.

Spezifisch für diese Studie ist es notwendig darauf einzugehen, dass den Patienten acht, den Therapeuten zwölf Behandlungsmethoden zur Einordnung zur Verfügung standen. Die reduzierte Anzahl in den Patientenfragebögen orientierte sich nahe am Stationsalltag. Verwirrende Bezeichnungen sollten vermieden werden. Den Therapeuten hingegen wurde eine differenziertere Betrachtung abverlangt. Hier dienten kurze Definitionen der Therapien dazu, durch Überschneidungen von Begriffen verursachte Missverständnisse auszuschließen. Als Konsequenz ergab sich daraus der für die Fehlerbetrachtung wichtige Punkt, dass keine direkte Vergleichbarkeit der Begriffe, wie sie Patienten und Personal benutzten möglich ist. Eine Vergleichbarkeit entsteht jedoch durch inhaltliche Zusammenhänge.

Trotz genannter Kritikpunkte erscheint es jedoch insgesamt legitim, die unter diesen Bedingungen erhaltenen Daten einer statistischen Auswertung zuzuführen und diese unter dem Aspekt des Stellenwertes der Ergotherapie im stationären psychiatrischen Therapiekonzept auszuwerten.

In der statistischen Auswertung wurde die absolute Rangreihe der Methoden der weiterführenden Untersuchung zugrundegelegt. Die zu der Rangreihe führenden Mittelwerte der den Therapien zugeordneten Ränge und deren signifikante Unterschiede fanden im weiteren Verlauf keine Beachtung. So wurden die einzelnen Ränge deutlicher herausgestellt als es unter dem Aspekt der Mittelwerte geschehen wäre. Unter anderem Gesichtspunkt annähernd als gleichwertig eingeordnete Methoden, erfuhren in der vorliegenden Untersuchung eine eineindeutige Zuordnung in der absoluten Rangfolge.

In der Auswertung der Angestelltenmeinungen erbrächte die Nutzung der Mittelwerte der Ränge keine Änderung der Aussage. Hier unterschiede sich der zweite Rang der Beschäftigungstherapie auch signifikant von dem, der Psychopharmakotherapie zugeordneten, ersten und dem, der Angehörigenarbeit zugeordneten, dritten Rang.

In der Auswertung der Patientenmeinungen erbrächte die hier nicht angewandte Nutzung der Mittelwerte der Ränge die Aussage über eine annähernd gleiche Beurteilung der Methoden Beschäftigungs- und Arbeitstherapie, Psychopharmakotherapie und Gruppengespräche (kein signifikanter Unterschied zwischen den zugrunde liegenden Mittelwerten der Ränge 2, 3, 4 und 5 der Gesamtrangreihe der Patienten). Auch dieses Ergebnis hätte jedoch keine grundsätzliche Änderung des ermittelten Bildes der Meinungen zu den Methoden der Ergotherapie zur Folge.

Eine annähernd gleiche Beurteilung o. g. Therapien hat für die geführte Diskussion keine Auswirkungen. Die Beschäftigungstherapie erschiene auch hier an vorderer Stelle in der Rangreihe der Therapien.

8.6.2 Diskussion

Der Ergotherapie wurde sowohl durch die Patienten als auch durch das Stationspersonal ein insgesamt zweiter Rang unter den Behandlungsmethoden auf psychiatrischen Stationen zuerkannt. Diese Aussage unterliegt einer hohen Stabilität im Vergleich zu anderen Therapien, deren Einordnung deutliche Unterschiede in Abhängigkeit von den untersuchten Gruppen erfuhr.

Im Konsens von Patienten und Therapeuten konnte eine positive Einstellung gegenüber der Ergotherapie festgestellt werden. Im Rahmen der vorliegenden Arbeit kommt es jedoch zu keiner Aussage zu objektiv messbaren Effekten der Ergotherapie.

Die Patienten schätzten die Beschäftigungstherapie weitgehend als angenehm und hilfreich ein. Kritische Rückmeldungen, wie sie zum Beispiel die Psychopharmakotherapie erhielt, beschränkten sich auf wenige Patienten.

Kritiken richten das Augenmerk auf das Niveau der Beschäftigungstherapie. Diese darf keinesfalls als zeitfüllende „Bastelstunde" aufgefasst und durchgeführt werden. Klare Zielvorgaben unterstreichen das Anliegen der Therapie und erhöhen so die Akzeptanz. Dazu bedarf es jedoch ausgebildeter Ergotherapeuten, welche ihre Therapie als Bestandteil eines Gesamtkonzeptes verstehen und Erkrankungen bzw. Erkrankungsphasen differenziert erfassen können.

Andererseits ist es von Nöten, dass die in dieser Arbeit herausgefundene Akzeptanz der Ergotherapie ausreichend ihren Niederschlag in den Konzepten der stationären psychiatrischen Therapie findet. Ergotherapie ist ein integraler Bestandteil der Behandlung, sie ist in der Lage, andere Therapien zu ergänzen und gegebenenfalls zu potenzieren.

Bei dem aktuellen Stand der psychiatrischen Behandlung tritt die Dimension „Lebenszufriedenheit" psychisch kranker Menschen mehr und mehr in den Vordergrund. In diesem Zusammenhang wird die Behandlungsqualität auch unter dem Aspekt der Behandlungszufriedenheit der Patienten beurteilt. Eine handlungsorientierte und in ihren Zielen klare Behandlungsart wie die Beschäftigungstherapie trägt zur Behandlungszufriedenheit bei.

Sie kann als integraler Bestandteil der stationären psychiatrischen Behandlung aufgefasst werden.

8.7 Schlussfolgerung

In der statistischen Auswertung der Befragungen von Patienten und Beschäftigten nimmt die Beschäftigungstherapie einen zweiten Platz in der Rangreihe der Behandlungsmethoden ein. Befragt wurden 242 Patienten der Universitätsklinik Dresden und des Klinikum Niederlausitz sowie 189 Angestellte aus vier Kliniken der Region.

Es ist eine hohe Übereinstimmung in der positiven Bewertung der Beschäftigungstherapie durch die statistische Auswertung festgestellt worden. Es ist berechtigt, von einem Konsens zwischen Patienten und Angestellten auszugehen. Die überwiegend positiven Rückmeldungen der Inhaltsanalyse bestätigen diese auf statistischem Wege erzielten Aussagen.

Innerhalb der vorliegenden Arbeit können jedoch keine Aussagen über objektiv messbare Effekte der Beschäftigungstherapie getätigt werden.

Die getroffenen Feststellungen verstehen sich unter dem Aspekt der Behandlungszufriedenheit im Zusammenhang mit der Bewertung der Behandlungsqualität.

Zusammengefasst lässt sich sagen:

- Die Ergebnisse der Befragungen implizieren eine große Bedeutung der Beschäftigungstherapie innerhalb eines psychiatrischen Therapiekonzeptes. Konsequenzen aus dieser Feststellung ergeben sich in mehrere Richtungen.
- Es kann festgehalten werden, dass der zeitliche, materielle und personelle Aufwand der Beschäftigungstherapie gerechtfertigt ist.
- Voraussetzung hierfür ist jedoch auch ein hinreichender Ausbildungsstand der Ergotherapeuten um o. g. Ansprüchen gerecht werden zu können.
- Die Beschäftigungstherapie muss gemäß den vorliegenden Ergebnissen ernsthafter als gleichberechtigte Behandlungsmethode in einem Gesamttherapiekonzept angesehen werden.

Literatur

Bach O. Pädagogische Aspekte in der Psycho- und Soziotherapie bei psychiatrischen Patienten. Nervenheilkunde. 1996; 15. 127–130

Eikelmann B. Soziotherapie. Ergotherapie. Milieutherapie. In: Sozialpsychiatrisches Basiswissen – Grundlagen und Praxis. Stuttgart: Enke- Verlag; 1997: 69, 101, 103.

Fähndrich E, Smolka M. Die psychiatrische Abteilung im Urteil der Patienten. Psychiat. Prax. 1998; 25: 72–75

Frischenschlager O et al. Zur Effektivität psychosozialer Betreuung Krebskranker – Eine methodenkritische Literaturübersicht. PPmP. 1992; 42: 206

Kissling W. Qualitätssicherung in der Psychiatrie. Psycho. 1994; 20: 466.

Kramer, B et al. Die Beurteilung psychiatrischer Berufsgruppen durch die Angehörigen. Psychiat. Prax. 1996; 23: 29–32

Presber W, de Neve W Geschichtlicher Überblick. In: Ergotherapie – Grundlagen und Techniken. Dritte, überarbeitete Auflage. Ullstein: Mosby Verlag; 1997: 1

Priebe S et al. Subjektive Evaluationskriterien in der psychiatrischen Versorgung – Erhebungsmethoden für Forschung und Praxis. Psychiat. Prax. 1995; 22: 140

Reker Th et al. Arbeitsrehabilitation chronisch psychisch Kranker. Psychiat. Prax. 1998; 25: 76.

Scheepers C, Müller M. Zur Lage der Ergotherapie in der Psychiatrie. Ergotherapie und Rehabilitation. 1992; 6: 508

Spießl H et al. Die ideale stationär-psychiatrische Behandlung aus Sicht der Patienten. Psychiat. Prax. 1999; 26: 3

9 Ergebnisse einer Einzelfalluntersuchung zur Effektivität des Therapeutischen Reitens in der Kinder- und Jugendpsychiatrie

Grit Käming

9.1 Einleitung und Fragestellung

Das Therapeutische Reiten (TR) an sich ist keine neue Therapieform. Bereits in den 50er-Jahren wurde das TR bei cerebralen Bewegungsstörungen, Lähmungen, Gleichgewichtsstörungen, Haltungsanomalien oder bei der Nachbehandlung Verunfallter erfolgreich angewendet. Diese Anwendungsform heißt Hippotherapie und ist dem Bereich der Medizin zugeordnet. Der Einsatz des TR im pädagogisch-psychologischen Bereich zur Beeinflussung von Verhaltensauffälligkeiten bei Kindern und Jugendlichen wird seit den 70er-Jahren praktiziert. Diese Form nennt man Heilpädagogisches Reiten und Voltigieren (HPV/R). Aus dieser Anwendungsrichtung profiliert sich z.Z. das Therapeutische Reiten in der Psychiatrie (TRP) als Teilbereich, der in der ehemaligen DDR bereits seit 1975 (vgl. Scholz 1979) existierte und in der Kinder- und Jugendpsychiatrie als psychotherapeutische Maßnahme erfolgreich war. Zu dieser Zeit war es ein von den Krankenkassen anerkanntes Verfahren, welches aufgrund einer Sonderverordnung den Patienten zuteil werden konnte. Im Zuge der Wiedervereinigung wurden diese Vereinbarungen leider nicht übernommen, wodurch nun ein erneuter Kampf um die Anerkennung als Therapiemethode einsetzt. Beim TRP liegt der Schwerpunkt auf der Behandlung neurotischer, psychotischer und magersüchtiger Patienten.

Die erwünschte Wirkung des TRP besteht hauptsächlich in der Stärkung des Selbstbewusstseins. Sei es im Umgang mit dem Pferd, seien es Gleichgewichts- und Koordinationsübungen auf dem Pferd oder sei es das Einfühlen in die unterschiedlichen Gangarten des Pferdes, in jeder Stunde können individuell Ziele verfolgt werden, ohne dass die Motivation der Patienten zurückgeht.

Der Vollständigkeit wegen sei noch der dritte Anwendungsbereich des TR genannt. Es handelt sich hierbei um das Reiten als Sport für Behinderte. Es beinhaltet ein Freizeitangebot für behinderte Menschen, welches ihre Gesundheit verbessern bzw. stabilisieren sowie ihre Integration in das „normale" Leben erleichtern soll.

Im Laufe der Zeit wurden viele Arbeiten über das TR und seine Erfolge veröffentlicht. Im Bereich der Hippotherapie ist der Wirkungsnachweis relativ gut zu objektivieren (z. B. Vergleich des Gangbildes eines Patienten mit Hemiparese direkt vor und unmittelbar nach der Hippotherapie, vgl. Heipertz 1977). Beim TRP ist ein konkreter Wirkungsnachweis schwieriger, da die menschliche Psyche als schlecht zu kalkulierender Faktor auf die Ergebnisse Einfluss nimmt. Auch handelt es sich bei den bisherigen Veröffentlichungen oft um unsystematische Beobachtungen und Erfahrungsberichte, sodass nur wenige Untersuchungen auf wissenschaftlichem Niveau bekannt sind.

Die wichtigsten seien an dieser Stelle kurz genannt.

Scheidhacker (1995) untersuchte die Wirkung des TRP auf chronisch schizophrene Patienten. Sie konnte mit Hilfe einer Prä-Post-Studie feststellen, dass sich die Therapiegruppe im Vergleich zur Kontrollgruppe tendenziell in den Bereichen Denkstörungen und Feindseligkeit/Misstrauen verbesserte. Die Auswertung der Beurteilung der Minussymptomatik brachte das Ergebnis, dass sich die Therapiegruppe gegenüber der Kontrollgruppe in den Bereichen Alogie und Aufmerksamkeit signifikant und im Bereich Affektverflachung tendenziell verbesserte.

Piskorz und Petermann (1979) nahmen in ihrer Untersuchung selbstunsichere, gehemmte, psycho-sozial und motorisch retardierte Kinder im Alter von 7 bis 15 Jahren auf (n=46). Da bei dieser Klientel das TRP erfolgreich angewendet werden konnte, nannten die Autoren das TRP auch ein Ich-stärkendes, harmonisierendes Therapieverfahren.

Scholz (1979) beobachtete 98 Patienten im Alter von 5 bis 17 Jahren mit den unterschiedlichsten kinder- und jugendpsychiatrischen Erkrankungen in ihrer Entwicklung beim TRP. Sie stellte fest, dass insbesondere depressive, gehemmte, antriebsarme, misserfolgsorientierte und anorektische Patienten vom TRP profitierten. Weiterhin stellte sie fest, dass Patienten mit Tic-Symptomen während des TRP aufgrund der Entspannung und der motorischen Entlastungsmöglichkeit sowie der gerichteten Aufmerksamkeit symptomfrei waren. Dies wirkte sich trotz der Situationsgebundenheit sehr entlastend auf die Psyche des Patienten aus. Patienten mit hypochondrischen Beschwerden arbeiteten während des TRP „an ihren Beschwerden vorbei“. Durch die sich einstellenden Erfolge in der Ausführung der geforderten Leistung auf dem Pferd konnten die hypochondrischen Befürchtungen schrittweise abgebaut werden.

Die Idee zur vorliegenden Studie entsprang einer Voruntersuchung im Prä-Post-Test-Design (Käming 1991), die die Auswirkung des TRP auf die Fähigkeit zur Körperkoordination und kurzzeitigen Konzentration sowie auf die Mutter-Kind-Beziehung eruierte.

An der Studie nahmen 20 Kinder im Alter von 9 bis 12 Jahren teil. Aufgrund der im Vorfeld durchgeführten Diagnostik ließen sich 10 Kinder in die Gruppe der Introvertierten (I-Gruppe) und 10 Kinder in die Gruppe der Extrovertierten (E-Gruppe) einordnen. Als Kontrollgruppe i. S. einer Wartegruppe wurden weitere 8 Patienten herangezogen, bei denen 4 der I-Gruppe und 4 der E-Gruppe zuzuordnen waren. Die Kinder der Versuchsgruppe nahmen zehnmal (einmal wöchentlich) am TRP teil.

Beim Vergleich der Prä-/Postwert-Differenz des KTK-Ergebnisses konnte festgestellt werden, dass sich der Durchschnitts-Motorikquotient der I-Gruppe so gut wie nicht veränderte (Präwert: MQ=80,9 und Postwert: MQ=80,4). Die E-Gruppe hingegen steigerte den Durchschnitts-Motorikquotienten von einem Präwert von 77,8 auf einen Postwert von 85,9. Die Differenz ist signifikant.

Die Kontrollgruppe zeigte keine Veränderung (Präwert: MQ=81,8 und Postwert: MQ=82,2), womit auch gezeigt werden konnte, dass das Verfahren KTK an sich keinen Übungseffekt über einen Zeitraum von einem halben Jahr in sich birgt.

Bei der Betrachtung der Konzentrationsfähigkeit wurden die Gruppen mit Hilfe des Präergebnisses des Konzentrationsverfahrens d2 anders aufgeteilt, und zwar in eine Gruppe mit Konzentrationsdefizit (n=15) und eine Gruppe ohne Konzentrationsdefizit (n=5). Der Vergleich der Ergebnisse von Prä- und Posttest zeigte, dass die Gruppe ohne Konzentrationsdefizit keine Leistungssteigerung nach dem TRP aufwies (Präwert: PR=66,8 und Postwert: PR=67,6). Die Gruppe der Kinder mit Konzentrationsdefiziten hatte jedoch eine signifikante Verbesserung (Präwert: PR=15,1 und Postwert: PR=28,5).

Die Kinder der Kontrollgruppe zeigten wiederum keine Veränderung (Präwert: PR 11,8 und Postwert: PR=13,2), womit belegt wurde, dass die reine Testwiederholung nach einem halben Jahr keinen Einfluss auf das Testergebnis hat.

Hinsichtlich der Mutter-Kind-Beziehung konnte festgestellt werden, dass sich im Bereich emotionale Annahme die Selbst-/Fremdeinschätzungsdifferenz vom Prä- zum Posttest verringerte. Diese Differenz gilt als Maß für Verständnis und Eindeutigkeit innerhalb der Familie. Demnach näherten sich Mutter und Kind während des TRP emotional an und konnten diesbezügliche Missverständnisse zum Teil ausräumen.

Im Bereich Durchsetzungsfähigkeit wurde eine Objektivierung des Selbstkonzeptes sowohl bei den Patienten als auch bei den Müttern festgestellt. Es zeigte sich, dass sich die Kinder der I-Gruppe nach dem TRP durchsetzungsfähiger fühlten und die Kinder der E-Gruppe ihre z. T. überzogene Selbsteinschätzung zugunsten einer kindgemäßen Stellung relativierten. Erstaunlich war, dass Mütter, die sich im Prätest als eher unsicher ihrem Kind gegenüber erlebten, im Posttest ihrer Rolle als Mutter gerecht werden konnten.

Die Arbeit, deren Ergebnisse an dieser Stelle vorgestellt werden, verfolgte das Ziel zu überprüfen, ob o. g. Ergebnisse replizierbar sind und wie sich das TRP im Therapieverlauf im Einzelfall konkret bemerkbar macht. Aus diesem Grund wurden das Untersuchungsdesign mit einer Verlaufsanalyse kombiniert und die Ergebnisse hauptsächlich einzelfallorientiert ausgewertet, da im Gegensatz zu Querschnittsstudien, bei denen viele individuelle Effekte durch Mittelwertbildungen nivelliert werden, in der Kasuistik gerade diese herausgearbeitet werden können.

9.2 Methodik

9.2.1 Stichprobe und Untersuchungsablauf

An der Untersuchung nahmen 13 Patienten (2 Mädchen, 11 Jungen) der Ambulanz der Klinik für Kinder- und Jugendpsychiatrie der Universität Leipzig mit unterschiedlichen kinderpsychiatrischen Symptomen im Alter von 10 bis 14 Jahren teil.

Die Auswahl erfolgte indikationsbezogen und nach Akzeptanz der durchzuführenden Untersuchungen.

Erklärten sich der Patient und ein Elternteil zur Teilnahme an der Studie bereit, so erfolgte die Präuntersuchung. Zum gleichen Termin wurden unter Mitarbeit des Patienten und des begleitenden Elternteiles individuelle Symptomfragebögen erstellt. Damit sollte sichergestellt werden, dass auch wirklich die Effekte des TRP auf das bei dem jeweiligen Patienten zur Vorstellung in der KJPP geführte symptomatische Verhalten erfasst werden.

Einen Tag später begannen sowohl Patient als auch ein Elternteil mit dem täglichen Ausfüllen des Symptom- und Befindlichkeitsfragebogens. Ungefähr eine Woche nach der Präuntersuchung fand die erste Therapiestunde statt. Jeweils unmittelbar vor und nach dem TRP wurde die aktuelle Stimmung der Patienten erfasst. Nach der Therapieeinheit schätzte die Therapeutin die Beziehung der Patienten zum Pferd ein. Nach der 10. Stunde TRP (bei einer Therapieeinheit pro Woche) erfolgte im Abstand von einer Woche die Postuntersuchung. Die Symptom- und Befindlichkeitsfragebögen sollten bis zum Vorabend der Postuntersuchung ausgefüllt werden.

9.2.2 Messinstrumente und Datenerhebung

Die Untersuchung bestand aus der Kombination einer Prä-Post-Untersuchung mit einer Zeitreihenanalyse. Dadurch sollten zum einen Ausgangs- und Endwerte ermittelt werden, zum anderen sollte eine Prozessdarstellung der dazugehörenden Entwicklung möglich sein.

Auf eine Kontrollgruppe wurde verzichtet.

In der *Prä-Post-Untersuchung* kamen standardisierte psychologische Testverfahren zum Einsatz: Konzentrations-Belastungstest d2 von Brickenkamp (1975), Hamburger Neurotizismusfragebogen (HANES) von Buggle und Baumgärtel (1972), Child Behavior Checklist (CBCL) von Achenbach und Edelbrock (1983), Subjektives Familienbild (SFB) von Mattejat und Scholz (1993); Körperkoordinationstest für Kinder (KTK) von Kiphard und Schilling (1974).

Da es sich beim SFB um ein relativ unbekanntes Verfahren handelt, sei es kurz erläutert. Das SFB stellt das subjektive Erleben der Beziehungsstrukturen innerhalb der Familie (Realität und Idealbild) auf den Ebenen emotionale Verbundenheit und Durchsetzungsfähigkeit dar.

Für die *Verlaufsanalyse* war das tägliche Erfassen der Parameter Symptomwert und Befindlichkeit von Bedeutung. Für Letzteres wurde der von Becker (1987) entwickelte Befindlichkeitsbogen verwendet. Der Fragebogen besteht aus 18 Eigenschaftswörtern, die vierstufig eingeschätzt werden können. Diese 18 Items werden für die Auswertung in den Skalen Gereiztheit, gehobene vs. gedrückte Stimmung und Aktiviertheit zusammengefasst.

Für das Ermitteln des Symptomwertes wurde für jeden Patienten ein Symptomfragebogen individuell erstellt. Hierzu erstellten Patient und ein Elternteil eine Liste (max. 8 Items) mit störendem bzw. abzubauendem oder aufzubauendem Verhalten. Die Itemlisten von Patient und Elternteil mussten nicht deckungsgleich sein. Die tägliche Beurteilung erfolgte über eine dreistufige Skala (ja/ein wenig/nein).

Die Punktwerte pro Item wurden über den Tagesbogen für Patient und Elternteil getrennt addiert, wodurch ein Tagessymptomwert aus der Sicht des Patienten und aus der Sicht des Elternteiles gewonnen wurde.

Sowohl der Befindlichkeitsbogen als auch der Symptomfragebogen wurden vom Patienten und von einem Elternteil über den Patienten täglich über ca. 100 Tage ausgefüllt.

Kur vor und kurz nach der Therapie beurteilten die Kinder mit Hilfe von fünf Adjektivpaaren ihre aktuelle Befindlichkeit. Nach der Therapie schätzte die Therapeutin, die nicht die gleiche Person wie die Untersucherin war, die Beziehung des einzelnen Kindes zum Pferd mittels des SFB ein. Diese Art der Anwendung war erstmalig.

9.2.3 Datenauswertung

Die psychologischen Testverfahren, welche in der Prä-Post-Untersuchung zur Anwendung kamen, wurden hauptsächlich qualitativ und einzelfallorientiert ausgewertet und interpretiert. Dies betrifft sowohl die einzelnen Statuswerte als auch deren Differenzwerte. Ebenso wurde mit den Daten verfahren, die unmittelbar vor und nach der Therapieeinheit erhoben wurden (aktuelle Befindlichkeit, SFB der Therapeutin zu Patienten).

Die Verlaufsdaten von Befindlichkeits- und Symptomfragebogen wurden graphisch dargestellt. Um die bei der Betrachtung der so entstandenen Verläufe auffallenden Zusammenhänge zwischen der Sicht des Patienten und der des Elternteiles zu belegen, wurden entsprechende Interkorrelationen berechnet.

Als weiterer Schritt wurde eine Trendberechnung durchgeführt.

Weiterhin wurde der Gesamtverlauf in vier Zeiteinheiten unterteilt. Diese setzten sich zusammen aus dem Tag vor der Therapie, dem Therapietag, dem Tag nach der Therapie und den Resttagen. Anschließend wurden für die einzelnen Einheiten über den Gesamtverlauf Mittelwert und Streuung für die einzelnen Patienten berechnet. Mit Hilfe einer im Anschluss durchgeführten Diskriminanzanalyse wurde ermittelt, wann bei welcher Variablen (Befindlichkeit, Symptom) eine signifikante Wirkung deutlich wurde. Diese Ergebnisse präzisierten die des Mittelwertvergleiches und der Trendberechnung.

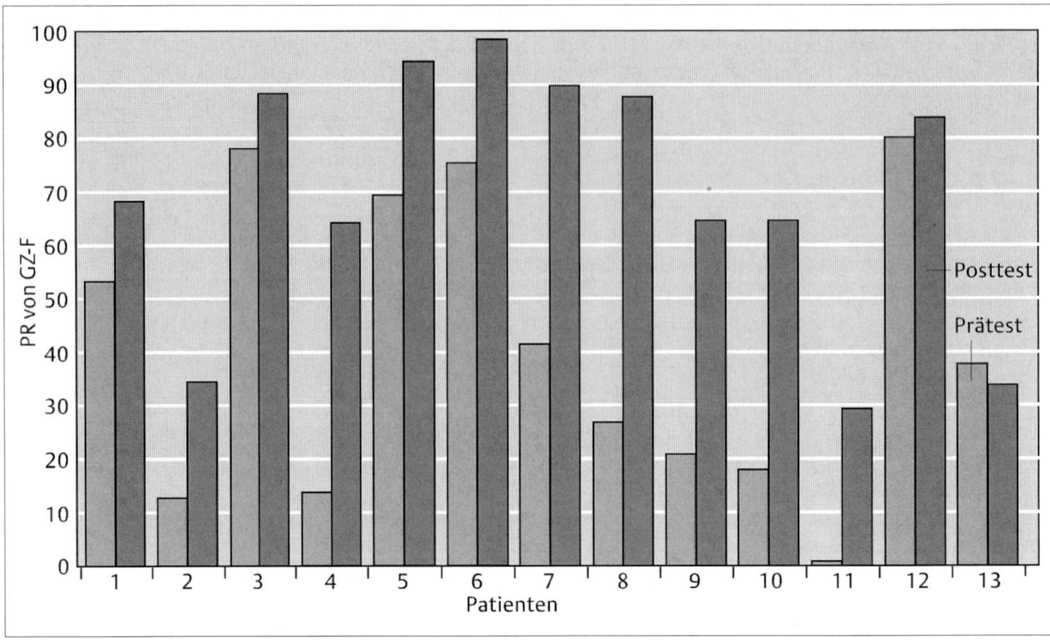

Abb. 9.**1** Gegenüberstellung der Ergebnisse des Tests zur Überprüfung der Fähigkeit zur kurzzeitigen Konzentration (d2 von BRICKENKAMP, 1975) – Angabe der Dimension Gesamtzahl-Felder (GZ-F) in Prozenträngen (PR)

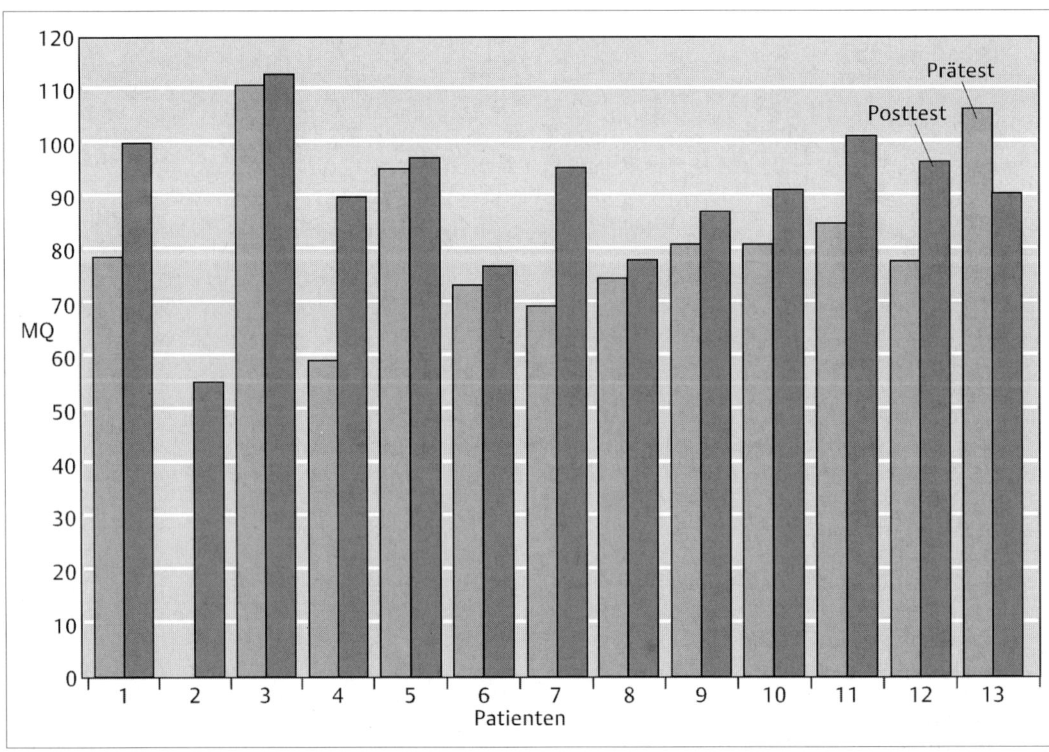

Abb. 9.**2** Gegenüberstellung der Ergebnisse des Körperkoordinationstests für Kinder von KIPHARDT und SCHILLING, 1974 – Angaben in Motorikquotienten (MQ)

Abschließend erfolgte eine Varianzanalyse (Manova 1995), mit welcher überprüft wurde, inwieweit ein bestimmter Trend auf eine therapeutische Intervention zurückzuführen ist. Um diese Art des Mittelwertvergleiches realisieren zu können, wurden die Patienten in Gruppen bezüglich ihrer Symptomatik eingeteilt (ängstlich, hyperaktiv, sozialverhaltensgestört).

9.3 Ergebnisse

9.3.1 Betrachtung der Prä-Post-Testwerte

Durch den Vergleich der Werte von Prä- und Posttest konnte eine Verbesserung in den Fähigkeiten zur kurzzeitigen Konzentration und zur Körperkoordination bei 12 von 13 Patienten ermittelt werden (vgl. Abb. 9.**1** und Abb. 9.**2**).

Ähnlich den Ergebnissen der Erststudie profitierten mehr die Patienten, die schlechtere Ausgangswerte hatten. Die Verbesserungen sind somit nicht gleich groß, sondern die Entwicklungssprünge werden mit zunehmend besserem Ausgangsniveau kleiner. Das bedeutet auch, dass ab einem bestimmten Niveau nicht mehr mit Steigerungen durch das TRP zu rechnen ist.

9.3.2 Ergebnisse der Verlaufsanalyse

Aufgrund der optischen Darstellung kann gesagt werden, dass kein Verlauf eines Patienten dem Verlauf eines anderen Patienten ähnelte, auch wenn ähnliche Symptome vorlagen.

Die Sichtweisen von Patient und Elternteil auf Befinden und Symptomausprägung waren nicht in allen Fällen deckungsgleich. Interessant war, dass bei den Familien, bei denen mittels des SFB im Prätest größere Selbst-/Fremdbild-Differenzen auftraten, auch ein geringerer Zusammenhang zwischen den täglichen Einschätzungen des Patienten und des Elternteiles vorlagen. Im Posttest waren diese Differenzen geringer. Bei allen Patienten traten in unterschiedlichem Ausmaß Symptomreduktionen und Positivveränderungen im Befinden ein. Das aufgrund der Trendberechnungen ermittelte Ergebnis wurde durch die Angaben von Patient und Elternteil in der Posttest-Sitzung

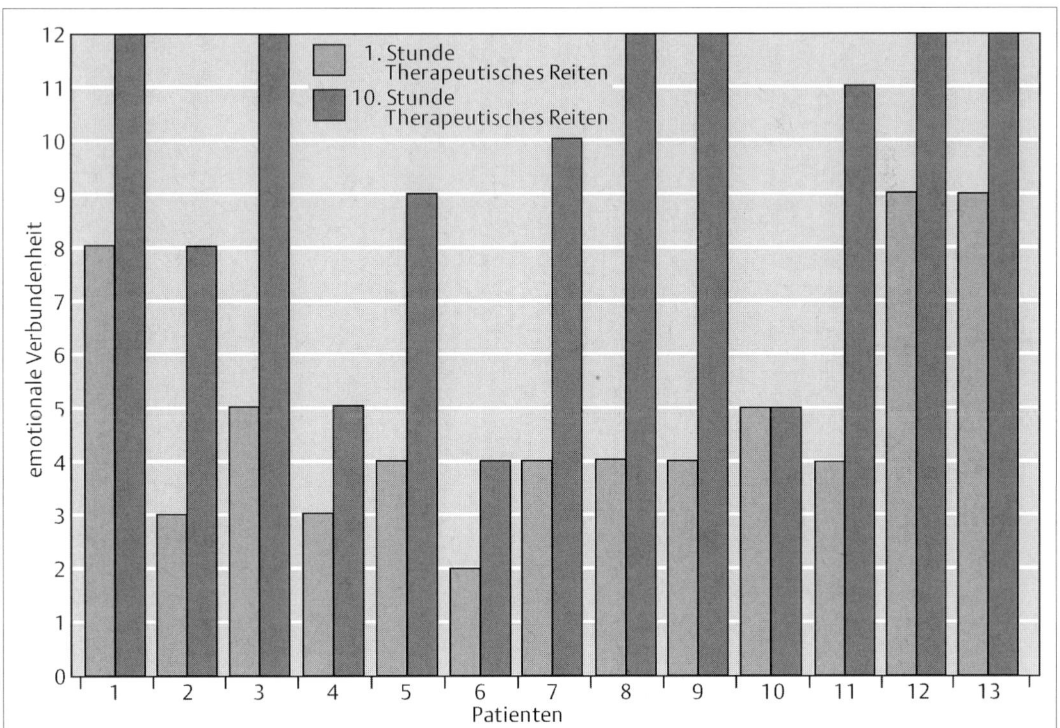

Abb. 9.**3** Gegenüberstellung der Ergebnisse des Subjektiven Familienbildes (SFB) von MATTEJAT und SCHOLZ (1993) bezüglich der Dimension emotionale Verbundenheit aus der Sicht der Therapeutin

bestätigt. Die Effektstärken variierten aufgrund des Ausgangssymptomes, der familiären Verhältnisse und der Persönlichkeit des jeweiligen Patienten.

Am Vortag der Therapie, am Therapietag und am Folgetag konnten mittels der Diskriminanzanalyse signifikante Verbesserungen (P=0,05) in Befindlichkeit und/oder Symptomwert, verglichen mit den Resttagen, nachgewiesen werden.

Gemessen am Ausgangssymptom konnte aufgrund der Varianzanalyse festgestellt werden, dass ängstliche Kinder und Kinder mit Störungen im Sozialverhalten über das TRP deutlicher ihre Auffälligkeiten abbauen konnten als Kinder mit Hyperaktivität.

Bei der Auswertung der Angaben zur aktuellen Befindlichkeit unmittelbar vor und nach dem TRP konnte eine signifikante Veränderung (P=0,15) auf der Itemebene froh – traurig eruiert werden. Demnach fühlten sich die Kinder nach dem TRP fröhlicher als zuvor.

Ebenfalls in diesem Zusammenhang wurde nach der Therapiemotivation gefragt. Jedes Kind gab in jeder Stunde an, sich auf das TRP zu freuen.

Die Betrachtung der Einschätzung der Patienten durch die Therapeutin mittels des SFB war sehr aussagefähig (vgl. Abb. 9.**3** und Abb. 9.**4**).

Demnach war bei allen Kindern in individuell unterschiedlichem Maße über den Verlauf eine emotionale Annäherung bei gleichzeitig wachsender Selbstbestimmtheit und Durchsetzungsfähigkeit gegenüber dem Pferd zu beobachten.

9.3.3 Diskussion

Die Verbesserungen in der Fähigkeit zur kurzzeitigen Konzentration und zur Körperkoordination

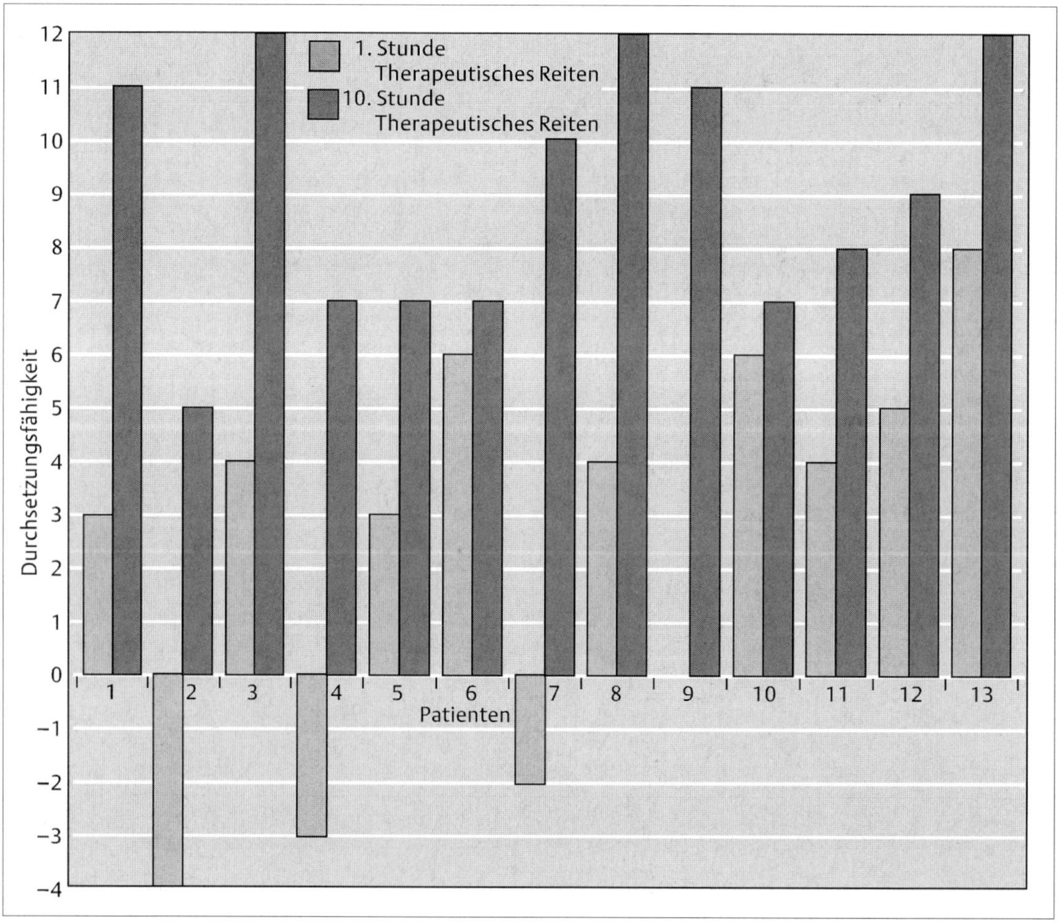

Abb. 9.**4** Gegenüberstellung der Ergebnisse des Subjektiven Familienbildes (SFB) von MATTEJAT und SCHOLZ (1993) bezüglich der Dimension Durchsetzungsfähigkeit aus der Sicht der Therapeutin

können auf das TRP zurückgeführt werden, da die durchgeführten Tests über diesen langen Zeitraum keine Übungseffekte aufweisen und die Kinder an keiner anderen therapeutischen Intervention während des Untersuchungszeitraumes teilnahmen.

Die Effekte, die sich in Befinden und Symptomwert zeigten, können z. T. auch auf dem täglichen Ausfüllen der Fragebögen beruhen, da dies verhaltenstherapeutisch wirken kann. Die besonders starken Effekte am Vortag der Therapie, am Therapietag und am Folgetag belegen jedoch, dass das TRP maßgeblich Einfluss genommen hat.

9.4 Einzelfall

Zur Illustration o. g. Effekte sei an dieser Stelle exemplarisch ein individueller Verlauf dargestellt.

Bei D. J. handelte es sich zum Untersuchungszeitpunkt um einen 12-jährigen Jungen. Vorstellungsanlass waren starke Angstattacken, wenn er allein zu Hause war oder allein Wege zurücklegen sollte. Zum Erstgespräch waren beide Eltern mit anwesend. Anamnestisch war von Bedeutung, dass die Mutter selbst seit Jahren in psychiatrischer Behandlung war und deshalb phasenweise für D. J. nicht zur Verfügung stand.

Die Präuntersuchung ergab, dass D. J. intellektuell durchschnittlich befähigt war. Ebenso unauffällig zeigten sich seine Konzentrationsfähigkeit und seine Fähigkeit zur Körperkoordination. Er schätzte sich selbst mittels des HANES als unauffällig ein. Die Mutter hingegen beschrieb D. J. in allen Bereichen der CBCL als auffällig. Der Vater sah dies ebenso, wenn auch in abgeschwächter Form.

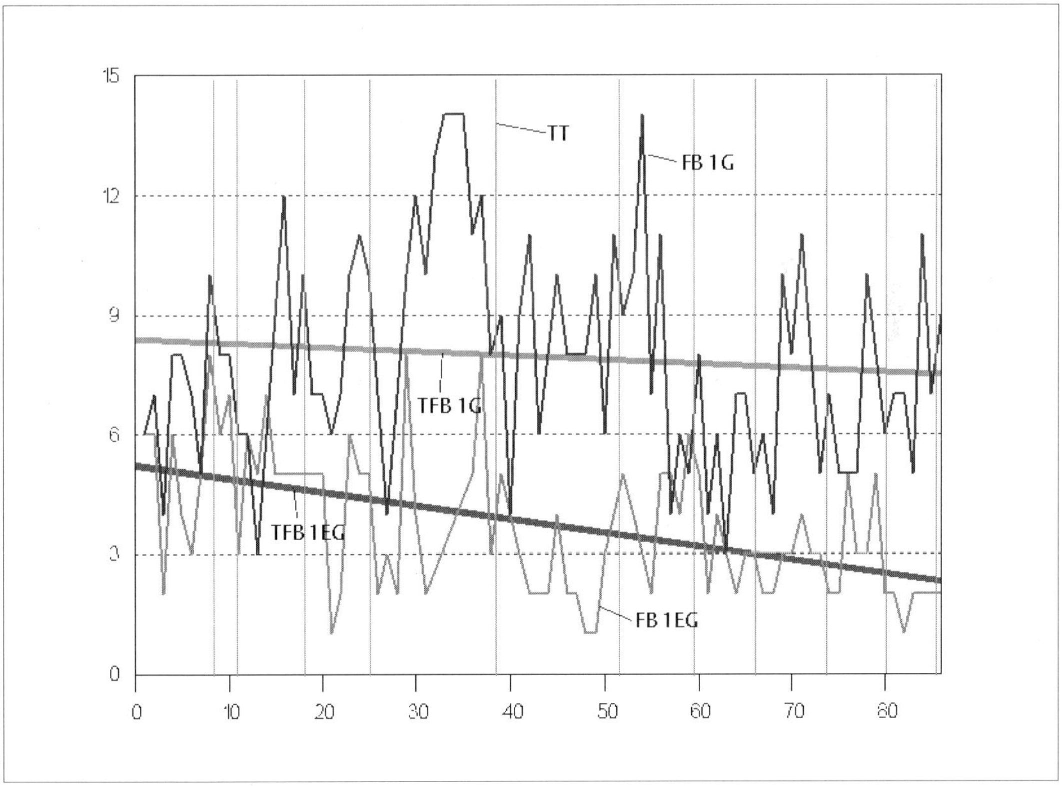

Abb. 9.5 Verlauf und Trend des Gesamtsymptomwertes, Pat. 5
FB 1G – Symptomfragebogen gesamt, Sicht des Patienten
FB 1EG – Symptomfragebogen gesamt, Sicht des Elternteils
TFB 1G – Trend des Symptomfragebogens gesamt, Sicht des Patienten
TFB 1EG – Trend des Symptomfragebogens gesamt, Sicht des Elternteils
TT – Therapietage

Mittels des SFB kam zum Ausdruck, dass sich D. J. emotional eher dem Vater verbunden fühlte. Im Bereich Durchsetzungsfähigkeit wurde durch die Selbstbeschreibung deutlich, dass sich D. J. als sehr insuffizient erlebt. Als Ziele für das TRP wurde gemeinsam herausgearbeitet, dass D. J. selbständiger und selbstbewusster an Aufgaben herantreten solle. Ebenso sollte angestrebt werden, dass D. J. auch Zeit findet zu entspannen, um so angstbesetzten Situationen gelassener gegenübertreten zu können.

Wie Abbildung 9.**5** und Abbildung 9.**6** zu entnehmen ist, gelang sowohl eine Symptomreduktion als auch eine stärkere Aktivierung.

Bei der Betrachtung der Abbildung 9.**5** ist interessant, dass D. J. am Therapietag oftmals eine Symptomerhöhung im Vergleich zu den benachbarten Tagen angab. Dies deutet darauf hin, dass er durchaus Ängste überwinden musste, um zum TRP zu kommen. Offensichtlich war die Motivation so hoch, dass er nicht abbrach, sondern sich immer wieder den Anforderungen stellte, was über den Verlauf eine Symptomreduktion bewirkte. Die bestehenden Ängste vor dem TRP wurden auch bei der Betrachtung der Befindlichkeitsbögen deutlich, da sich D. J. insbesondere am Tag vor der Therapie und am Therapietag als gereizter als an den anderen Tagen erlebte. Die Fortschritte bezüglich seiner Selbstsicherheit waren im Alltag zu beobachten, da D. J. ab der 7. Therapiestunde allein kam, während er zuvor von der Mutter gebracht werden musste.

Dieser Zuwachs an Selbstbewusstsein wurde in den Ergebnissen des Posttests deutlich. D. J. schätzte sich nun insbesondere im Bereich Durchsetzungsfähigkeit wesentlich autonomer ein, ohne sich gegenüber den Eltern zu überhöhen.

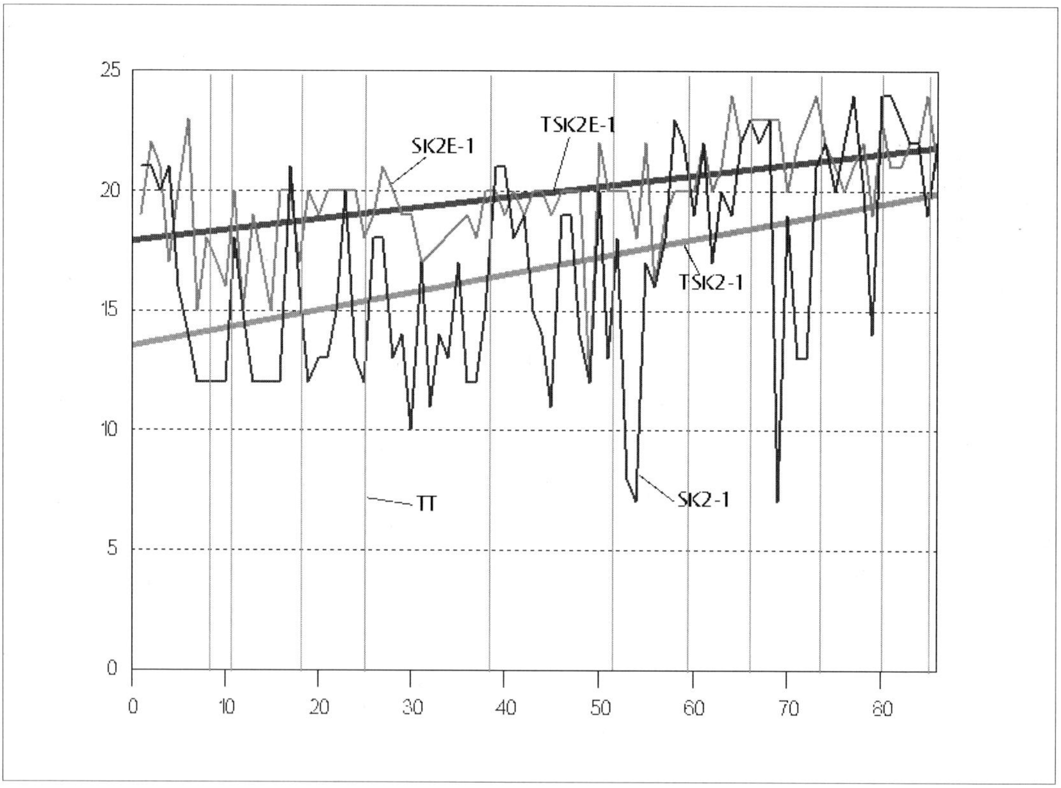

Abb. 9.**6** Verlauf und Trend der Skala Aktiviertheit, Pat. 5
SK2E-1 – Skala 1 (Aktiviertheit), Sicht des Patienten
TSK2E-1 – Skala 1 (Aktiviertheit), Sicht des Elternteils
TSK2-1 – Trend der Skala 1 (Aktiviertheit), Sicht des Patienten
SK2-1 – Trend der Skala 1 (Aktiviertheit), Sicht des Elternteils
TT – Therapietage

Überraschenderweise verbesserte sich D. J. auch im Bereich Konzentrationsfähigkeit. Während die Präwerte im Mittel des Durchschnittsbereiches lagen, waren sie im Posttest oberhalb des Altersdurchschnittes angesiedelt.

Der Vater äußerte im Abschlussgespräch sein Erstaunen über die Effekte des TRP und bescheinigte D. J. auch aus seiner Sicht einen Zuwachs an Selbständigkeit im Alltag und somit eine Symptomreduktion.

9.5 Zusammenfassung

Es konnte festgestellt werden, dass die Ergebnisse der Voruntersuchung keine Zufallsbefunde waren, da sich auch diesmal die Patienten mit Defiziten in den Bereichen Konzentration und Körperkoordination diesbezüglich verbessern konnten. Ebenfalls verbesserten sich die familiären Strukturen hinsichtlich einer größeren emotionalen Nähe und alterstypischen Durchsetzungsfähigkeit.

Jedes Kind profitierte vom TRP durch eine Symptomminderung und eine Befindlichkeitsverbesserung. Es wurde durch die Angaben der Eltern und der Therapeutin deutlich, dass diese insbesondere auf einem erstarkten Selbstbewusstsein beruhten.

Aufgrund der Datenauswertung der Verlaufsanalyse konnte gezeigt werden, dass kein Verlauf einem anderen glich, auch wenn gewisse Ähnlichkeiten bezüglich der Symptomatik bestanden. Die Einzelfallauswertung war aus diesem Grund sehr sinnvoll, da ansonsten die individuellen Unterschiede nicht zum Tragen gekommen wären.

Aufgrund der starken Effekte, die sich am Vortag, am Therapietag und am Folgetag in Befinden und Symptomwert zeigten, kann davon ausgegangen werden, dass tatsächlich die Wirkung des TRP untersucht wurde.

Es ist davon auszugehen, dass bei entsprechender Erhöhung der Fallzahl verallgemeinernde Aussagen getroffen werden können.

Literatur

Achenbach TM, Edelbrock, C. Manual for the child behavior checklist and revised child behavior profile. Queen City Printers Inc.; 1983

Baum M. Das Pferd als Symbol. Frankfurt a. M.: Fischer; 1991

Becker P. Verlaufsdiagnostik der emotionalen Befindlichkeit. In: Trierer Psychologische Berichte, Bd.14. 1987; 10: 1.

Biermann G (Hrsg.). Handbuch der Kinderpsychotherapie. Bd. IV. München-Basel: Ernst Reinhardt Verlag; 1981

Bortz, Jürgen: MANOVA Lehrbuch der Statistik, Springer Verlag, 2. Auflage, 1985

Brähler C, Brosig B, Kupfer J, Brähler E. Befindlichkeit und psychoimmunologische Parameter im Behandlungsverlauf. In: Zeitschrift für Psychotherapie, Psychsomatik und medizinische Psychologie. Stuttgart: Thieme; 1994; 44, 323.

Brähler E (Hrsg.). Quantitative Einzelfallanalysen und qualitative Verfahren. Gießen: Psychosozial-Verlag 1996

Brickenkamp R. Test d2. Handanweisung. Göttingen: Hogrefe-Verlag; 1975

Buggle E, Baumgärtel F. Die Hamburger Neurotizismus- und Extraversionsskala, Handanweisung. Göttingen: Hogrefe-Verlag; 1972

Ehlers B, Ehlers T, Makus H. Marburger Verhaltensliste. Handanweisung. Göttingen: Hogrefe-Verlag; 1978

Friedsam C. Therapeutisches Reiten mit Borderline-Patienten. In: Die Arbeit mit dem Pferd in Psychiatrie und Psychotherapie. Sonderheft des DKThR 1996

Grawe K. Zurück zur psychotherapeutischen Einzelfallforschung. In: Zeitschrift für klinische Psychologie, 1988; 1: 1.

Grawe K. Die Berner Therapievergleichsstudie: Wirkungsvergleich und differentielle Indikation. In: Zeitschrift für klinische Psychologie. 1988; 4: 338.

Göhler I., Scholz U. Zur Entwicklung des Therapeutischen Reitens im ehemaligen Bezirk Leipzig. In: ThR[1]. 1991; 4: 22.

Greiffenhagen S. Tiere als Therapie. München: Droemer Knaur; 1991

Herzig L. Das Pferd in der Behandlung psychosomatisch kranker Menschen. In: ThR[1]. 1990; 1: 8.

Herzig L. Psychotherapeutisches Reiten mit psychosomatischen Patienten. In: ThR[1] 1997; 1: 12.

Huber HP. Entwicklungstendenzen in der Einzelfallstatistik – Eine Standortbestimmung. In: Psychologische Beiträge 26. 1984; 3: 348.

Käming G. Untersuchung der Effizienz des Therapeutischen Voltigierens und Reitens bei Kindern mit kinderpsychiatrischen Syndromen. Diplomarbeit, Universität Leipzig; 1992

Käming G. Zur Wirkungsweise des Therapeutischen Reitens bei psychischen Erkrankungen – Einzelfallanalysen ambulant behandelter Kinder und Jugendlicher. Dissertation A, Universität Dresden; 2000

Kiphard, E./J./Schilling, F.: KTK Körperkoordinationstest für Kinder; Beltz-Test, Weinheim, 1974

Klüwer C. Zur Arbeit mit dem Pferd in der Psychiatrie und Psychotherapie. In: Tagungsband der 3. interdisziplinären Arbeitstagung des DKThR. München; 1995

Kröger A. Abbau von Fehlverhalten durch Voltigieren als Verstärker in Grundschulklassen. In: ThR[1]. 1989; 4: 9.

Mattejat F, Scholz M. Das Subjektive Familienbild. Handanweisung. Göttingen: Hogrefe-Verlag; 1993

Mehlem M. Therapeutisches Reiten in der psychothera-

[0] (ThR: Therapeutisches Reiten in Medizin, Pädagogik, Sport. Offizielles Organ und Verbandsinformation des Deutschen Kuratoriums für das Therapeutische Reiten e. V. (DKThR), Warendorf, Schlüter-Druck)

peutischen Arbeit aus der Sicht der Bioenergetik/Biodynamik. In: ThR[1]. 1997; 1: 14.

Petermann F. Einzelfallanalyse. München-Wien: Oldenburg Verlag; 1989

Piskorz W, Petermann D. Therapeutisches Reiten im kinderpsychiatrischen Behandlungsprogramm. In: Riede D. Therapeutisches Reiten im Rahmen einer komplexen medizinischen Rehabilitation. Martin-Luther-Universität Halle; 1979

Scheidhacker M. Die Wirksamkeit des Therapeutischen Reitens bei der Behandlung chronisch schizophrener Patienten. In: Tagungsband der 3. interdisziplinären Arbeitstagung des DKThR. München; 1995

Scholz U. Therapeutisches Reiten in der Kinderpsychiatrie. In: Riede D. Therapeutisches Reiten im Rahmen einer komplexen medizinischen Rehabilitation. Martin-Luther-Universität Halle; 1979

Strausfeld P. Selbsterfahrung und Entspannung auf dem Pferd. In: Die Arbeit mit dem Pferd in Psychiatrie und Psychotherapie. Sonderheft des DKThR, Warendorf; 1996

Strausfeld P. Therapeutisches Reiten unter Einbeziehung des Familiensystems. In: Die Arbeit mit dem Pferd in Psychiatrie und Psychotherapie. Sonderheft des DKThR, Warendorf; 1996

10 Sozialtherapie: Pädagogische Wurzeln und sozialpädagogische Perspektiven

Frank Nestmann

10.1 Sozialtherapie

Im Kreise sozialer Prävention, sozialer Beratung und sozialer Rehabilitation gibt das Konzept der *Sozialtherapie* einem pädagogisch-edukativen, sozialpädagogisch-supportiven und sozial-vernetzenden Ansatz einen zentralen Stellenwert in der Psychiatrie (zurück). Die aktuelle Diskussion um die Entwicklung, Realisierung und Etablierung einer „Sozialtherapie", „Soziotherapie" oder „sozialen Therapie" (Knoll 2000, Milne 1999, Schwendter 2000) geht weit über die bislang übliche Formulierung von Pharmako- und Psychotherapie flankierenden Aufgabenbereichen für Sozialpädagogen und Sozialarbeiter (u. a. Hohm 1979, Hardtmann 1991, Moser & Struß 1980 etc.) hinaus.

> Zum unterschiedlichen Begriffsgebrauch siehe die genannten Autoren. In diesem Beitrag wird der Begriff Sozialtherapie gewählt.

Sozialpädagogisches Handeln in der ambulanten wie der stationären Psychiatrie erhält über das Konzept „Sozialtherapie" eine interdisziplinäre theoretische Fundierung, eine multidimensionale methodische Orientierung und ein neues Selbstverständnis und Selbstbewusstsein (s. a. Bosshard, Ebert & Lazarus 1999, Lazarus 2001).

Theoretisch wie anwendungsbezogen wird durch die Sozialtherapie eine Kontextualisierung der psychischen Störung/Krankheit, der psychisch Kranken/Patienten und der psychiatrischen Gesamtbehandlung sichergestellt. Sozialtherapie ist damit mehr als nur die Ergänzung biologisch-psychiatrischer, neurologischer, pharmakologischer, psychologischer, psychotherapeutischer, sozialarbeiterischer und pflegerischer Behandlungsanteile. Sie ist nicht nur „dritte sozialpsychiatrische Behandlungsmethode" neben Psychopharmakologie und Psychotherapie (Schiedeck 1985). Sie ist zusätzlich auch deren zwingende Integration und Rahmung in einer sozialen Psychiatrie.

Der Sozialtherapie liegt ein interaktionistisches Paradigma zu Grunde, da nicht nur personale Dimensionen und nicht nur situationale Kontexte, sondern die Person-Umwelt-Interaktion in den Mittelpunkt der Betrachtungen psychischer Störungen, ihrer Entstehung und Bearbeitung rückt. Seit Alice Salomon's klassischem Lehrbuch „Soziale Diagnose" von 1927 definiert sich eine soziale Therapie weitgehend durch die Überwindung eines individuumzentrierten Hilfe- und Therapiemodells in einer entwicklungsunterstützenden Arbeit mit Betroffenen und ihren Bezugspersonen in deren sozialer Realität. Sie realisiert die Vernetzungen psychosozialer und psychiatrischer Problemlagen mit den ökonomischen, ökologischen und sozialen Lebenskontexten der Betroffenen. Sie betrachtet und bearbeitet die Wechselwirkungen von Lebensräumen, Milieus und institutionellen Settings (z. B. der Psychiatrischen Klinik) und den dort lebenden, dort geförderten und gepflegten und/oder belasteten und behinderten, leidenden Menschen. Einige Theoretiker und Praktiker der Sozialtherapie knüpfen die Ausgangs- und Ansatzpunkte ihrer sozialtherapeutischen Konzeptionen und Interventionen stärker an das Individuum. Über die Bearbeitung von gestörtem Verhalten, die Förderung von persönlicher Entwicklung und über das Lernen sozialen Handelns wird angestrebt, auch eine Veränderung der äußeren sozialen Kontexte zu erreichen. Andere hingegen wählen eher die umwelt-, milieu- und sozialstrukturellen (auch politischen) Bedingungen einer individuellen oder kollektiven Lebenswelt als primären Interventionsfokus, um Betroffenen neue Veränderungs-, Heilungs-, Entwicklungsräume zu schaffen. Es gilt jedoch in allen sozialtherapeutischen Konzepten das generelle und grundlegende Aufeinanderverwiesensein von Person und sozialem Kontext.

Dörner und Plog (1996) sehen z. B. die Aufgabe der Sozialtherapie, den Patienten mit Alltag und Normalität von Lebensführung in seinen Routinen, Pragmatiken und Banalitäten (auch in der Institution) zu konfrontieren, indem Räume und Ereignisse geschaffen werden, die es erlauben, alltägliche Erfahrungen zu machen und die es fordern, die (noch) vorhandenen Kräfte und Potenziale zur Alltagsbewältigung einzusetzen und neue Ressourcen zu entwickeln.

Auch die Gesamthochschule Kassel formuliert in ihren Studieninformationen zum gleichnamigen Aufbaustudiengang „Soziale Therapie stellt somit kein technisierbares Handlungsmodell bereit, sondern Analysen, Perspektiven und Ansätze zur Gestaltung von Lebensräumen in jenen Arbeitsfeldern und Institutionen, die sich zur Unterstützung der Lebensführung Problembetroffener herausgebildet haben" (1994, S. 1).

Die Übernahme von Rollen und Funktionen in der sozialen Gemeinschaft, das Tragen von Verantwortung und das Teilhaben, Partizipieren verknüpfen die therapeutische Einzel- und Gruppenarbeit mit der Intervention, die sich auf den institutionellen Kontext (in der stationären Sozialtherapie) und/oder auf die extramurale Lebenswelt (z. B. während oder nach der Enthospitalisierung – oder in der Nachsorge chronisch psychisch kranker Menschen) bezieht (in der ambulanten Sozialtherapie). Hier richtet sich Sozialtherapie nicht nur auf den Patienten, sondern oft auch auf die „externen" Störungsdimensionen im jeweiligen sozialen Umfeld – also auf die Klinik einerseits oder die formellen und informellen Netzwerke der Lebenswelt (Kollegenkreis, Nachbarschaft, Familie etc.).

Das bessere Abstimmen, eine geeignetere Reformulierung und Rekonstruktion der Beziehungen zwischen Betroffenen/Patienten und (sozialen) Lebenswelten zur Heilung und Wiederherstellung psychischer Gesundheit aber auch zur Prävention, zur Sicherung und Förderung von Wohlbefinden und zum Schutz vor Schädigungen und Verletzungen, zur Rehabilitation oder zum gelingenderen Arrangement mit Unabwendbarem und Unveränderbarem sind Ziele sozialtherapeutischen Handelns.

In einer ebenso umfassenden wie differenzierten Diskussion und Analyse sozialtherapeutischer Theorie und Praxis schlägt Knoll (2000) vor, Sozialtherapie einmal als ein „allgemeines Handlungskonzept" interdisziplinärer Orientierung zu verstehen, welches (in der Tradition des „lebendigen Lernens" einerseits wie der „Milieutherapie" andererseits) sowohl verschiedenste methodische Ansätze der Prävention, Intervention und Rehabilitation vereint und integriert als auch (in zunehmendem Ausmaß) „Brückenfunktion" zwischen den klassischen und etablierten Professionen psychiatrischer Versorgung übernimmt.

Auch Gerhard u. a. (1999) definieren den Sozialtherapeuten als einen „Spezialisten für Zusammenhänge" (S. 7).

Sozialtherapeuten bauen konzeptionelle Brücken und vernetzen praktisch – die Institutionen des Versorgungssystems (fallbezogen wie in fallübergreifender Kooperationsförderung) – die Helferdisziplinen und deren Hilfeperspektiven und – strategien, vor allem aber – die Betroffenen mit den formellen wie informellen Unterstützungsressourcen.

Sozialtherapie ist für Knoll auch „spezifisches Behandlungskonzept", d. h. eine spezifizierte professionelle Hilfeform auf einen konkreten Einzelfall gerichtet, alltagsnah, lebensweltorientiert und in ihrer Zentrierung auf soziale Anforderungen der Realitätsbewältigung im „Hier und Jetzt" in deutlicher Abgrenzung zur Psychotherapie.

Während die Sozialtherapie in der stationären Psychiatrie als ein etabliertes Angebot gelten kann, welches auch den pädagogisch-sozialpädagogischen Berufsgruppen eigenständige Tätigkeitsfelder zuweist, ist das nicht weniger wichtige Feld der ambulanten Versorgung und Rehabilitation (chronisch) psychisch Kranker über Ansätze und Formen der ambulanten Sozialtherapie noch Neuland.

Die Psychiatrie-Enquête und die folgenden Empfehlungen der Expertenkommission sowie schließlich die finanzielle Absicherung durch die Psychiatriepersonalverordnung bestimmten die Sozialtherapie im Rahmen von stationären Komplexleistungsprogrammen als etablierte Behandlungsmethode und Regelaufgabe sozialpädagogischer Professionen, z. B. in sozialtherapeutischem Kompetenztraining sowie sozialtherapeutischer Einzelfallhilfe und Gruppenarbeit.

Sozialtherapie in stationären Settings soll dabei unterstützen und fördern elementares soziales Verhalten wieder zu erlernen und soziale Handlungskompetenz zu entwickeln. Es geht um das Wiederentdecken eigener Ressourcen in der Interaktion mit Anderen, um das Erlernen von Kommunikation, die Förderung von Wahrnehmung Anderer und Seinerselbst im Austausch mit Anderen. Enthospitalisierungsschritte werden vorbereitet und begleitet.

Ambulante Sozialtherapie sucht einen Transfer, eine Erweiterung und eine Stabilisierung dieser persönlichen Entwicklungen in der realen Umwelt, um letztendlich die Voraussetzungen für eine selbstständige Lebensführung zu sichern.

Befähigung zur Sorge für sich selbst (sich ernähren, kleiden, pflegen, lernen mit Geld umzugehen, die eigene Wohnung gestalten und reinigen etc.), Anleitung zur Strukturierung des Alltags (Arbeitsaufnahme, Freizeitgestaltung, Geselligkeit, tagtägliche Regelmäßigkeiten wie besondere Ereignisse), Anregung und Befähigung zur Aktivierung und Erhaltung sozialer Kontakte und Beziehungen (in Partnerschaft, Familie, Nachbarschaft, im Gleichbetroffenenkreis, aber auch zu professionellen Helfern und Helferinnen) sowie insbesondere die Motivation zur Inanspruchnahme von Hilfeangeboten (medizinische, psychiatrische, soziale etc.) sind hier zentrale Aufgabenbereiche der sozialtherapeutischen Helfer und Helferinnen.

Melchinger (1999) definiert in einer evaluativen Modellstudie des BMFG zur ambulanten Soziotherapie: „Soziotherapie ist ein zentraler Baustein einer integrierten Komplexleistung im Rahmen einer medizinischen Behandlung/Rehabilitation. Soziotherapie ist begleitende Unterstützung und Handlungsanleitung von chronisch psychisch Kranken zur Überwindung von krankheitsbedingten Grundstörungen, die zu Beeinträchtigungen im Umgang mit der sozialen Umwelt führen. Mit Beziehungsherstellung zum Therapeuten, Motivierung und psychischer Mobilisierung zur Überwindung sozialer Ängste soll die Integration in das soziale Umfeld hergestellt werden, angefangen mit der Fähigkeit zur Teilnahme an lebenspraktischem Training, zur Inanspruchnahme der verordneten medizinischen Maßnahmen bis hin zur Arbeitsaufnahme auf dem allgemeinen Arbeitsmarkt. Soziotherapie übernimmt eine Brükkenfunktion zwischen ärztlichem Behandlungsprogramm und Angeboten außerhalb der Leistungspflicht der Krankenkassen, indem sie darauf abzielt, den Patienten die Nutzung solcher Angebote zu erschließen.

Durch Soziotherapie soll die Informationsvernetzung zwischen unterschiedlichen Leistungserbringern und die Koordination der verordneten Leistungen im Einzelfall optimiert und durch eine effektivere Nutzung der vorhandenen Ressourcen erreicht werden" (S. 73).

Als Behandlungsziele werden genannt:

- „a) Verbesserung von Basiskompetenzen wie Motivation, Belastbarkeit und Ausdauer als Voraussetzung für die Eingliederung in berufliche Rehamaßnahmen, Umschulungsmaßnahmen oder in Beschäftigungsverhältnisse,
- b) Verbesserung der Compliance durch Förderung von Einsicht in die Erkrankung und die Notwendigkeit der Einnahme von verordneten Medikamenten,
- c) Verbesserung der Kontaktaufnahme als Voraussetzung für die Nutzung sozialer Ressourcen und komplementärer Angebote mit dem Ziel einer selbstständigen Inanspruchnahme solcher Angebote,
- d) Einbindung von sozialisierten und kontaktgehemmten Patienten in soziale Strukturen,
- e) Verbesserung der zur Erhaltung oder Wiedergewinnung von Selbstständigkeit erforderlichen Grundleistungsfunktionen wie Bindungsfähigkeit, Konfliktlösefähigkeit und Selbstvertrauen" (S. 74).

Überzeugen konnte im Rahmen dieser Studie der breitgefächerte Erfolg ambulanter Sozialtherapie durch sozialpädagogische Fachkräfte und Institutionen nachgewiesen werden. Über 80 % Erreichung der Therapieziele wird konstatiert. Neben deutlicher Verbesserung des allgemeinen Funktionsniveaus der untersuchten Patienten und Patientinnen und einer ebenso signifikanten Reduzierung schwerer Belastungsfaktoren in ihrer persönlichen Lebenssituation werden Zuwachs an psychosozialer Kompetenz (in den Bereichen Motivation, Antrieb, Ausdauer, Konzentration, sozialer Kontakt) und Steigerung der allgemeinen Lebenszufriedenheit (Beurteilung von Unterstützung und Geborgenheit, Gesundheit, Erfolg und Anerkennung, Selbstwertgefühl, Beruf, Ehe und Freizeit etc.) festgehalten. Insbesondere die bessere Integration der Betroffenen in die Versorgungsangebote wird hervorgehoben. Sozialtherapie wird so wie angestrebt zur „Brücke" für den Patienten in die (ärztliche) psychiatrische Versorgung und die Betreuung durch komplementäre Dienste und schafft damit eine eindeutige Reduktion von stationären Behandlungstagen sowie eine entsprechende Kosteneinsparung (s. a. Melchinger 1999).

10.2 (Sozial-)Pädagogik und Sozialtherapie

Sozialtherapeutische Modelle führen Interventionskonzepte verschiedener Disziplinen (wie der Medizin, der Psychologie, der sozialen Arbeit, der Pädagogik etc.) theoretisch und praktisch zusammen. Ihre primär lernprozessbezogen-edukative sowie supportiv-fördernde Orientierung, ihre Entwicklungs- und Wachstumsausrichtung wie ihre reflexiv-aufklärenden Ambitionen und ihre Perspektiven auf die sozialen Ressourcen und deren schützende und stützende Potenziale finden jedoch vor allem Wurzeln und Fundamente in den schon frühen Ideen einer pädagogischen Psychiatrie und in späteren (sozial-)pädagogischen Handlungsorientierungen einer vornehmlich sozial- und gemeindepsychiatrischen Versorgungstheorie und -praxis.

Sozialtherapie

- realisiert sich auf dem Hintergrund einer sozialen und pädagogischen Idee von Psychiatrie.
- sie realisiert sich im Kontext (sozial-)pädagogischer Theorie- und Methodenorientierungen ihres Handelns
- und sie geht in einer entwickelten sozial- und gemeindepsychiatrischen Versorgungsstruktur weit über die traditionellen Aufgaben der klassischen Sozialarbeit in der Psychiatrie hinaus.

Sozialtherapie in die Psychiatrie integrieren heißt somit auch, sozialpädagogische Ideen und sozialpädagogische Orientierungen in neue psychiatrische Handlungsfelder integrieren, sei es dass „schon einmal Dagewesenes" pädagogisch reaktiviert, „immer schon vorhandenes Pädagogisches" als solches erkennbar gemacht und „neues Pädagogisches" entwickelt wird.

Die Sozialpädagogik ist noch dabei, ihren Platz in der theoretischen und praktischen Psychiatrie zu finden trotz langer pädagogischer Traditionen und trotz der bereits guten Etablierung der Profession und ihrer Absolventen und Absolventinnen in vielen psychiatrischen Versorgungsdiensten und Einrichtungen. Pädagogik und Sozialpädgogik haben hier nicht den Fehler begangen, Professionalisierungsstrategien zu imitieren und um Tätigkeitsbereiche zu konkurrieren, die auch in fächerübergreifender Kooperation die legitimen Domänen anderer Disziplinen sind. Die Sozialtherapie hat dabei geholfen, psychotherapeutischen Orientierungen zu widerstehen. Eine Interdisziplinarität dient nur den Interessen der Betroffenen und ihrer adäquaten Versorgung, wenn die jeweiligen fachspezifischen Kompetenzen nicht konkurrierend verdoppelt, sondern wenn unterschiedliche Professionsprofile ergänzend und ineinandergreifend koordiniert werden. Sozialtherapie gibt diese Chance.

10.2.1 Die pädagogische Idee der Psychiatrie

Die pädagogische Idee durchzieht den Umgang mit Wahn und Irresein wie die Geschichte der Psychiatrie seit ihren Anfängen (Becker 1984).

In der Konkurrenz der geisteswissenschaftlichen, besonders der philosophischen und pädagogischen Strömungen mit den naturwissenschaftlichen, insbesondere den biologischen und medizinischen Auffassungen oder in den frühen multidimensionalen Modellvorstellungen spielen immer auch pädagogisch-erzieherische Anteile der Erklärung wie der Behandlung psychischer Störungen und Krankheiten eine tragende Rolle.

Obwohl mitunter hochmodern – andererseits freilich oft auch in höchst problematischem Verständnis von Formen und Aufgaben von Erziehung und pädagogischem Handeln – scheint die pädagogische Dimension der Psychiatrie in deren Entwicklung heute oft vergessen und verdrängt.

Hier ist kein Platz für einen Abriss der Psychiatriegeschichte (s. hierzu Foucault 1973, Dörner 1975, Blasius 1980, 1982). Einige Meilensteine pädagogischen Denkens und Handelns in Theorien und Praxen psychiatrischer Vorgeschichte und Geschichte, auf die sich auch Sozialtherapie in der Psychiatrie in kritischer Würdigung beziehen kann, müssen hier ausreichen (s. ausführlich auch Rath 1988).

Wir finden pädagogische Analysen und Interventionsvorstellungen schon im Theorienstreit der antiken Ärzte und Philosophen, in dem zum Beispiel Plato den Vorstellungen von Geisteskrankheiten als „körperlichen Krankheiten" – als „Gehirnkrankheiten" – widerspricht und „Erkrankungen der Seele" außerhalb der Zuständigkeit und der Behandlungskompetenz von Ärzten definiert. Das, was diese mit ihren Mitteln nicht verstehen und nicht behandeln können, solle über Maßnahmen einer – man könnte sagen – „sozialen Pädagogik" bearbeitet werden. Mit den Kranken sei zu reden, sie selbst seien dazu anzuhalten, Reden zu halten und Theater zu spielen – Stücke, die ihrer Seelen- und Geistesverfassung entgegengesetzt sind –, auch Schachspielen und Reisen wird vorgeschlagen.

Wieviel weniger human ist da die „psychiatrische Pädagogik" des 17. Jahrhunderts, in der nach dem finsteren Kapitel der Verfolgung und Vernichtung der Irren in der Inquisition des Mittelalters nun Narren- und Tollhäuser neben Kasernierung und Ausschluß implizit pädagogische Funktionen der „generalpräventiven Abschreckung" verrückt zu sein und sich „wie toll" aufzuführen einerseits und die Organisation von Arbeit als Erziehung der „Spinner" (an ihren Spinnrädern) andererseits übernehmen.

In der im auslaufenden 18. Jahrhundert beginnenden Differenzierung zwischen den als heilbar und resozialisierbar und den als nicht heilbar Betrachteten richtet sich erzieherisches Interesse naturgemäß auf erstere. In einer Zeit, in der auch zum ersten Mal die Irren in die Zuständigkeit von Krankenhäusern fallen und Ärzte Heilungsinteressen an ihnen entwickeln, wird andererseits durch das Nachdenken von Philosophen, Dichtern und Pädagogen eine erste systematische Betrachtungsweise psychiatrischer Störungen und Leiden entwickelt.

In der bildungsbürgerlichen geisteswissenschaftlichen Konstituierung der Psychiatrie, zum Beispiel über Kant, wird diese der Philosophie zugeschrieben, da ihre Grundfrage die „Freiheit des Menschen" sei und das „Erkenntnisvermögen" das zentrale Unterscheidungsmerkmal zwischen den „Unvermögenden" und den „frei Handelnden".

„Seelische Schwächen" wie „Gemütsschwäche" oder „Unvermögen" allgemein werden von „Krankheiten der Seele" wie „Irresein" und „Aberwitz" differenziert. Beiden Kategorien fehlt letztlich der Wille zur Vernunft, zur sinnlichen Ordnung, zur Absage an das Irreale und Irrationale. Obwohl hier quasi zweigleisig auch schon eine mögliche Folge von ererbten Anlagen vermutet wird, die zur weitgehenden Unheilbarkeit verdammen, wird doch die Anleitung zur Selbstheilung durch Willen und auch die moralische Beeinflussung der Patienten den Pädagogen zugeschrieben. Auch die Gegenströmung der romantischen Dichter und Denker begreift in ihrer weitgehenden Mystifizierung von Unvernunft und Wahnsinn als möglicher Befreiung des Individuums, die Irren und das Irresein als Gegenstand von Philosophie und pädagogischer Reflexion – allerdings in völliger Untätigkeit hinsichtlich der Veränderung der miserablen sozialen Lebenslage der Betroffenen in Deutschland.

Anfang des 19. Jahrhunderts kommt mit der Irrenreform von 1803 eine weitreichende pädagogisch autoritäre Maßnahme zum Tragen, in der in den sogenannten Heil- und Aufbewahranstalten mit allen möglichen physischen und psychischen sowie erzieherischen Interventionen versucht wird, die „Unvernunft" zu bekämpfen und die „Vernunft" wieder herzustellen.

Erst in den 20er Jahren des Jahrhunderts schaffen die gesellschaftlichen und sozialen Veränderungen eine Psychiatrie als soziale Interventionsstrategie und als Institution. Im Streit der universitären „Psychiker", die psychische Krankheit als Sünde und Gottesurteil durch Disziplinierung und Eliminierung von Leidenschaft zu bekämpfen suchen, mit den „Somatikern", die als Anstaltsärzte aus ihrer alltäglichen Empirie das Irresein als somatisches Symptom und medizinisch behandelbar definieren, wird die Entstehung der Psychiatrie als Wissenschaft und als institutionelle Praxis eingeleitet.

Der große Psychiater Griesinger kann als ein hervorragendes Beispiel dienen, wie sich medizinische und pädagogische Vorstellungen verbinden (Griesinger 1861). Er führt zum einen psychische Krankheit auf zerebrale und neuropathologische Phänomene zurück. Psychische Krankheit ist Gehirnkrankheit auf neurophysiologischer Basis. Mit dieser Theorie werden alle repressiven und autoritären pseudopädagogischen Maßnahmen zunächst obsolet. Oft bleibt die Rezeption der Schriften Griesingers allerdings einäugig hierauf beschränkt. Denn in der Definition einer Leib-Seele-Einheit, in der die Seele nicht als gegeben, sondern als geworden, d. h. lebensgeschichtlich, entwickelt betrachtet wird, liegt auch der Kern für eine pädagogische Analyse und einen pädagogischen Umgang mit der Krankheit und den Kranken. Griesinger verweist auf die fließenden Übergänge von Normalität und Pathologie und auf den mulitfaktoriellen Charakter psychischen Leidens in dem Anlage, Konstitution, Traumen früher Kindheit, seelische Lebenskrisen, das Soziale und die Umwelt entscheidende Rollen spielen – ein frühes „biopsychosoziales Modell", wenn auch noch somatisch dominiert. Auch Eugen Bleuler ist schon 1921 der Auffassung, die Geisteskrankheit sei eben kein „medizinisches", sondern ein „soziales" Problem.

Bei Akuterkrankungen wird so die physiologische und pharmakologisch-medizinische Behandlung propagiert. Die gesamte psychiatrische Intervention ist allerdings stark durch ein pädagogisches und sozialtherapeutisches Behandeln, wiederum hochmodern und in Absetzung von klinisch-kurativer Therapie durch das Stärken der gesunden Anteile der Patienten, charakterisiert. Griesinger selbst spricht von „Erziehungskunst", wenn er empfiehlt, die wahnhaften Inhalte nicht zu betonen, sondern die persönlichen und sozialen Potentiale der Kranken zu fördern; in pädagogischer Beschäftigung Selbstachtung und Selbstvertrauen wiederherzustellen; durch musische Beschäftigung, Lektüre und Elementarunterricht, durch Freizeitgestaltung und Spazierengehen Aufmerksamkeit auf Gesundes zu leiten und durch beruhigende und beaufsichtigende Begleitung psychiatrische Zwangsmittel zu ersetzen (s. a. Rath 1988).

Es ist nicht zu übersehen, dass die „pädagogischen" Vorstellungen dieser Psychiater oft auf pseudopädagogische Orientierungen einer ruhigstellenden erzieherischen Beschäftigung oder der Erziehung als Strafe und Zwangsumerziehung nahekommen. Andererseits zeigen zum Beispiel die Arbeiten von Simon in Gütersloh (Simon 1931), dass erzieherische Beeinflussung und pädagogische Beschäftigungsbehandlung auch als aktive Krankenbehandlung organisiert wird, die sich an den individuellen Bedürfnissen und Fähigkeiten der einzelnen orientieren soll, und versucht, Gewöhnung, Übung und Anforderungssteigerung, Motivation etc. im Sinne eines Aufbaus von Selbstverantwortung und Selbständigkeit zu etablieren.

Wir sehen im Streifzug durch diese frühen pädagogischen Orientierungen der Psychiatrie, dass „das Soziale" hier oft auf die Beziehung von Patient und Arzt oder Pfleger eingegrenzt bleibt.

Eine sozialpädagogische und sozialtherapeutische Orientierung der Psychiatrie, die das soziale Lernen und Wiederlernen in der sozialen Gemeinschaft, die das Milieu und die Lebenswelt der Patienten als Instrument und als Ziel von pädagogisch-psychiatrischem Handeln begreift wird deutlicher in sozialpsychiatrischen Theorie- und Praxiskonzepten, die hier ebenfalls nur angerissen werden können (s. a. Bopp 1980).

An zentraler Stelle stehen sicher das theoretische Modell und die Praxis der therapeutischen Gemeinschaft und die Arbeiten von Bion und Rickman (Bion 1971) sowie Maxwell Jones (Jones 1976) und ihre Auswirkungen auf viele Psychiatrien der Welt.

Standen auch hier zunächst die edukativen Anteile in der Arbeit mit Kriegsheimkehrern ganz im Vordergrund – gut erkennbar in frühen Filmen über Jones' Arbeit in London, in denen er den Soldaten die medizinischen und psychologischen Hintergründe ihres Leidens lehrt, sie über Instruktion verstehbar und bearbeitbar macht –, so finden sich in späteren elaborierten Konzepten der therapeutischen Gemeinschaft vielfältige sozialtherapeutische Handlungsorientierungen aufgehoben.

- Der Dialog von Helfer und Hilfebedürftigen ersetzt die Einwegkommunikation zwischen Arzt und Patient und die dyadische Beziehung von Psychiater und Krankem wird durch die Organisation hilfreicher Kommunikation in der Gruppe aller der in der Klinik Lebenden abgelöst.
- Freie interaktive Kommunikation und Information aller Ebenen der Klinik und freier Gefühlsaustausch schaffen die Basis für die demokratische Struktur in der Kooperation von Psychiatern, Pflegepersonal und Patienten.
- Die Beteiligung aller an den Entscheidungen des Alltags – freilich eingegrenzt durch die Figur des „charismatischen Leiters" – schafft ihre Identifikation mit der Arbeit und der Einrichtung und die Delegation nach unten ermöglichst die Problembearbeitung und Lösung dort, wo Probleme entstehen.
- Eine kontinuierliche Thematisierung der alltäglichen sozialen und psychologischen Dynamiken und Prozesse im Einzelgespräch, in kleinen Gruppen, im Rahmen größerer Foren und in Vollversammlungen ist Kern der Interventionen, ermöglicht eine Offenlegung und Befragung der Rollen und Funktionen der Beteiligten und erlaubt, wie alle anderen Arten von sozialen Veranstaltungen, Festen, Ausflügen etc. spontane Entstehung oder geplante Schaffung von Möglichkeiten des sozialen Lernens für alle, insbesondere für die Patienten.

Durch die soziale und pädagogische Struktur der Klinik und die sozialtherapeutische Form der Interaktionen in diesen Strukturen wächst Orientierungs- und Handlungskompetenz, wächst Selbstwert und Selbstbewußtsein, Identifikation, Verantwortung und Kreativität.

Obwohl in ihrer Theorie massiv kritisiert, wurde die therapeutische Gemeinschaft und ihre sozialtherapeutische und sozialpädagogische Praxis auch ein Kern der neuen italienischen Psychiatrie.

> Im Blick auf die sozialpädagogischen und sozialtherapeutischen Anteile verkürze ich hier ihre grundlegenden gesellschaftlichen Analysen von Psychiatrie und psychiatrischem Handeln.

Blieben die Interventionsreflexionen der antiinstitutionellen Psychiatrie Basaglias (1978) noch auf eine stark rational orientierte pädagogische Unterweisung im Rahmen eines soziotherapeutischen Klimas beschränkt, in der es darum geht, die zerstörenden Wirkungen des gewaltförmigen Asyls zu erkennen, abzubauen und die sogenannte institutionelle Regression der Patienten zu bekämpfen, so entwickeln die folgenden Generationen der italienischen Reformer, wie Pirella (1975), Jervis (1978), Tranchina (1980), Slavich (1983) komplexere und integrative Analyse- und Interventionsvorstellungen, in denen der psychopädagogische Ansatz eine zentrale Rolle spielt (s.a. Giese 1984, Crepet 1989). Neben dem sozialarbeiterischen Anteil der Wohnungs- und Arbeitsbeschaffung und der sozialen und ökonomischen Sicherung der Patienten, wie Rotelli es (1981) formuliert „Die soziale Verteidigung des Verrückten in der Gesellschaft" (nach Giese 1984, S. 55), ist die „sozial"pädagogische Beratung im Alltag mit dem Ziel, „ein eigenständiges Leben des Patienten zu fördern bzw. seine Autonomie zu rekonstruieren und konkrete Probleme der Lebensbewältigung mit diesem zusammen anzugehen" (Giese 1984, S. 54) Hauptteil der Arbeitspraxis. Verhinderung der stationären Einweisung, Erhöhung der sozialen Vertragsfähigkeit des Nutzers, Einwirkung auf das soziale Umfeld, die Decodifizierung, das heißt kritische Analyse der Hilfeanfrage, -anfrager und der Symptomatik auf der Basis einer ganzheitlichen Betrachtung der persönlichen und der sozialen Widersprüche der Betroffenen sind ihr Ziel.

Psychotherapeutische Verfahren der analytischen Familien- und Kommunikationstherapie, in der die individuelle Lebensgeschichte der Betroffenen vor dem Hintergrund der gesamten gesellschaftlichen Realität des Kranken wiederentdeckt und verstanden werden soll, um Symbolgehalte der Wahnvorstellungen und Phantasien sozial zu entschlüsseln sowie eine stark reduzierte pharmakologische Intervention spielen eine relativ geringere Rolle.

Das von Pirella (1975) in Arrezzo entwickelte Prinzip der „Verifica" als kontinuierlicher Versuch einer „Sozialisierung von Alltagserfahrungen" in der Klinikgemeinschaft, einer Veröffentlichung und Vermittlung von persönlichem Erleben der Patienten mit dem Erleben anderer und der Gruppe von Ärzten und Pflegern sowie der Versuch der Einordnung dieser alltäglichen persönlichen Erfahrungen in die individuelle Lebensgeschichte ist sicher eine der auch praktisch am weitesten entwickelten „sozialtherapeutischen" Arbeitsformen dieser kritischen Psychiatrie.

Sozialpädagogische Orientierungen einer sozialen Therapie finden schließlich auch Eingang in die Behandlungformen, die sich aus aktuellen Erklärungsmodellen für die Entstehung und den Verlauf psychotischer Störungen ergeben, wo sie versuchen, somatisch-organische, psychologische und sozial-gesellschaftliche Dimensionen psychischen Leidens zu verbinden.

Ätiologische Modelle, wie die von Ciompi (1981, 1982) oder Scharfetter (1983), definieren veranlagungsbedingte Dispositionen als besondere Vulnerabilität, das heißt Verletzlichkeit und Anfälligkeit für psychotische Reaktionsmuster. Diese können verstärkt durch erworbene Schädigungen (zum Beispiel kritische Lebensereignisse oder verrücktmachende Familienkommunikation, zerstörerische Lebens- und Arbeitsbedingungen etc.) bei ungünstigen äußeren Bedingungen zum Ausbruch einer manifesten Erkrankung, zum Beispiel einer Schizophrenie führen. Umweltstress wird pathogen durch eine spezifische Wechselwirkung von Empfindsamkeit und Reaktionsbereitschaft im Rahmen der gesamten Lebenswelt und Lebenserfahrung der Betroffenen. Die Ersterkrankung zieht keinen naturwüchsig organisch voranschreitenden Krankheitsprozess nach sich, sondern chronische Verläufe sind primär sozialen Bedingungen der Reaktion auf die Krise und dem Umgang mit der Störung geschuldet – also der Lebenssituation und Familieneinflüssen, dem Klinikmilieu, der Rundumversorgung, unterschiedlichen Interessen und Haltungen der Betroffenen und ihrer sozialen Umwelt etc. Affektiver Rückzug, Stereotypien, Hoffnungslosigkeit und andere Symptome sind keine Störungsspätfolgen, sondern Hospitalismusschäden. Wenn die chronische Schizophrenie in Abhebung zur akutpsychotischen Erstmanifestation nicht generell als Krankheit, sondern oft eher als ein durch psychosoziale Folgen verursachter Artefakt (Ciompi & Müller 1976) betrachtet wird, liegt es nah, auch sozialpädagogisch orientierte Interventionsmodelle zu entwickeln, die an solche multifaktorielle Krankheitsmodelle anschließen. Dies sind z. B. Interventionen, die sich auf die Interaktion von Individuen und ihrer Umwelt beziehen, indem sie im Konzept der optimalen psychosozialen Stimulation (Wing 1972, 1982) verhindern, dass mangelnde soziale Anregung zu Hospitalismussymptomen oder dass Überstimulation zu Erregung, Spannung und Angst und damit zum Wiederaufbrechen der psychotischen Symptome führt.

Ciompi (1981) entwirft einen sozialtherapeutischen Interventionsrahmen, der u. a. durch die Schaffung eines Milieus positiver Erwartungshaltungen geprägt ist. Angestrebt wird Klarheit, Einfachheit, Übersicht und Eindeutigkeit der Strukturen, Umgangsformen, Informationen und Programme. Gefördert wird zunehmende Verantwortung in konkretem aktionsbezogenem Umgang in verlässlicher Umgebung. Ziel ist eine dosierte Reduktion psychosozialer Reize in ruhigem und entspanntem Milieu bei akut produktiver Symptomatik oder dosierte Vermehrung psychosozialer Reize in anregenden gemeindenahen Milieus beim Vorliegen von chronisch-unproduktiver Symptomatik. Das Schaffen von Gemeinschaftskontakten und die unterstützende Nachbetreuung runden die Intervention ab.

Die Realisierung und Evaluation solcher und ähnlicher alternativer Umgangsformen mit psychotischen Störungen in den Soteria-Modellen der Berner Gruppe oder in den Versuchen von Loren Mosher in den USA (Aebi u. a. 1994, Mosher & Burti 1994) zeigen die Möglichkeiten eines sozialtherapeutischen Vorgehens auf dem Hintergrund pädagogischer und sozialpädagogischer Handlungsorientierungen.

10.2.2 Handlungsorientierungen sozialpädagogischer Intervention

Eine *Alltags- und Lebensweltorientierung* der Sozialpädagogik (Thiersch 1992) verpflichtet dazu, den Alltag und die Lebenswelt der Klienten in den Mittelpunkt von Reflexionen und Handlungen zu rücken. Nicht abgehoben von alltäglichem Leben, von seinen Freuden und seinen Problemen, von seinen Routinen und seinen Krisen, von seinen gelingenden und nichtgelingenden Anteilen soll sozialpädagogisches Handeln sein, sondern „mittendrin". Sozialpädagogisches Handeln verlangt professionelle Reflexionsdistanz, ohne die Nähe zum Alltag und zur Welt der Klienten aufzugeben. Alltagsorientierung sozialpädagogischer Interventionen heißt unter anderem, an den alltäglichen Abläufen und Ritualen ansetzen, an den alltäglichen Bewältigungsstrategien, wo sie gelingen oder scheitern, an den alltäglichen Interaktions- und Kommunikationsformen, an den Alltagserfahrungen der Menschen und ihrer Verarbeitung.

Alltag erfahrbar, durchschaubar und bearbeitbar zu machen und sich selbst in diesem Alltag zu erleben – als Person zu erleben, die Einflüssen und Kontrollen durch andere ausgesetzt ist und die beeinflussen kann und Kontrolle über sich und andere hat – ist sozialpädagogisches Ziel, auch in der Psychiatrie (Mair 1980). Dies gilt für den Alltag in der Anstalt, in den psychiatrischen Diensten wie für den Alltag draußen. Somatotherapie und Psychotherapie in der Psychiatrie sind Sondersituationen des Klinikalltags. Meist machen sie nur Bruchteile der Gesamtzeit der Patienten aus – oft gewinnen sie ohne Zweifel auch gerade hieraus besondere objektive und subjektive Relevanz und Signifikanz. Der Alltag in der Anstalt, der diese herausgehobenen Sondersituationen umgibt und einschließt, gewinnt seine Relevanz andererseits durch die überwältigende Zeit, die „in ihm" verbracht wird, durch seine „Normalität" und eben seine unreflektierte Alltäglichkeit (Hildenbrand 1991).

Wesentliche Einflüsse, Begegnungen, Erfahrungen finden während der alltäglichen und regelhaften Handlungsabläufe statt, beim Aufstehen, Waschen, Ankleiden, Essen, Lesen, Spielen, Warten, Arbeiten, allein und mit anderen. Somit bietet sich gerade auch hier im Alltag die Möglichkeit der Patienten, sich dem Allgemeinen und Normalen wieder anzunähern, den Bedürfnissen, Notwendigkeiten aber auch Regeln und Zwängen, die darin liegen.

Sozialtherapie in der Psychiatrie findet dort eine spezifische Aufgabe, wo sie Patienten hilft, in alltäglichen und eher informellen Situationen sich und ihr Denken, Fühlen und Handeln zu erleben und zu überprüfen, gerade auch dort, wo diese Wirklichkeit voller Reibungen, Hindernisse, Widersprüche oder auch Zwänge steckt – dort wo sich zum Beispiel eigene Bedürfnisse mit denen anderer und mit denen der herrschenden Regeln oder Notwendigkeiten der Institution nicht decken.

Obwohl oft kritisiert, kann hier auf eine sozialpädagogische Differenzierung zurückgegriffen werden, die gerade der Sozialtherapie die Funktion zuweist, alltägliche Lernprozesse zu begleiten und zu organisieren, die den Patienten eine (Wieder-)Aneignung der *äußeren* Realität ermöglichen (Woller 1980). Diese Persönlichkeitsentwicklung wird gefördert über die Entwicklung von Kenntnissen, Fähigkeiten, Strategien und Kompetenzen der Bewältigung von alltäglichen Anforderungen und von Alltagsproblemen. Dem entgegengesetzt wird der psychotherapeutische Schwerpunkt in einer Förderung der *Selbst*aneignung, des Umgangs mit sich selbst akzentuiert. Freilich sind Selbstaneignung und Aneignung der alltäglichen Wirklichkeit miteinander verwobene und aufeinander verwiesene Prozesse. Insofern ist sozialtherapeutisches und psychotherapeutisches Handeln zu verbinden.

Einerseits ist die Aneignung äußerer Realität und Handlungskompetenz auf ein Potential an persönlichen Ressourcen und psychischen Kapazitäten angewiesen, die zu entdecken, zu entwickeln, zu befreien oder wiederherzustellen sind.

Andererseits beinhaltet auch die Wiederaneignung des Alltags immer ein großes Stück Selbsterfahrung und Selbstaneignung bzw. gelingt diese Alltagsbewältigung, wächst Selbstwertgefühl und Selbstbewußtsein.

Die tendenzielle Schwerpunktlegung von Sozialtherapie auf die „Außenpolitik" mit innenpolitischen Bedingungen, Begleiterscheinungen und Folgen und die der Psychotherapie auf „Innenpolitik" mit außenpolitischen Bedingungen, Begleiterscheinungen und Folgen scheint dennoch und bei aller gegebener Grenzüberschreitung beiderseits hilfreich, um den eigenen Ausgangspunkt und Standort zu markieren.

Alltags- und Lebensweltorientierung ist nicht nur in der stationären Psychiatrie sozialpädagogische Maxime, sondern vor allem auch bezogen auf die ambulante Sozialtherapie in der gemeindepsychiatrischen Arbeit.

Insofern wird den Prozessen der Enthospitalisierung ein besonderes Augenmerk zuteil.

Eink berichtet 1995 von den evaluierten Enthospitalisierungserfahrungen in Blankenburg, Bethel, Bedburg-Hau und den langjährigen positiven Erfahrungen der Sektorisierung ohne Langzeitbereich der Medizinischen Hochschule Hannover dann, wenn nicht kostensparende Entlassung in die überforderte Familie oder in oft desolate private Pflegeheime praktiziert wird, sondern ein sanfter Wiedereinstieg in den außerklinischen Alltag mit differenzierten komplementären Betreuungseinrichtungen und hohem, intensiven Personaleinsatz erfolgt. Sozialtherapie bereitet Enthospitalisierung mit allen Beteiligten vor, begleitet, unterstützt und evaluiert sie. Sie definiert sich somit gerade auch als zuständig für den sogenannten „harten Kern", für diejenigen denen lange Zeit die extramurale Rehabilitationsfähigkeit völlig abgesprochen wurde und die außer der Somato- und Pharmakotherapie in anderen therapeutischen Anstrengungen ausgegrenzt blieben.

Im Hand-Werks-Buch Psychiatrie (1992) skizziert Hildegard Weigand zum Beispiel die *„Alltagsbegleitung"* von chronisch-psychisch kranken Menschen als ambulante gemeindenahe Perspektive und Alternative zur stationären Unterbringung für die Patienten, die dauerhaft und für immer besonders verletzlich bleiben und deshalb auch eine zwar phasenweise mehr oder weniger intensive, aber doch kontinuierliche Lebensbegleitung brauchen. Nicht entweder „heilbar" und damit potentieller Teilnehmer an der Behandlungskette oder „unheilbar" und damit zur Dauerverwahrung verurteilt ist hier die ungerechte Perspektive, sondern die ganzheitliche und langfristige – damit natürlich auch personalaufwendige – sozialtherapeutische Begleitung und Unterstützung im Alltag draußen. Sie ist eine Begleitung, die sich an den jeweiligen Potentialen und Bedürfnissen des einzelnen Betroffenen ausrichtet, um Unter- oder Überforderung zu vermeiden. Sicherstellung der Lebensbasis

- durch materielle Sicherheit und eigenes Geld,
- durch räumliche Sicherheit in der eigenen Wohnung,
- durch Erfüllung der Grundbedürfnisse – Lebensvollzüge, Ernährung, Körperpflege, Kleidung etc. und
- durch sozialen Kontakt und eigene Tätigkeit

ist hierbei erster Schritt, um Halt zu geben, Angst zu verringern und schließlich weitergehende Bedürfnisse überhaupt entwickeln zu können.

Die sozialpädagogische Alltagsorientierung verlangt diese Sicherheiten nicht nur faktisch zu erreichen und zu garantieren, sondern die subjektiven Zugänge zum eigenen Geld, zur eigenen Wohnung, zum sozialen Kontakt zu öffnen – notwendig gerade für diejenigen aus jahre- oder jahrzehntelanger Dauerverwahrung und -versorgung in der Klinik. Kleine Schritte in die „neue" „alte" Lebenswelt zu aktivieren und zu flankieren, Schutz und Deckung zu gewähren, wo sie gebraucht werden und andererseits Forderungen an Patienten und Patientinnen zu stellen, ihnen etwas zuzumuten und zuzutrauen, wo sie diese Forderungen erfüllen können und damit zur Weiterentwicklung der Selbständigkeit zu führen, sind nur einige wenige Elemente der geforderten sozialtherapeutischen Intervention.

Erst so entwickeln sich (oft unbewusst) „die ersten Bausteine eines individuellen Alltags" (S. 264), den die Betroffenen aus ihrer existentiellen Grundsicherung heraus etablieren und weiter ausdehnen können. Neue Lebensräume und Tätigkeiten werden gemeinsam erschlossen. Oft können erst jetzt Berührungen mit den ambulanten und komplementären Diensten, Kontaktstellen, Selbsthilfeclubs der engeren und weiteren Umgebung aufgenommen werden, insbesondere aber auch neue „normale" Lebensräume – Kultur, Soziales, Sport, Öffentlichkeit – erprobt werden. Die sozialtherapeutische Alltagsbegleitung in der Lebenswelt etabliert und sichert diese gerade für chronisch psychisch Kranke lebensnotwendigen Routinen, Rituale und überschaubaren Situationen, die den Betroffenen Sicherheit geben, in denen sie sich entwickeln können, um aus dem Schutzraum ab und zu kleine Fluchten in Neuland zu unternehmen. Sozialtherapeutische Begleitung sucht die Verläßlichkeit des Alltags und seiner Zeitstruktur zu sichern gerade bei denen, die sich nicht auf eine stabile innere Ausgeglichenheit verlassen können. Erst wenn diese Sicherung erreicht ist, gelingt es dann auch kritische Lebensereignisse ohne einen erneuten Zusammenbruch des Alltags mit einer intensivierten Betreuung zu bewältigen (Weigand 1992).

Die langfristig angezielten Folgen solcher Stabilisierungsprozesse draußen sind wachsende Autonomie und Freisetzen von Energien für neue Entwicklungen und Erfahrungen dort, wo sie nicht mehr durch die Alltagsbewältigung alleine absorbiert werden. Den Betroffenen wird jetzt auch möglich, sich ihrer persönlichen Lebensgeschichte ebenso anzunähern wie einer eigenen Lebensplanung in einer neu eroberten Lebenswelt und ihren sozialen Beziehungen.

Am Beispiel der Alltagsbegleitung läßt sich eine weitere zentrale sozialpädagogische Maxime der Sozialtherapie illustrieren.

Sozialpädagogisches Handeln versteht sich immer als *ressourcenorientiertes* Handeln.

Sozialpädagogik eröffnet und sichert Ressourcen durch direkte Einflussnahme – zum Beispiel die genannten materiellen und finanziellen Ressourcen der Lebenssicherung, die Sozialpädagogen und Sozialpädagoginnen für und mit ihren Klienten geltend machen. Sozialtherapie richtet sich aber auch vornehmlich auf die *persönlichen* Ressourcen der Betroffenen und auf deren Entwicklung. Sie orientiert sich ebenso an vorhandenen und noch vorhandenen Stärken und deren Entfaltung und Ausweitung wie an den Schwächen, Mängeln und Defiziten, die auch die am schwersten gestörten Patienten nur zum Teil ausmachen.

Dies gilt auch für die Ressourcen der sozialen Umwelt. *Soziale* Ressourcen sind z. B. soziale Beziehungen zu anderen und die sozialen Netzwerke der Betroffenen. Viele Psychiatriepatienten haben zuwenig Beziehungen und Bindungen, sehr enge und dichte, oft nur auf die Eltern oder Kinder beschränkte Netzwerke. Viele verlieren und verloren sie vor allem bei langem Klinikaufenthalt. Viele der existierenden Beziehungen waren und sind zudem belastend und einengend oder haben gar zentralen Anteil an den psychischen Konflikten und Störungen.

Das darf andererseits nicht vergessen lassen, dass soziale Beziehungen und Netzwerke die Grundlagen sind für die Vermeidung von Isolation und für die Gewährung von Integration. Im sozialen Netzwerk wird Identität, werden Rollen entwickelt. Hier wird Geselligkeit, Gemeinschaft und Dazugehörigkeit gesichert und erfahren. Hier wird sozialer Rückhalt im Alltag gegeben, wie emotionale, informative, materielle und bewertende Unterstützung in Belastungs- und Streßsituationen (Nestmann 1988, Röhrle 1994). Somit sind soziale Netzwerke, wie es im englischen prägnant formuliert wird, nicht nur cause – also Ursache –, sondern potentiell auch cure – also Heilung – und cause and cure – also positive und negative Beiträge zu Gesundheit und Wohlbefinden. Gerade in äußerst eingeschränkten, äußerst beengten, äußerst konfliktreichen, auch oft im Geben und Nehmen sehr unausgeglichenen sozialen Netzwerken wird es zur Aufgabe sozialpädagogischer Prävention und sozialtherapeutischer Intervention, die sozialen Rückhalt- und Bewältigungsressourcen von Betroffenen zum Ziel zu machen (Angermeyer & Klusmann 1989).

Neben einer netzwerkbezogenen Arbeit mit Betroffenen z. B. an deren Rollen und Verhaltensweisen in familialen Netzwerken sind es Familie und außerfamiliale, freundschaftliche oder nachbarschaftliche, Beziehungen und Bindungen selbst, die in sozialtherapeutischer Arbeit analysiert, aktiviert und auch verändert werden können.

Die kollektive Selbsthilfeförderung, das heißt die Organisation und Unterstützung der gemeinsamen Arbeit von gemeinsam Betroffenen in der Psychiatrie, ist nur eine mögliche Hilfestrategie neben unzähligen Ansatzpunkten, die sich auf alltägliche und unorganisierte Netzwerke richten, sei es die geplante Involvierung eines verblassten Verwandtschaftsnetzwerkes in der Rehabilitation, sei es die schlichte Anbahnung von Freundschaften oder die Organisation von Patenschaften, die den Übergang in die Selbständigkeit im Rahmen der Alltagsbegleitung oder Enthospitalisierung erleichtern.

Die *Netzwerkorientierung* sozialtherapeutischer Intervention bezieht sich in diesem Verständnis auch auf den Aspekt eines „Trialogs" von Betroffenen, professionellen Helfern und Angehörigen. Der Trialog, der im Bestreben eines vielfacettigen Verstehens von Psychose erst die eigentliche soziale Situation herstellt – im Gegensatz zu der sehr privaten Situation zwischen Helfer und Hilfesuchendem in der Psychotherapie und der Somatotherapie – ist auch Teil und Ziel einer netzwerkorientierten sozialtherapeutischen Arbeit, die die verschiedenen Sichten der Beteiligten auf das Problem zusammenführen will. Auch Psychiatern wie Psychologen bieten sich Möglichkeiten der Arbeit im Trialog in Somatotherapie wie Psychotherapie. Sozialpädagogik und Sozialtherapie sind in ihrer alltags-, lebenswelt-, milieu- und netzwerkbezogenen Anstrengung jedoch grundlegend auf den dauerhaften Trialog der Beteiligten verwiesen.

10.3 Sozialtherapie, Gemeinde und Empowerment

Betrachtet sich Sozialtherapie als zwingend eingebunden in sozialräumliche Kontexte einer Gemeinde (in der ambulanten Form) oder einer gemeindenahen/gemeindeintegrierten stationären Versorgung, dann wird sie die intermediären Ebenen der sozialen Gemeindenetzwerke zum Ausgangspunkt wie zum Ziel ihrer personen- wie kontextbezogenen Intervention machen (Röhrle, Sommer & Nestmann 1998). Gemeindebezogene Sozialtherapie setzt an, wo im lokalen Kontakt der dort lebenden, wohnenden, arbeitenden Personen und Gruppen in Nachbarschaften, Cliquen, Netzwerken, auch bei Betroffenen und (ehemaligen) Patienten das Gefühl entstehen oder aufgebaut werden kann, dazuzugehören, beteiligt, zuständig, verantwortlich zu sein und wo die Erfahrung gemacht wird, Einfluss zu haben. Sie hilft auch psychisch kranken Menschen intermediäre Strukturen zu leben und zu nutzen oder sie überhaupt erst einmal aufzubauen. Es gibt immer Personen, die nicht in intermediäre Systeme ihres Lebensraums „passen". Oft sind dies gerade chronisch psychisch Kranke. Es mag zwar Personenmerkmale wie „Flexibilität" oder „Anpassungsfähigkeit" geben, die eher als andere eine Integration in soziale Kontexte ermöglichen. Aber es gibt nicht „den" Menschen, der in „alle" Kontexte passt. Traditionelle, individuell zentrierte sozialpädagogische und psychologische Strategien beschränken sich vornehmlich darauf, Menschen in Kontexte einzupassen oder ihnen bei der Selbstmodifikation behilflich zu sein, um sich besser integrieren zu können. Gemeindeorientierte sozialtherapeutische Perspektiven sind hingegen darauf gerichtet, Menschen in Stand zu setzen, neue Kontexte zu suchen und zu entwickeln, gemeinsam neue und andere intermediäre Strukturen zu bilden. Die Schaffung sozialer Kontakte und gegenseitiger Unterstützungsstrukturen und die Gestaltung fördernder Umgebungen dafür rücken in den Mittelpunkt anstelle der Hilfe bei persönlicher Veränderung. Im Gegensatz zu traditionellen pädagogischen und therapeutischen Modellen, in denen es primär darum geht, über (Um-)Erziehung oder Persönlichkeits- und Verhaltensänderung Personen in Stand zu setzen, besser alleine (und autonom) zurechtzukommen, andere weniger zu stören und sich den gegebenen Spielregeln und Spielräumen besser anzupassen, zielt kontextsensible gemeindeorientierte Sozialtherapie im Modell der Förderung von Selbsthilfe und der gegenseitigen Unterstützung stärker darauf, tragende und sorgende Gemeinschaften in überschaubaren Strukturen zu entwickeln. Diese Gemeinschaften sollen über Integration, Bindung und soziale Vernetzung neben gegenseitigem Rückhalt und wechselseitiger Unterstützung auch die Entfaltung des einzelnen zulassen und fördern. Toleranz gegenüber dem Anderssein und Schutzräume sowie Nischen für „Abweichung" (z. B. sehr gestörter und beeinträchtigter z. B. chronisch psychisch kranker Personen) sind hierbei ebenso wichtig wie eine Haltung, die allen Mitgliedern neben Rechten und Bedürfnissen auch Verantwortungen und Zuständigkeiten zuspricht und somit gerade Betroffenen ihre „Würde" lässt (Rappaport, 1977).

„Empowerment" der Betroffenen ist zu einem Schlüsselbegriff dieser Gemeindeorientierung geworden, an die auch das Konzept Sozialtherapie anknüpfen kann.

In der klassischen Definition der „Cornell Empowerment Group" handelt es sich beim Empowerment um:

„einen absichtsvoll in Gang gesetzten fortlaufenden Prozess, durch den Menschen, die nicht gleichberechtigt an wertgeschätzten Ressourcen teilhaben, größeren Zugang sowie Verfügung und Kontrolle über diese Ressourcen erhalten. Dieser Prozess ist in der lokalen Gemeinde angesiedelt und beinhaltet gegenseitigen Respekt und Fürsorge, kritische Reflexion und Gruppenpartizipation" (s.a. Cochran, 1986, S. 1, Übersetz. d. Verf.).

Nach Julian Rappaport verbindet das Empowermentmodell persönliche Kompetenzen und Stärken, die Ressourcen informeller Hilfesysteme (also der nichtorganisierten und organisierten sozialen Netzwerke und Unterstützungsbezüge) und ein aktives vorsorgendes Handeln mit sozialer Veränderung und sozialer Aktion in der Gemeinde (1981, u. a. 1984). Er geht davon aus, Empowerment sei ein Mechanismus, durch den Menschen, Organisationen und Gemeinschaften Kontrolle über ihre Angelegenheiten erhalten (1987).

„Der Empowermentdiskurs orientiert das professionelle Handeln auf die Frage, wie dieses einen Beitrag dazu leisten könnte, dass Individuen, Gruppen oder Institutionen effektiv und mit neuen Ressourcen ihre Situation verändern und mehr Kompetenz zur Selbstgestaltung der eigenen Lebenswelt gewinnen können" (Keupp, 1998, S. 181).

Nach Herriger,s „transitiver" Definition (1997, S. 7) richtet Empowerment „ ..... den Blick auf die Selbstheilungskräfte der Adressaten ... und auf die Ressourcen, die sie produktiv zur Veränderung von belastenden Lebensumständen einzusetzen vermögen." Empowerment als professionelles Hilfemodell steht somit „für eine veränderte helfende Praxis, deren Ziel es ist, die Menschen zur Entwicklung ihrer eigenen (vielfach verschütteten) Stärken zu ermutigen, ihre Fähigkeiten zu Selbstbestimmung und Selbstveränderung zu stärken und sie bei der Suche nach Lebensräumen und Lebenszukünften zu unterstützen, die einen Zugewinn von Autonomie, sozialer Teilhabe und eigenbestimmter Lebensregie versprechen."

Theoretisch verbindet Empowerment das psychosoziale Wohlbefinden, die Gesundheit des Einzelnen mit gegenseitigem Rückhalt und wechselseitiger Unterstützung in der Gemeinschaft – und zwar in alltäglichen sozialen Netzwerken wie in der organisierten Gruppe oder der Organisation – und dem Bestreben, eine Gemeinde zu entwickeln, die auf die Bedürfnisse ihrer Mitglieder eingeht und ihre Rechte zur Geltung bringt (Perkins & Zimmerman, 1995).

Die drei Ebenen: Individuum – soziale Netzwerke/Organisationen – Gemeinde sind im Empowermentkonzept aufeinander verwiesen. Dies gilt insbesondere dann, wenn Empowerment als ein Weg zur sozialen Gerechtigkeit verstanden werden soll.

- Empowerment fördert Erfahrung und Kompetenz auf der individuellen Ebene und damit das Wachsen von Selbstbewusstsein, Selbstwert, Autonomie und persönlichem Kontrollbewusstsein.
- Empowerment fördert Gruppenstrukturen und Gruppenkapazitäten über gemeinsames Tun und gemeinsame Reflexion und damit auch über gegenseitige Unterstützung, Integration und Solidarität und
- Empowerment fördert die gemeinsame Beseitigung sozialer Ungerechtigkeit und der Entfaltungshindernisse, die lokale Lebenskontexte mitprägen, sowie die gleichzeitige Entwicklung von Ressourcen und Ressourcennutzung in diesen Lebenskontexten.

Diese Zielvorstellungen haben nicht nur Gültigkeit für die „Normalen" und „Gesunden", sondern ebenso oder vielmehr noch für die psychisch Kranken, gestörten und behinderten Mitglieder einer sozialen Gemeinschaft.

Niemand wird bestreiten können, dass die *individuelle* Empowermentdimension von entscheidender Bedeutung ist. Die biografischen Erfahrungen – ein Wert zu sein und von anderen wertgeschätzt zu werden, sich entscheiden zu können und ein Spektrum an Wahlmöglichkeiten zu haben, das Gefühl zu erleben, man kann etwas bewirken und auch etwas ändern, eigene Stimme in der Gesellschaft und eine persönliche Identität zu besitzen, auf sozialen Rückhalt, auf Information und auch auf materielle Ressourcen bauen zu können etc. – sind und waren häufig gerade bei denen nicht gegeben, die in Empowermentprozessen mehr Kontrolle über sich und ihre Lebenskontexte gewinnen sollen. Bei psychisch Kranken wie bei anderen benachteiligten, behinderten, stigmatisierten, an den Rande gedrängten Menschen und Bevölkerungsgruppen gibt es vielmehr Lebensgeschichten der Machtlosigkeit, der Entfremdung und der Demoralisierung, die ihre Spuren hinterlassen haben (Herriger, 1997, Keupp, 1998). Auf einer „Reise in die Stärke", wie Herriger (1997) es nennt, geht es in individuellen Empowermentprozessen eingebunden in die tragende Gemeinschaft der sozialen Netzwerke auch um eine Rekonstruktion und Neuformulierung der Geschichte von Minderwertigkeit und Versagen. Eine Aufdeckung von „lebensgeschichtlich verschütteten Stärken", ein Erkennen von durchgängigen Themen und Zusammenhängen des eigenen Lebens und eine Bilanzierung, die ein Annehmen der Vergangenheit ebenso zulässt wie neue Zukunftsentwürfe werden angestrebt (104 ff.). Missverstanden wäre diese persönliche Empowermentdimension allerdings, bezöge sie sich kontextunabhängig nur auf das aus der Gemeinschaft herausgelöste Individuum und nur auf dessen „Psychologie".

Sozialtherapeutisch initiierte Empowermentprozesse binden gerade die Rückgewinnung persönlicher Kräfte und Stärken in die Rückgewinnung von sozialen und gemeinschaftlichen Potenzialen und Ressourcen ein und werden somit zu unabdingbaren Voraussetzungen einer sozial gerechten psychiatrischen Versorgung.

Literatur

Aebi E, Ciompi L, Hansen H (Hrsg.). Soteria im Gespräch. Bonn: Psychiatrie Verlag; 1994

Angermeyer M C, Klusmann D (Hrsg.). Soziales Netzwerk. Ein neues Konzept für die Psychiatrie. Berlin: Springer;1989

Basaglia F. Die negierte Institution. Frankfurt/M.: Suhrkamp; 1978

Becker K. Absicht und Wirkung in der Psychiatrie. Heimliches Lernen im therapeutischen Alltag. Stuttgart: Enke; 1984

Bion W. Erfahrungen in Gruppen. Stuttgart: Klett; 1971

Blasius D. Der verwaltete Wahnsinn. Eine Sozialgeschichte des Irrenhauses. Frankfurt/M.: Fischer; 1980

Blasius D. Irrwege der Reform. Zum Mythos psychiatrischen Fortschritts. Sozialpsychiatrische Informationen. 1982; 71/72: 226–236.

Bleuler E. Das autistisch undisziplinierte Denken in der Medizin und seine Überwindung. Berlin: Julius Springer Verlag; 1921

Bopp J. Antipsychiatrie. Frankfurt/M.: Campus; 1980

Bosch G. Psychotherapie und Soziotherapie. Sozialpsychiatrie. 1967; 2: 111–124.

Bosshard M, Ebert V, Lazarus H. Sozialarbeit und Sozialpädagogik in der Psychiatrie. Bonn: Psychiatrie Verlag; 1999

Ciompi L. Wie können wir die Schizophrenen besser behandeln? – Eine Synthese neuer Krankheits- und Therapiekonzepte. Nervenarzt. 1981; 52: 506–515.

Ciompi L. Affektlogik. Über die Struktur der Psyche und ihre Entwicklung. Stuttgart: Klett-Cotta; 1982

Ciompi L, Müller C. Lebenswege und Alter der Schizophrenen. Heidelberg: Springer; 1976

Cochran M. Empowering families: An Alternative to the Deficit Model. Paper presented at the conference: Social prevention and intervention in the Analytic Perspective. SFB Prävention und Intervention im Kindes- und Jugendalter. Bielefeld. 1986; Nov.: 19–22

Crepet P (Hrsg.). Antipsychiatrie. Zehn Jahre verrückte Anomalie. Köln: Förtner & Kroemer; 1989

Dörner K. Bürger und Irre. Frankfurt/M.: Suhrkamp; 1975

Dörner K, Plog U. Irren ist menschlich. Lehrbuch der Psychiatrie und Psychotherapie. Bonn: Psychiatrie Verlag; 1996

Eink M. Enthospitalisierung – Aufstieg und Fall eines Zauberwortes. Soziale Psychiatrie. 1995; 19: 4–8.

Foucault M. Wahnsinn und Gesellschaft. Frankfurt/M.: Suhrkamp; 1973

Gärtner A. Sozialtherapie. Neuwied: Luchterhand; 1982

Gerrhard H, Luxa M , Rapp V, Vogel R. Der Sozialtherapeut: Spezialist für Zusammenhänge. Soziale Arbeit. 1999; 23, 7/8: 17–19.

Gesamthochschule Kassel. Zentrale Studienberatung: Studieninformationen zum Aufbaustudiengang Soziale Therapie. Kassel: GHK, 1994.

Giese E. Psychiatrie ohne Irrenhaus. Rehburg-Loccum: Psychiatrie Verlag; 1984

Griesinger W. Die Pathologie und die Therapie der psychischen Krankheiten. 2. Auflage. Stuttgart: Krabbe; 1861

Hardtmann G. „Irrenhaus" – Eine Einführung in die Psychiatrie und ihre sozialpädagogischen Arbeitsfelder. Weinheim: Beltz; 1991

Herriger N. Empowerment in der Sozialen Arbeit. Stuttgart: Kohlhammer; 1997
Hildenbrand B. Alltage als Therapie. Bern: Huber; 1991
Hohm H. Aufgaben von Sozialpädagogen und Sozialarbeitern für eine soziale Psychiatrie. In: Lukas H, u. a. (Hrsg.). Sozialpädagogik / Sozialarbeitswissenschaft. Berlin: Spiess; 1979: 121–136.
Jervis G. Kritisches Handbuch der Psychiatrie. Frankfurt/M.: athenäum; 1978
Jones M. Prinzipien der therapeutischen Gemeinschaft. Bern: Huber; 1976
Katschnig H. Die andere Seite der Schizophrenie. München: Urban & Schwarzenberg; 1977
Keupp H. Ermutigung zum aufrechten Gang. Tübingen: dgvt; 1998
Knoll A. Sozialarbeit in der Psychiatrie – Von der Fürsorge zur Sozialtherapie. Opladen: Leske + Budrich; 2000
Lazarus M. Von einer Sozialarbeit / Sozialpädagogik in der Psychiatrie zu einer sozialpädagogischen Psychiatrien (SPP). Sozialpsychiatrische Informationen. 2001; 3: 49–54.
Mair H. Aufgaben sozialpädagogischer Hilfen für „psychisch Kranke“. Sozialpsychiatrische Informationen. 1980; 12: 76–97.
Melchinger H. Ambulante Soziotherapie. Evaluation und analytische Auswertung des Modellprojekts „Ambulante Rehabilitation psychisch Kranker“ der Spitzenverbände der gesetzlichen Krankenkassen. BMFG, Bd. 115. Baden Baden: NOMOS; 1999
Milne D L. Social Therapy. A guide to social support interventions for mental health practitioniers. Chichester: Wiley; 1999
Moser G, Struß E. Pädagogische Tätigkeitsfelder in der sozialpsychiatrischen Arbeit. Sozialpsychiatrische Informationen. 1980; 12: 98–115.
Mosher L, Burti L. Psychiatrie in der Gemeinde. Bonn: Psychiatrie Verlag; 1994
Nestmann F. Die alltäglichen Helfer. Berlin, New York: De Gruyter; 1988
Nicolai W. (Hrsg.). Jenseits von Therapie. Freiburg: Lambertus; 2000
Perkins D D, Zimmerman M A. Empowerment theory, research and application. American Journal of Community Psychology. 1995; 23, 5: 569–579
Pirella A. Sozialisation der Ausgeschlossenen. Reinbek: Rowohlt; 1975
Rappaport J. Community Psychology – Values, research and action. Orlando: Holt, Rinehart & Winston; 1977
Rappaport J. In praise of paradox: A social policy of Empowerment over prevention. American Journal of Community Psychology. 1981; 9: 337–356
Rappaport J. Terms of Empowerment – Exemplars of prevention: Toward a theory of Community Psychology. American Journal of Community Psychology. 1987; 9: 121–144
Rappaport J, Swift C, Hess R (eds.). Studies in Empowerment: Steps toward understanding and action. New York: Haworth Press; 1984
Rath D M. Pädagogik in der Psychiatrie. Frankfurt/M.: R. G. Fischer; 1988
Röhrle B. Soziale Netzwerke und Soziale Unterstützung. München: PVU; 1994
Röhrle B, Sommer G & Nestmann F. Netzwerkintervention. Tübingen: dgvt, 1998.
Rotelli F. Von der schlechten Verwaltung der Armut. In: Simons T (Hrsg.). Absage an die Anstalt. Frankfurt/M.: Campus; 1981: 77–81.
Salomon A. Soziale Diagnose. Berlin: Teubner; 1927
Scharfetter C. Schizophrene Menschen, Psychopathologie, Verlauf, Forschungszugänge, Therapiegrundsätze. München: PVU; 1983
Schiedeck J. Von der Fürsorge zur Sozialtherapie. Kiel: Dissertation. Päd. Hochschule; 1985
Schwendter R. Einführung in die soziale Therapie. Tübingen: dgvt; 2000
Simon H. Beschäftigungsbehandlung. In: Bamke O, u. a. (Hrsg.). Handwörterbuch der psychischen Hygiene und der psychiatrischen Fürsorge. Berlin: Julius Springer Verlag; 1931
Slavich A. Entwicklungen, Schwierigkeiten und Utopien am Beispiel der Erfahrungen in einer italienischen Großstadt. In: Gramer, M. u. a. (Hrsg.). Gemeindepsychologische Perspektiven. Bd. 4. Tübingen: dgvt; 1983
Sozialpsychiatrische Informationen. 1993; 3
Stark W. Empowerment – Neue Handlungskompetenzen in der psychosozialen Praxis. Freiburg: Lambertus; 1996
Thiersch H. Lebensweltorientierte Soziale Arbeit. Weinheim: Juventa; 1992
Tranchina P. Zu einigen Aspekten der Arbeit im Teritorium. In: Simons T (Hrsg.). Absage an die Anstalt. Frankfurt/M.: Campus; 1980: 194–211.
Weigand H. Alltagsbegleitung – Eigenes Leben sichern. In: Bock T, Weigand H (Hrsg.). Hand-werks-buch Psychiatrie. Bonn: Psychiatrie Verlag; 1992
Wing J K. Soziotherapie, Rehabilitation und Management schizophrener Patienten. In: v. Cranach M, Finzen A (Hrsg.). Sozialpsychiatrische Texte. Berlin: Springer; 1972: 47–67.
Wing J K. Sozialpsychiatrie. Berlin: Springer; 1982
Woller A. Gegenüberstellung von psychotherapeutischem und sozialpädagogischem Handeln. Sozialpsychiatrische Informationen. 1980; 12: 66–75.

Sachverzeichnis